MONITORAMENTO FETAL
Manual Prático

MONITORAMENTO FETAL
Manual Prático

QUARTA EDIÇÃO

Donald Gibb MD MRCP FRCOG MEWI
Independent Obstetrician and Gynaecologist,
The Birth Company,
London, UK

Sabaratnam Arulkumaran PhD DSc FRCS FRCOG
Professor Emeritus of Obstetrics
and Gynaecology – St George's University of London, UK;
Foundation Professor of Obstetrics
and Gynaecology, University of Nicosia, Cyprus

Thieme
Rio de Janeiro • Stuttgart • New York • Delhi

Dados Internacionais de Catalogação na Publicação (CIP)

G437m

Gibb, Donald
  Monitoramento fetal: manual prático/Donald Gibb & Sabaratnam Arulkumaran; tradução de Mônica Regina Brito. – 4. Ed. – Rio de Janeiro – RJ: Thieme Revinter Publicações, 2018.
  268 p.: il; 14 x 21 cm.

  Título Original: *Fetal monitoring in practice*
  Inclui Índice Remissivo e Referência
  ISBN 978-85-5465-091-9

  1. Avaliação Clínica Fetal. 2. Frequência Cardíaca Fetal. 3. Fisiopatologia. I. Arulkumaran, Sabaratnam. II. Título.

  CDD: 618.32
  CDU: 618.33

Tradução:
Mônica Regina Brito
Médica Veterinária, Tradutora Especializada na Área da Saúde, SP

Revisão Técnica:
Déa Suzana Miranda Gaio
Médica Ginecologista e Obstetra
Mestrado em Medicina pela Universidade Federal do Rio Grande do Sul (UFRGS)

Título original:
Fetal Monitoring in Practice
Copyright © 2017 Elsevier Ltd.
ISBN 978-0-7020-4348-2

© 2018 Thieme Revinter Publicações Ltda.
Rua do Matoso, 170, Tijuca
20270-135, Rio de Janeiro – RJ, Brasil
http://www.ThiemeRevinter.com.br

Thieme Medical Publishers
http://www.thieme.com

Impresso no Brasil por Zit Gráfica e Editora Ltda.
5 4 3 2 1
ISBN 978-85-5465-091-9

Nota: O conhecimento médico está em constante evolução. À medida que a pesquisa e a experiência clínica ampliam o nosso saber, pode ser necessário alterar os métodos de tratamento e medicação. Os autores e editores deste material consultaram fontes tidas como confiáveis, a fim de fornecer informações completas e de acordo com os padrões aceitos no momento da publicação. No entanto, em vista da possibilidade de erro humano por parte dos autores, dos editores ou da casa editorial que traz à luz este trabalho, ou ainda de alterações no conhecimento médico, nem os autores, nem os editores, nem a casa editorial, nem qualquer outra parte que se tenha envolvido na elaboração deste material garantem que as informações aqui contidas sejam totalmente precisas ou completas; tampouco se responsabilizam por quaisquer erros ou omissões ou pelos resultados obtidos em consequência do uso de tais informações. É aconselhável que os leitores confirmem em outras fontes as informações aqui contidas. Sugere-se, por exemplo, que verifiquem a bula de cada medicamento que pretendam administrar, a fim de certificar-se de que as informações contidas nesta publicação são precisas e de que não houve mudanças na dose recomendada ou nas contraindicações. Esta recomendação é especialmente importante no caso de medicamentos novos ou pouco utilizados. Alguns dos nomes de produtos, patentes e design a que nos referimos neste livro são, na verdade, marcas registradas ou nomes protegidos pela legislação referente à propriedade intelectual, ainda que nem sempre o texto faça menção específica a esse fato. Portanto, a ocorrência de um nome sem a designação de sua propriedade não deve ser interpretada como uma indicação, por parte da editora, de que ele se encontra em domínio público.

Todos os direitos reservados. Nenhuma parte desta publicação poderá ser reproduzida ou transmitida por nenhum meio, impresso, eletrônico ou mecânico, incluindo fotocópia, gravação ou qualquer outro tipo de sistema de armazenamento e transmissão de informação, sem prévia autorização por escrito.

PREFÁCIO DA QUARTA EDIÇÃO

Ficamos muito orgulhosos com o convite para organizar a quarta edição de nosso livro, cujo original foi publicado há 24 anos. De acordo com o relatório mais recente da NHSLA houve uma redução no número de desfechos com mau resultado obstétrico, mas ocorreu um aumento das ações reclamatórias, e atualmente o gasto diário com indenizações no Reino Unido é de mais de um milhão de libras. O relatório da NHSLA mostrou alguns fatores de risco evitáveis, conhecidos desde a década de 1990, como a dificuldade na interpretação dos achados da cardiotocografia, falha na integração com as informações da situação clínica, atraso na tomada de decisão e falha na comunicação.

A aplicação da tecnologia computadorizada tem sido empregada para auxiliar na tomada de decisão. Entretanto, nem o recente estudo INFANT envolvendo 46.000 gestações com análise computadorizada da cardiotocografia (CTG), nem o estudo FMALERT, que usou a tecnologia computadorizada para ajudar na interpretação da CTG e do ECG, demonstraram qualquer melhoria no resultado clínico. Esses resultados mostram a necessidade de aprimorar a formação profissional e de realizar uma avaliação sistemática e regular dos médicos que atuam nas salas de parto. Quando o resultado da avaliação não atinge um padrão adequado, é indicado a solicitação de uma "segunda opinião" ou de uma revisão de todos os resultados suspeitos ou anormais da CTG por um colega, até que o profissional alcance um padrão considerado competente. A NHS na Inglaterra recomenda educação continuada e avaliação da competência em interpretação de CTG para evitar natimortos.

Retivemos a maioria dos exemplos de casos e dos princípios básicos em interpretação, que os leitores consideraram úteis. As diretrizes do NICE e do FIGO recentemente publicadas sobre interpretação de CTGs foram incorporadas para fornecer informações que poderão ser úteis. Agradecemos aos renomados autores que contribuíram com capítulos valiosos para esta edição do livro. Eles trouxeram questões sobre litígios, incorporação de cenários clínicos com interpretação de CTGs e a necessidade de formação profissional e avaliação. Um livro ou um dia de palestras não é suficiente para aprimorar o conhecimento e habilidade sobre interpretação de CTGs e capacitar para a tomada de ação clínica. Será preciso a educação continuada com revisão de casos. Esperamos que este livro forneça o conhecimento básico para ajudar na linha de frente da interpretação de CTGs em diferentes cenários clínicos.

É nosso dever persistir juntos na escalada dessa montanha para oferecer a melhor assistência às mães e seus bebês. *Feedback* e sugestões dos leitores são sempre bem-vindos.

Setembro, 2016

Donald Gibb
Sabaratnam Arulkumaran

AGRADECIMENTOS

Os organizadores sentem-se muito agradecidos aos distintos colegas que contribuíram com capítulos valiosos para esta obra e aos editores que nos ajudaram substancialmente na criação desta edição.

Nossas famílias merecem menção especial por permitirem que praticássemos nossa paixão na edição deste livro.

Donald Gibb
Sabaratnam Arulkumaran

COLABORADORES

SAVVAS ARGYRIDIS MSc (FEMALE REPROD) MSc (ENDOCRINOL) PhD
Consultant Obstetrician Gynaecologist; Honorary Assistant Professor, University of Nicosia Medical School, Cyprus

SABARATNAM ARULKUMARAN PhD DSc FRCS FRCOG
Professor Emeritus of Obstetrics and Gynaecology, St George's University of London, UK; Foundation Professor of Obstetrics and Gynaecology, University of Nicosia, Cyprus

EDWIN CHANDRAHARAN MBBS MS (OBS GYN) DFFP MRCOG FSLCOG
Lead Consultant for Labour Ward, St George's University Hospitals NHS Foundation Trust; Honorary Senior Lecturer, St George's University of London, UK

DIOGO AYRES DE CAMPOS MD PhD
Associate Professor, Medical School, University of Porto, Portugal

DONALD GIBB MD MRCP FRCOG MEWI
Independent Obstetrician and Gynaecologist, The Birth Company, London, UK

KOPALASUNTHARAM MUHUNTHAN MBBS MS MRCOG
Head of Department, Department of Obstetrics and Gynaecology, Faculty of Medicine, Jaffna, Sri Lanka; Senior Lecturer in Obstetrics and Gynaecology, University of Jaffna, Sri Lanka

LEONIE PENNA MBBS FRCOG
Consultant Obstetrician, King's College Hospital, London, UK

PHILIP J. STEER BSc MD FRCOG
Emeritus Professor, Academic Department of Obstetrics and Gynaecology, Imperial College London; Chelsea and Westminster Hospital, London, UK

SUMÁRIO

1. Introdução 1
   Donald Gibb
2. Avaliação Clínica e Registro 8
   Donald Gibb • Sabaratnam Arulkumaran
3. Ausculta da Frequência Cardíaca Fetal 21
   Kopalasuntharam Muhunthan • Sabaratnam Arulkumaran
4. Monitorização Eletrônica Fetal: Terminologia e
   Interpretação – Fundamentos 28
   Donald Gibb • Sabaratnam Arulkumaran
5. Fisiopatologia dos Padrões de Frequência Cardíaca Fetal (FHR) 58
   Donald Gibb • Sabaratnam Arulkumaran
6. Diretrizes do NICE e da FIGO para Interpretação dos
   Padrões de FHR 75
   Edwin Chandraharan • Diogo Ayres de Campos
7. Vigilância Fetal Pré-Natal 90
   Donald Gibb • Sabaratnam Arulkumaran
8. Avaliação na Sala de Admissão para o Parto por
   Cardiotocografia ou por Ausculta com Sonar Doppler 116
   Sabaratnam Arulkumaran • Donald Gibb
9. Avaliação das Contrações Uterinas 137
   Donald Gibb • Sabaratnam Arulkumaran
10. Ocitocina e Alterações na Frequência Cardíaca Fetal 146
    Sabaratnam Arulkumaran • Donald Gibb
11. Mecônio, Infecção, Anemia e Sangramento 155
    Leonie Penna
12. Interpretação Cardiotocográfica – Cenários Clínicos Adicionais 171
    Donald Gibb • Sabaratnam Arulkumaran

13. Interpretação Cardiotocográfica – Mais Problemas Difíceis 184
    Donald Gibb ▪ Sabaratnam Arulkumaran

14. Amostragem de Sangue do Escalpo Fetal: pH e Lactato 204
    Donald Gibb ▪ Sabaratnam Arulkumaran

15. Análise da Onda do ECG Fetal 218
    Savvas Argyridis ▪ Sabaratnam Arulkumaran

16. Questões Médico-Legais Associadas ao Uso de
    CTG e Estratégias Atualizadas para Reduzir o Litígio 227
    Philip J. Steer

17. Avaliação da Competência na Interpretação da
    CTG antes da Prática 241
    Edwin Chandraharan

Índice Remissivo 248

MONITORAMENTO FETAL
Manual Prático

*Thieme Revinter

INTRODUÇÃO
Donald Gibb

CAPÍTULO 1

Não há registros escritos acerca da existência de vida fetal na literatura ocidental até o século XVII. Por volta da década de 1650, Marsac, um médico francês, foi ridicularizado em um poema por um colega, Phillipe le Goust, por ter declarado que podia ouvir o coração de um feto "batendo como o badalo de um moinho". E foi somente em 1818 que Francois-Isaac Mayor, um médico de Genebra, descreveu a ausculta do coração fetal, com batimentos não sincrônicos com o pulso materno, colocando-se o ouvido diretamente sobre o abdome da mãe grávida. Laennec, um médico francês que trabalhava em Paris, foi o pai da técnica de ausculta do coração e do pulmão do adulto, tendo inventado o estetoscópio em 1816. Le Jumeau, Visconde de Kergaradec (**Fig. 1-1**), que era médico e trabalhava com Laennec, aplicou essa técnica a outras situações, colocando o estetoscópio sobre o abdome de uma mulher grávida. Mais tarde, John Creery Ferguson, que se tornou o primeiro Professor de Medicina na Queen's University of Belfast, visitou Paris, reunindo-se com Laennec e Le Jumeau. Em seu retorno a Dublin, em 1827, Ferguson foi o primeiro, nas Ilhas Britânicas, a descrever os sons do coração fetal. Ele influenciou Evory Kennedy, assistente de mestrado no hospital Rotunda Laying-in, em Dublin, que escreveu seu famoso trabalho intitulado *Observations on Obstetric Auscultation*, em 1833.[1] Houve muita controvérsia sobre a técnica de ausculta, e algumas vezes o uso do estetoscópio era indicado apenas por questão de decência. Naquela época, o exame médico muitas vezes era realizado com a paciente vestida, e alguns médicos examinavam as pacientes grávidas por sobre a roupa. Esse respeito pelo constrangimento da mulher deve ter inibido a disseminação da ausculta obstétrica. Em 1834, Anton Friedrich Hohl foi o primeiro a descrever um modelo de estetoscópio fetal (**Fig. 1-2**). Depaul modificou esse desenho (**Fig. 1-3**), descrevendo ambos em seu trabalho *Traite D'Auscultation Obstetricale*, em 1847.[2] Embora o nome de Pinard esteja mais frequentemente associado ao estetoscópio, sua versão seguiu as outras, aparecendo somente em 1876. Subsequentemente, muitos artigos foram publicados em vários idiomas, desenvolvendo a técnica. Em 1849, Kilian propôs as "Indicações da ausculta estetoscópica para a indicação do uso de fórceps", declarando que o fórceps deveria ser aplicado em condições favoráveis, sem

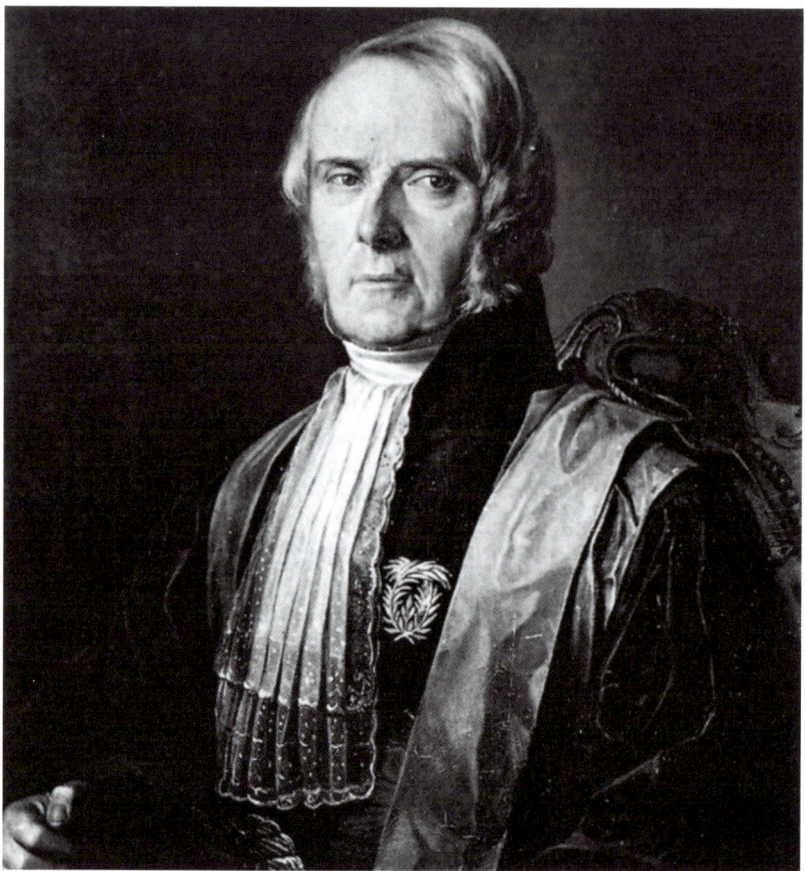

Figura 1-1. Jacques Alexandre de Kergaradec, vestido como Membro da Academia de Medicina de Paris. (Com agradecimentos ao falecido Professor J.H.M. Pinkerton, Emérito Professor de Obstetrícia e Ginecologia, Queen's University of Belfast.)

demora, quando os batimentos do coração fetal diminuíssem para menos de 100 batimentos por minuto (bpm) ou quando aumentassem para 180 bpm ou quando perdessem a pureza de tom.[3] Winkel, em 1893, definiu empiricamente os limites da frequência cardíaca normal entre 120 bpm e 160 bpm. Esses critérios foram mantidos durante muitos anos e revistos sob a luz do material produzido pelos registros eletrônicos.

Embora a ausculta do coração fetal tenha algum valor, temos de reconhecer que está baseada em uma amostra muito pequena de tempo sujeita a uma variabilidade considerável da observação. Ouvir por 15 segundos em 1 hora representa uma amostra de apenas 0,4% do tempo. A monitorização contínua seria melhor. O advento das técnicas audiovisuais associado ao

INTRODUÇÃO 3

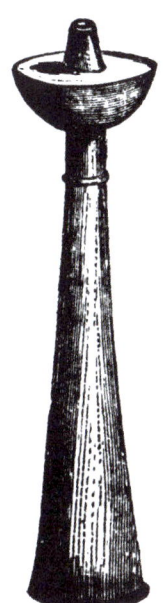

Figura 1-2. O estetoscópio fetal de Hohl. *(Wellcome Institute Library, London.)*

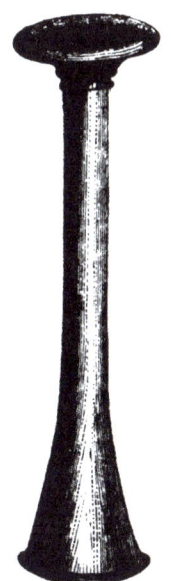

Figura 1-3. O estetoscópio fetal de Depaul. *(Wellcome Institute Library, London.)*

desenvolvimento da indústria do cinema no início do século XX definiu o cenário para o desenvolvimento tecnológico que levou à criação do equipamento que usamos atualmente. Em 1953, durante seu trabalho no Hospital Lewisham, sudeste de Londres, Gunn e Wood descreveram a "amplificação e o registro de sons cardíacos fetais" no *Proceedings of the Royal Society of Medicine*.[4] Em 1958, Hon foi o pioneiro na monitorização eletrônica fetal nos Estados Unidos da América. Caldeyro-Barcia, no Uruguai, e Hammacher, na Alemanha, descreveram suas observações sobre os vários padrões da frequência cardíaca associados ao denominado sofrimento fetal. Isso definiu o cenário para a produção do primeiro monitor fetal comercialmente disponível por Hammacher e Hewlett-Packard, em 1968, logo seguido pela Sonicaid, no Reino Unido. Deve-se mencionar que Saling, em Berlim, descreveu a amostragem do sangue do escalpo fetal para estudo do pH dois anos antes disso, em 1966. Essa avaliação do pH fetal pelo exame de sangue do escalpo foi desenvolvida em paralelo com a monitorização eletrônica, e não como consequência desta.

 O primeiro equipamento utilizado foi a fonocardiografia, simples de ouvir e de registrar os sons provenientes do abdome materno e gerar a frequência cardíaca fetal através do eletrocardiógrafo fetal (ECG) de um eletrodo colocado no escalpo do feto. Os traçados produzidos pela fonocardiografia apresentam um padrão inferior, pois outros sons podem obscurecer o quadro fetal. Esse problema foi resolvido muito rapidamente com a introdução dos transdutores do ultrassom com Doppler. Quando o transdutor Doppler é aplicado ao abdome materno, um sinal Doppler é refletido pelo movimento do coração fetal. O sinal é alterado pelo movimento de uma estrutura de acordo com o princípio do efeito Doppler e recebido pelo transdutor em sua forma alterada. Geralmente, a estrutura em movimento é o coração com o sangue que está circulando nele. A tecnologia de ultrassom com Doppler melhorou consideravelmente nos últimos anos, e a geração mais moderna de monitores produz traçados externos de qualidade excelente, comparável a dos traçados gerados diretamente pelo ECG. A justificativa para realizar a ruptura das membranas para colocação de um eletrodo fetal e, dessa forma, gerar um traçado de boa qualidade não é mais válida. Esse avanço ocorreu com o desenvolvimento da técnica de autocorrelação ou dupla autocorrelação e o uso de feixes mais amplos. A monitorização externa de gêmeos apresentou problemas por causa da interferência entre os dois feixes Doppler. Isso foi solucionado nos equipamentos mais recentes com o uso de duas frequências diferentes, ou com a mesma frequência, porém diferenciadas pela posição, usando-se "janelas" ultrassônicas nos dois transdutores e impedindo a interferência entre os feixes. O ECG fetal direto pode ser obtido por técnica externa ou interna. A técnica externa é usada somente em situação de pesquisa, pois o sinal precisa ser eletronicamente limpo para remover o ECG materno e a atividade elétrica da parede abdominal anterior. A detecção direta da frequência cardíaca fetal é feita pela aplicação de um eletrodo fetal. Essa técnica, em geral, é denominada eletrodo de escalpo, mas a terminologia mais correta é eletrodo fetal, em vista de sua possível aplicação nas nádegas. Todos os aparelhos apresentam a possibilidade de tocografia externa por meio de um transdutor relativamente simples com medidor de tensão. Deve-se observar que isso permite apenas uma avaliação indireta das contrações uterinas. Indica a frequência e a duração das contrações, mas não reflete a pressão real e o tônus basal. Em situações pouco frequentes, em que são necessárias informações mais precisas sobre a pressão intrauterina, o aparelho deve dispor da opção de uso de um cateter intrauterino. Entretanto, o cenário de parto foi revisto em função do uso excessivo de tecnologia invasiva, e o papel da monitorização interna ficou bastante limitado.

As necessidades clínicas deverão ser avaliadas, e as especificações do aparelho exigido deverão ser definidas de acordo com essas condições. Um monitor a ser usado para monitorização pré-natal não exige as opções intraparto, sendo, portanto, menos dispendioso. Os monitores mais modernos possuem especificações similares. As especificações de um monitor intraparto de primeira linha são mostradas no Quadro 1-1.

Alguns hospitais introduziram monitores eletrônicos, incluindo análise de formatos de onda de ECG (técnica STAN). Esses monitores produziram dados interessantes, mas é fundamental que o pessoal que os utiliza seja totalmente treinado nessa técnica. Um efeito desse uso tem sido a redução na necessidade de amostragem do sangue do escalpo fetal.

Os monitores pré-parto são menores e menos dispendiosos. Os monitores usados para avaliação pré-natal não precisam ter todas as especificações de um monitor intraparto. Existe alguma evidência de que um sistema computadorizado de interpretação pode ajudar na avaliação pré-natal. Mesmo se esse for o caso, nós não deveremos desistir do melhor computador que existe: o cérebro humano!

Quadro 1-1. Especificações de um Monitor Intraparto

Confiável
De fácil utilização e com operação manual e de vídeo
Robusto e com carrinho personalizado
Frequência cardíaca fetal por ultrassom externo com Doppler (US) e autocorrelação
Frequência cardíaca fetal por eletrodo fetal (ECG)
US e ECG com monitorização dupla
US e US com monitorização dupla
Frequência cardíaca materna
Marcador de evento
Tocografia externa
Tocografia interna como opção
Modo, impressão de data e hora
Teclado como opção
Pressão arterial automática, pulso e SaO_2, instalação (opção seletiva para partos de alto risco)

Atualmente, os Doptones manuais incluem um mostrador digital da frequência cardíaca. Alguns modelos são à prova d'água para uso no ambiente de parto na água. Impressoras de baixo custo que podem ser anexadas a esses dispositivos estão sendo desenvolvidas, e esses sistemas oferecem possibilidades animadoras para os países que ainda não se lançaram na complexa jornada da monitorização eletrônica fetal extensiva. Esses países devem ser ajudados para evitar os erros dispendiosos cometidos pelos países mais desenvolvidos. A tecnologia deverá ser apropriada, de baixo custo e de alta qualidade.

A transmissão por telemetria da cardiotocografia (CTG) está se tornando mais prática com o aperfeiçoamento da tecnologia, permitindo a mobilidade da paciente em trabalho de parto. Entretanto, o uso mais seletivo da tecnologia resultou na monitorização telemétrica de algumas pacientes que não precisavam realmente de monitorização eletrônica contínua. O uso de anestesia epidural e de piscinas reavivou o interesse por esse tipo de tecnologia. Durante um parto na água, é muito reconfortante ser capaz de ouvir e registrar o coração do feto após uma contração usando-se a tecnologia telemétrica. Podemos aumentar nossa confiança no nascimento na água.

Um carrinho sólido é um investimento importante para proteger o equipamento durante sua utilização na área clínica. Serviços, suporte e suprimentos de papel e de eletrodos devem ser garantidos. Os aparelhos modernos são testados nas fábricas para assegurar o funcionamento adequado em quaisquer condições climáticas no mundo. Eles são projetados para uso durante 24 horas por dia, 7 dias por semana. Para os seres humanos, o repouso e o tempo de recuperação são necessários, mas não o são para essas máquinas! A sincronia dos relógios eletrônicos depende de baterias e exige ajustes com as mudanças de horário no outono e na primavera. O tempo da CTG é importante na manutenção de registros.

Um passo importante é a identificação da enfermagem obstétrica e da equipe técnica que será responsável pela supervisão diária e manutenção desse equipamento. Esses equipamentos, em geral, não apresentam falhas técnicas, e os defeitos frequentemente estão associados ao usuário. A manutenção simples e a formação profissional no trabalho rendem alguns dividendos. Instruções muito simples às quais não é dada a devida atenção incluem: não colocar gel no transdutor do tocógrafo; não romper os plugues, evitando tracionar, puxar e empurrar, e sim usando uma ação de rosquear; tomar cuidado com a mobilização do carrinho, verificando se os cabos do transdutor estão sob os rodízios do carrinho; e assegurar a colocação correta do papel. Apesar da necessidade menos frequente de se usar um eletrodo de escalpo fetal, eles não devem ser esquecidos, e esses eletrodos deverão permanecer prontos e disponíveis na sala de parto. Um equipamento dispendioso exige bons cuidados, e seria um desperdício se o equipamento ficasse fora de ação por causa de erros do usuário.

Referências
1. Kennedy E. Observations on obstetric auscultation: with an analysis of the evidences of pregnancy and an inquiry into the proofs of the life and death of the foetus in utero. Dublin: Hodges and Smith; 1833. Online. Available: https://archive.org/details/observationsonob1833kenn [Accessed: 10.08.16].
2. Deepaul J-A-H. Traité théorique et pratique d'auscultation obstétricale. Paris: Labé; 1847.
3. Kilian, quoted by Jaggard WW. In: Hirst BC, editor. A system of obstetrics. Philadelphia: Lea Broth; 1888.
4. Gunn AL, Wood MC. The amplification and recording of foetal heart sounds [abridged]. *Proc R Soc Med* 1953;46(2):85-91.

CAPÍTULO 2
AVALIAÇÃO CLÍNICA E REGISTRO
Donald Gibb ▪ Sabaratnam Arulkumaran

O processo de nascimento é uma jornada difícil para qualquer indivíduo. O bebê, no ventre materno, deve ser considerado como um indivíduo que deve ser observado e examinado, e não apenas como uma protuberância no abdome da mãe que podemos ouvir e palpar. A vida e a existência fetais devem ser valorizadas. Quando examinamos o bebê por uma varredura com o ultrassom, podemos observar os movimentos dos membros fetais, podemos ver o bebê bocejando, sorrindo, soluçando e urinando para formar líquido amniótico. Quando examinamos o abdome da mãe e ouvimos o coração fetal, devemos pensar desta forma: o que o bebê está fazendo? Ele está acordado ou dormindo, é doente ou sadio, ele está feliz ou triste? Um bebê em movimento, um bebê soluçando, um bebê grande, geralmente, é sadio e feliz. O padrão cardíaco fetal alterado deve ser interpretado como uma evidência de algum distúrbio cuja causa precisa ser identificada, e não como parâmetro final.

O processo de trabalho de parto e de nascimento é um desafio para o feto. O feto, especialmente a cabeça fetal, e, algumas vezes, o cordão umbilical sofrem a pressão das contrações uterinas, que ocorrem em intervalos regulares de alguns minutos e vão se tornando mais intensas durante o trabalho de parto até o nascimento. Esse processo é similar ao processo de natação, quando um adulto ou uma criança mergulha sua cabeça dentro d'água a cada minuto. Para realizar esse processo, o indivíduo precisa ter um bom estado de saúde e apresentar uma boa reserva física. No início do trabalho de parto, o feto sadio é como uma criança correndo em um campo e jogando bola. Não podemos permitir que a criança sofra algum prejuízo ou fique doente. Muita atenção tem sido dedicada atualmente ao número de bebês natimortos no Reino Unido. Todos são trágicos: essas mortes podem ocorrer antes do trabalho de parto, e outras, durante o trabalho de parto.

A parte da jornada do nascimento com a qual estamos particularmente preocupados é aquela do trabalho de parto e do parto. O conceito de preparação é importante e, para nosso objetivo, consideramos que essa jornada tenha início na admissão da paciente na sala de parto. Quando nos preparamos para uma jornada, procuramos garantir um bom estado de saúde, revisamos as condições do veículo, procuramos estradas seguras e fazemos uma boa apólice de seguro. A admissão à sala de parto é o momento para essa revisão da paciente grávida.

Os eventos que ocorrem intraparto são um *continuum* dos eventos que ocorreram durante o período pré-natal. Muitos bebês que apresentam algum comprometimento durante o trabalho de parto já manifestavam problemas no período pré-natal, e nosso sistema de vigilância deve ser delineado de forma a identificar esses fetos e assegurar seu nascimento seguro. A avaliação na admissão da gestante em trabalho de parto deve identificar os fatores de alto risco que não foram previamente detectados e o aparecimento de novos sinais de risco.

Na admissão à sala de parto, deve ser feito um sumário da história, anotando-se especialmente os fatores de alto risco. Estes podem ser socioeconômicos, como idade jovem, má situação socioeconômica e abuso de drogas, ou individuais, como aborto perinatal anterior, crescimento intrauterino restrito (IUGR) anterior ou atual, sangramento na gestação, diabetes melito, movimentos fetais reduzidos e vários outros marcadores. A apresentação de nádegas e as gestações múltiplas são fatores óbvios de alto risco.

Ouvir com atenção as informações dadas pelas gestantes é importante, pois em estudos de natimortos foi observado que, muitas vezes, a mulher percebia que algo estava errado, mas suas queixas não foram valorizadas pela equipe de assistência. Durante o exame físico, aspectos gerais como altura, peso, pressão arterial, temperatura e sinais de anemia devem ser revistos. Antes de se proceder ao exame vaginal, deverá ser feito o exame abdominal. A apresentação de nádegas pode ser suspeitada quando não podemos palpar a apresentação. A cabeça "profundamente encaixada" significa realmente um bebê de nádegas? Devemos evitar o embaraço de precisar remover a mãe da piscina, quando o diagnóstico de apresentação de nádegas for feito somente no meio do trabalho.

O exame abdominal inclui a medida do tamanho uterino e uma avaliação do tamanho fetal, da posição e apresentação e da altura da apresentação fetal. A natureza das contrações, o volume do líquido amniótico e a ausculta do coração fetal completam esse procedimento. Tradicionalmente, o tamanho do abdome e do feto é avaliado subjetivamente. A importância de sistematizar esse achado definindo um valor objetivo foi sugerida recentemente.[1] A medição da altura desde o fundo uterino até a sínfise (AU) em centímetros (Figs. 2-1 e 2-2) representa uma estimativa do tamanho do feto, desde que os observadores tenham sido treinados na técnica.[2,3] O fundo não deverá ser empurrado ativamente para baixo durante a palpação, e a altura desde o topo do fundo (sem corrigir o útero para a linha média) até a margem superior da sínfise púbica deverá ser medida. O ideal é realizar uma medição cega com o lado branco de uma fita métrica.

Deve-se dar a devida atenção aos possíveis fatores confundidores como obesidade, polidrâmnio, presença de miomas uterinos ou características físicas incomuns da mãe. Entre 20 e 36 semanas de gestação, a AU deverá ser equivalente à idade gestacional em centímetros, ± 2 cm; e ± 3 cm após 36 semanas. Não devemos ter expectativas irrealistas com teste algum. Uma fita métrica é barata, fácil de adquirir e razoavelmente confiável, com pouca variação inter ou intraobservadores.[4]

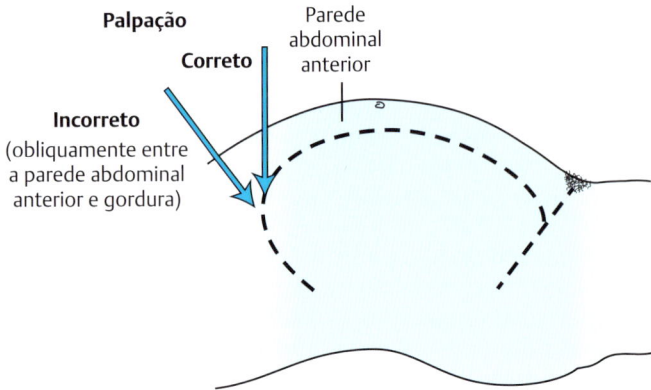

Figura 2-1. Detecção do fundo para medição da AU.

Os estudos que avaliam resultados perinatais adversos mostram que não conseguimos identificar, de forma eficaz, os bebês pequenos no útero. A altura uterina reduzida pode indicar um feto pequeno que pode estar sofrendo de asfixia crônica (crescimento intrauterino restrito, ver Capítulo 7). Esse feto tem mais probabilidade de desenvolver um padrão de frequência cardíaca anormal antes e, especialmente, durante o trabalho de parto. A suspeita de um feto grande também é importante para que possamos nos antecipar e nos preparar para problemas mecânicos. História de bebês grandes, distocia de ombro e diabetes melito são todos indicadores de risco importantes.

O registro do peso estimado do feto no partograma é uma rotina que traz resultados compensadores. Essa conduta torna-se confiável com experiência e prática regulares. A conduta poderá ser alterada, se o progresso do parto se mostrar anormal e houver a probabilidade de desproporção cefalopélvica. A anotação de "alerta para distocia de ombro" no quadro de "aspectos especiais" do partograma de pacientes com bebês grandes, e especialmente daquelas com história de distocia de ombro, é uma medida preventiva importante. Isso possibilita o planejamento de auxílio médico prontamente disponível no segundo estágio do trabalho de parto.

O exame abdominal é realizado antes do exame vaginal.

O exame vaginal pode ser realizado após a palpação abdominal. As mudanças progressivas que ocorrem no colo uterino, associadas à presença de contrações uterinas dolorosas e regulares que ocorrem, pelo menos, uma vez a cada 10 minutos, com ou sem ruptura espontânea das membranas, permitem o diagnóstico de trabalho de parto. Esse é um diagnóstico importante. Sem ele, a mãe não pode ser mantida na sala de parto, pois aumenta o risco de uma intervenção não recomendada.

Enquanto o diagnóstico de trabalho de parto não estiver estabelecido, a melhor conduta é nada fazer em vez de se fazer algo. Às vezes, os membros menos experientes da equipe clínica parecem sentir uma pressão irracional para interferir. Um dos objetivos na formação profissional obstétrica deve ser evitar a internação precoce da gestante antes do trabalho de parto. Alguns hospitais enviam uma enfermeira obstétrica para realizar uma avaliação domiciliar. Nesse estágio, as contrações, provavelmente, ocorrem na frequência de uma a cada 5 minutos e são bastante dolorosas.

Se houver ruptura espontânea das membranas sem trabalho de parto (ruptura pré-parto das membranas), o exame com toque digital não deverá ser realizado, a menos que o parto já esteja indicado. A possibilidade de compressão do cordão umbilical pode ser avaliada realizando-se um traçado da frequência cardíaca fetal (FHR), não sendo necessário usar o recurso do exame digital. Um exame com espéculo poderá identificar a presença de líquido amniótico, mas a coleta de material com *swab* para exame microbiológico não requer a colocação de um espéculo. A cor do líquido amniótico deverá ser registrada.

A avaliação da saúde fetal deve ser feita em todos os casos, com o trabalho de parto estabelecido ou não. Essa avaliação pode ser realizada por uma "cardiotocografia (CTG)" na sala de admissão (ver Capítulo 8) ou por "ausculta inteligente". É preciso perguntar sobre o estado de bem-estar materno e também sobre os movimentos do feto. Deve-se registrar o momento em que os movimentos fetais foram percebidos pela última vez.

Após a ausculta cardíaca fetal para determinar a FHR básica, deve-se proceder à palpação do abdome, procurando perceber os movimentos fetais. Deve-se registrar o momento em que a mãe ou o observador percebem os movimentos fetais, e os batimentos cardiofetais devem ser auscultados para se verificar a FHR e a presença de aceleração.

O exame continua com a avaliação das contrações uterinas, e novamente deve ser feita a ausculta para detectar qualquer desaceleração da FHR. A vantagem dessa técnica de ausculta é observar o feto que apresentou aceleração,

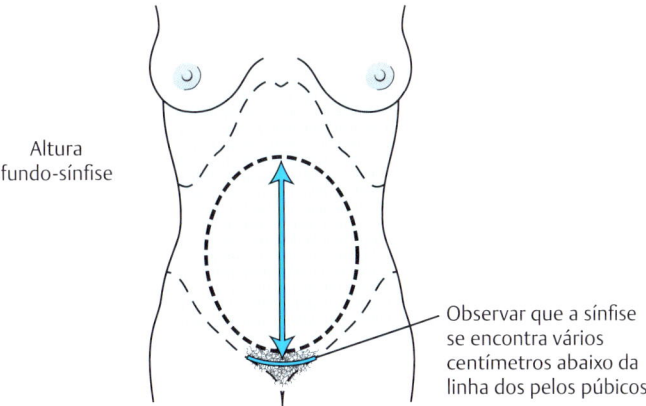

Figura 2-2. Medição da AU.

pois a frequência basal aumenta nos casos de hipóxia fetal, e as desacelerações podem ocorrer logo após as contrações, sugerindo a possibilidade de hipóxia fetal. A CTG da sala de admissão pode ser benéfica se a mãe não tiver recebido cuidados pré-natais adequados ou se não forem possíveis cuidados individuais de um obstetra. A mãe poderá perguntar: "Meu bebê está bem?", e isso será mais bem respondido com a CTG. Após essa revisão clínica, poderá ser tomada a decisão sobre a aplicação da tecnologia apropriada para o restante do trabalho de parto, que pode consistir em mobilização e monitorização intermitente por ausculta (baixo risco), monitorização eletrônica contínua (alto risco) ou, mais usualmente, uma combinação sequencial de ambas. Deverão ser fornecidas informações completas à paciente, e os desejos dela deverão ser cuidadosamente considerados. Deve-se enfatizar que, em todos os casos cuja monitorização eletrônica não estiver sendo feita, a ausculta habilitada, cuidadosa e intermitente deverá ser realizada a cada 15 minutos durante 1 minuto no primeiro estágio e a cada cinco minutos no segundo estágio, logo após uma contração.

Todas as observações deverão ser colocadas no partograma, como mostrado na **Figura 2-3**. Cada gestante deverá ter o seu partograma. A temperatura materna deverá ser medida a cada 15 minutos, quando o registro anterior for normal. A frequência de pulso e a pressão arterial serão registradas de hora em hora, quando a medição anterior for normal e sem detecção de proteína na urina. A palpação abdominal deverá ser registrada a cada quatro horas antes do exame vaginal.

Em todas as avaliações, deve-se assegurar que a apresentação fetal não é pélvica. Em algumas situações, poderá ocorrer uma surpresa, quando o diagnóstico de apresentação pélvica somente for feito após a dilatação do colo e o diagnóstico prévio ter sido de apresentação cefálica. O exame de urina para avaliar a presença de cetonas, proteína e glicose deve ser feito sempre. A rotina de avaliação não deverá ser rígida, podendo variar, dependendo da situação clínica.

A avaliação de internação é especialmente importante para que se possa indicar com segurança a monitorização eletrônica intermitente. O risco materno pode sofrer alterações, passando de baixo para alto risco, mas os sinais de alerta, em geral, estão presentes. Uma CTG de internação normal em uma paciente com história e exame de baixo risco assegura a saúde fetal por um período de quatro horas, a menos que ocorra uma das quatro situações a seguir:

1. descolamento da placenta;
2. prolapso do cordão umbilical;
3. uso inapropriado de ocitócicos;
4. instrumentação do parto imprudente.

O descolamento da placenta se caracteriza por dor, ansiedade, taquicardia e, com frequência, sangramento. Um bom obstetra, ou enfermeira-obstétrica, deverá suspeitar e impedir a evolução dessa complicação. Estima-se que um em cada cinco casos pode apresentar sintomas mínimos ou nenhum sintoma, e o quadro somente pode ser diagnosticado retrospectivamente.[5] O prolapso

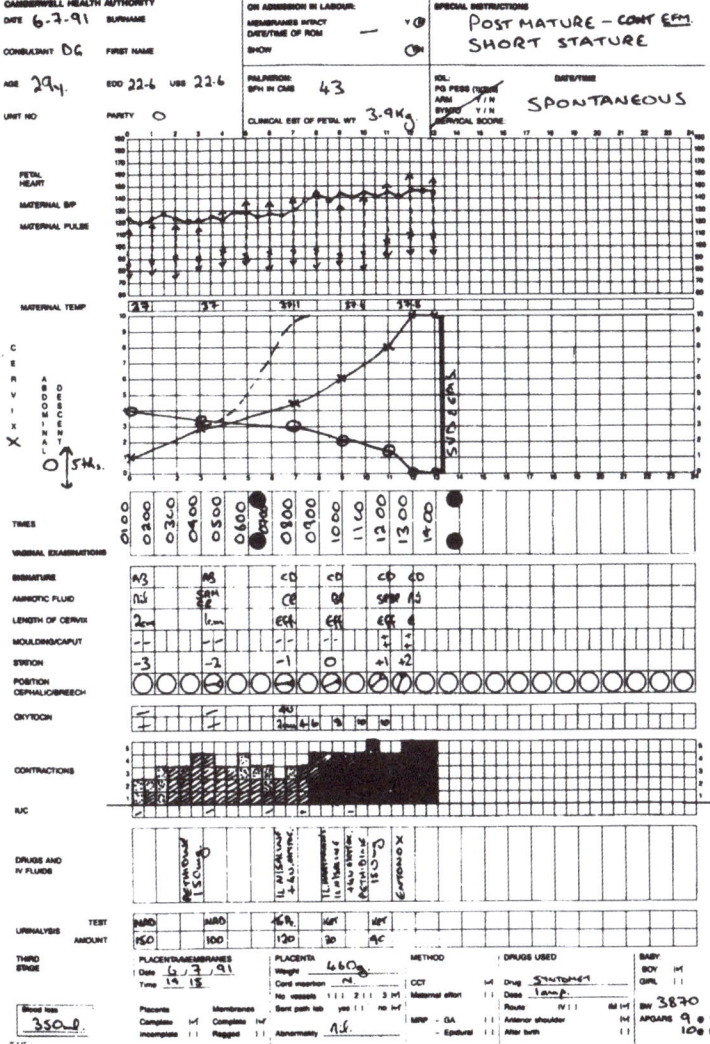

Figura 2-3. Partograma. *(Cortesia do King's College Hospital.)*

do cordão umbilical ocorre após a ruptura das membranas com apresentação alta. A boa prática obstétrica e clínica deverá detectar essa situação precocemente, quando ocorre na sala de parto, e o resultado dessa complicação é excelente, quando esta é tratada corretamente. O uso adequado de ocitócicos, a monitorização eletrônica apropriada (ver Capítulo 10) e a instrumentação competente do parto devem ser desenvolvidos por uma boa formação profissional e por treinamento adequado. O óbito de um feto a termo, normalmente formado, que ocorre dentro de quatro horas de uma CTG normal, é uma ocorrência rara, mas que certamente pode acontecer com o descolamento grave de placenta sem nenhum sinal de alerta. O feto poderá ir a óbito por descolamento de placenta dentro de 15 minutos após uma CTG normal.

A importância da impressão clínica não pode ser enfatizada demais. A Figura 2-4 mostra um aparelho de CTG "completo", incluindo uma fita de registro e um estetoscópio fetal. Por que o estetoscópio é necessário? A CTG mostrada na Figura 2-5 foi obtida em uma paciente hospitalizada com queixa de movimentos fetais reduzidos. O estetoscópio fetal não foi usado, e o transdutor do ultrassom foi aplicado diretamente no abdome da mãe. A mãe recebeu a informação de que o bebê estava bem; entretanto, um natimorto macerado nasceu uma hora depois. A frequência cardíaca que estava elevada era o pulso materno, e o ultrassom captou esses batimentos. A mãe apresentava taquicardia devido à ansiedade. A Figura 2-6 mostra o traçado obtido na internação, quando a mãe foi admitida com perda de líquido e mecônio espesso e um eletrodo de escalpo fetal foi aplicado com certa urgência. O traçado da monitorização tranquilizou a enfermagem obstétrica, mas logo após ocorreu o nascimento de natimorto macerado. Era um feto com crescimento restrito, e o óbito por hipóxia tinha ocorrido algum tempo antes. Em razão da presença de oligoidrâmnio, as nádegas do feto ficaram em contato com o fundo uterino, que está em contato com o diafragma, e ocorreu a transmissão do eletrocardiograma (ECG) materno para o feto. O eletrodo de escalpo pode, portanto, capturar o ECG materno quando o feto está morto. O estetoscópio sempre deve ser usado para estabelecer um pulso fetal diferente do pulso

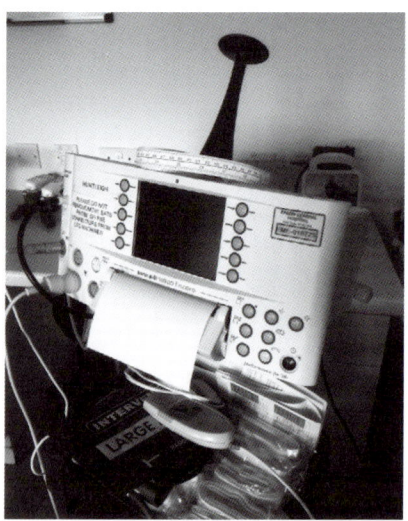

Figura 2-4. Monitor fetal "completo".

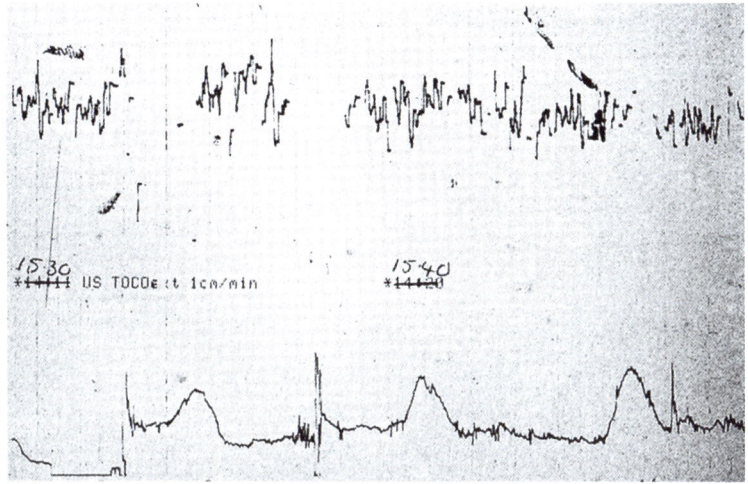

Figura 2-5. CTG de bebê em óbito – ultrassom.

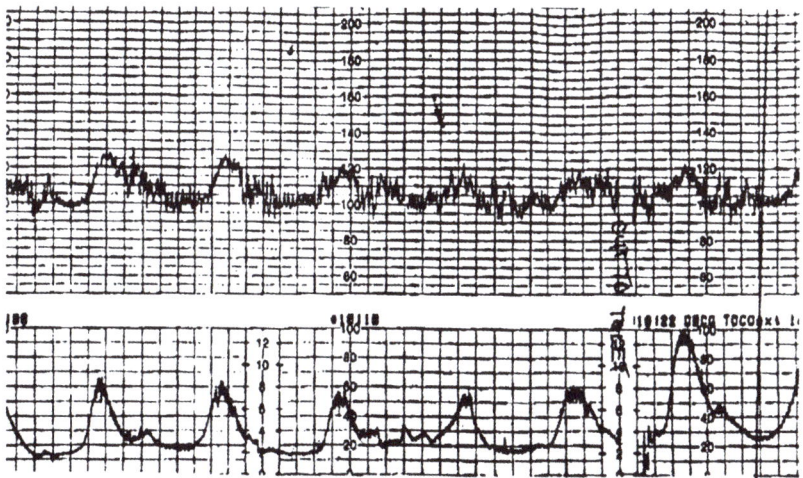

Figura 2-6. CTG de bebê em óbito – eletrodo fetal.

materno, embora essa recomendação esteja hoje superada, se o batimento cardíaco da mãe também for rotineiramente monitorizado eletronicamente, o que é facilitado pelos monitores modernos que dispõem dessa facilidade. Algumas empresas introduziram um mecanismo que incorpora sensores infravermelhos no transdutor do tocógrafo ("pulso inteligente" – **Fig. 2-7**), o qual pode detectar as pulsações dos vasos superficiais e fornecer um traçado da frequência cardíaca materna (**Fig. 2-8**).

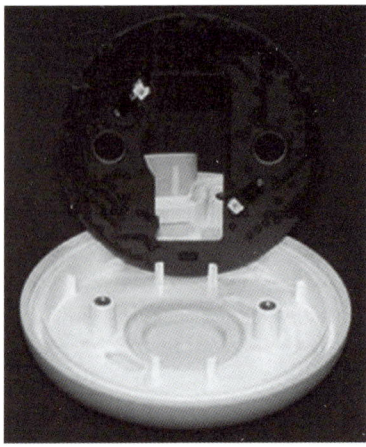

Figura 2-7. Transdutor tocográfico ("pulso inteligente"), que consiste em dois sensores infravermelhos para detectar pulsações de vasos maternos superficiais.

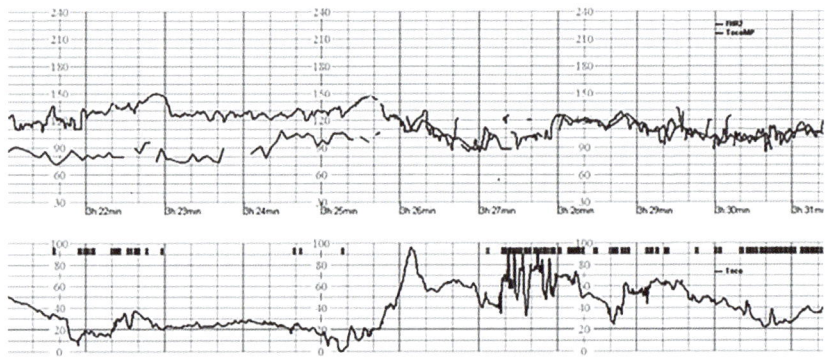

Figura 2-8. Um traçado de CTG que mostra a frequência cardíaca materna e fetal, simultaneamente, usando o transdutor tocográfico de "pulso inteligente".

A **Figura 2-9** é o traçado obtido de outra paciente atendida não em trabalho de parto, mas com queixa de movimentos fetais reduzidos. Os obstetras aplicaram um monitor fetal Hewlett-Packard 1350, que incluía um detector de movimentos fetais no transdutor de ultrassom. As linhas negras no meio do traçado indicam movimentos. A mãe voltou algumas horas depois e deu à luz um natimorto macerado. Novamente, o ultrassom tinha captado o pulso da mãe, e, mais preocupante, os movimentos detectados não eram do feto, mas sim da atividade intestinal da mãe ou de algum outro movimento materno. Note-se que registros da frequência cardíaca de adultos também mostram variabilidade e acelerações do valor basal. Acelerações prolongadas no momento das contrações uterinas e variabilidade aumentada são características da frequência cardíaca materna no segundo estágio, quando a mãe apresenta contrações uterinas e está fazendo força, "puxos".[6] Um erro cada vez mais reconhecido ocorre quando o monitor registra a frequência cardíaca materna com acelerações (**Fig. 2-10**) em vez da FHR com desacelerações, que deveriam ser vistas com a compressão da cabeça. Isso pode prejudicar a avaliação do traçado, que deveria mostrar uma desaceleração prolongada exigindo o parto. O uso clínico adequado e a relação cuidadosa dos padrões da FHR com as contrações ajudam a evitar essas armadilhas trágicas. A frequência de pulso da mãe deverá estar correlacionada com a FHR e anotada no início do traçado. A Medical Devices Agency, no Reino Unido, recomenda que a ausculta do coração fetal seja feita antes de se usar o monitor, para que se possa detectar a frequência cardíaca materna. A frequência cardíaca materna pode ser igual à FHR ou o dobro desta, e, às vezes, podemos observar um aumento de 50%, dependendo do tempo que contamos ou da forma como contamos o pulso, se contínua ou intermitentemente.

A **Figura 2-11** ilustra o uso correto do "cardiotocógrafo cinetoscópico" no monitor Hewlett-Packard 1350, mostrando a relação fisiológica real entre os movimentos fetais verdadeiros e a aceleração da frequência cardíaca fetal. A **Figura 2-12** mostra o uso correto do registro da frequência cardíaca materna contínua, que agora está disponível em todos os monitores fetais intraparto, demonstrando claramente que, sem surpresa alguma, o coração adulto mostra acelerações e variabilidade. A compreensão desse fato deverá reduzir a confusão na distinção entre as frequências cardíacas. O uso dessa facilidade é idealmente adequado, mas muito pouco aproveitado no cenário de conduta de trabalho de parto pré-termo com terapia beta-simpatomimética.

A percepção clínica não deve ser enfatizada demais.

Incidentalmente, a **Figura 2-5** também mostra um erro diário comum: o ajuste incorreto do relógio, que registra o tempo no traçado. Isso pode ser devido a um erro do usuário que pode ocorrer após uma alteração sazonal de tempo, ou quando as baterias do aparelho estiverem fracas. Essa correção é muito simples.

A boa comunicação com a mãe e o parceiro desta é vital. Casos obstétricos são os únicos nos quais as pacientes não estão doentes, como os pacientes em todos os outros departamentos do hospital. Pelo contrário, elas estão passando por uma das experiências mais importantes de suas vidas, com impacto emocional enorme. A importância disso não deverá ser desvalorizada, exceto no "interesse genuíno" da segurança da mãe e da criança. Este livro deverá nos ajudar a reconhecer esse interesse genuíno. Estamos em uma posição privilegiada considerável para ajudar as famílias em um dos eventos mais importantes de suas vidas. Precisamos desempenhar nosso papel com diligência, cuidado e compaixão.

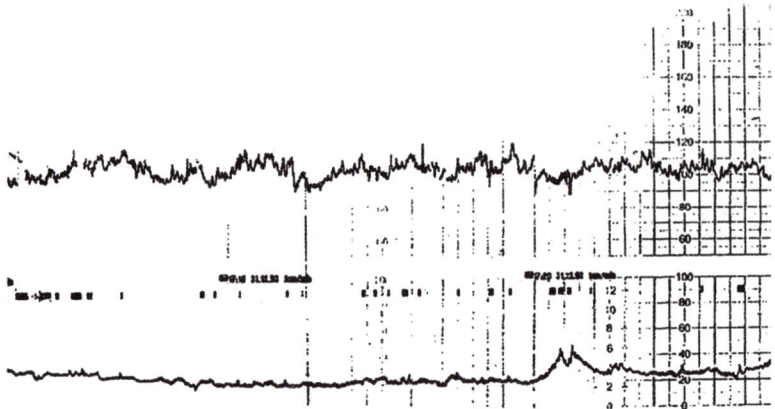

Figura 2-9. CTG de um natimorto – ultrassom com perfil de movimento fetal.

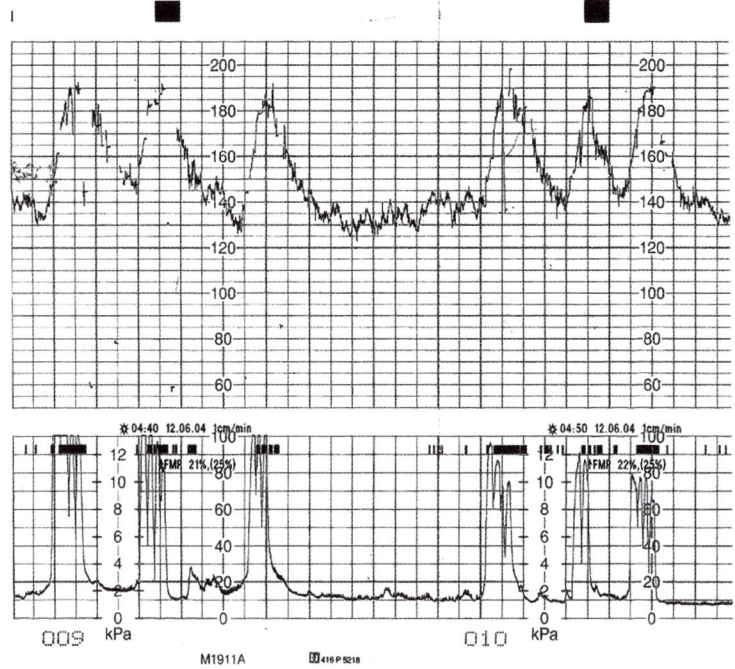

Figura 2-10. Registro no segundo estágio do trabalho de parto – o monitor está registrando a frequência cardíaca materna, que está aumentando com as contrações uterinas e os esforços de puxos, com aumento da variabilidade da linha de base, sem exibir as desacelerações da FHR típicas de compressão da cabeça.

AVALIAÇÃO CLÍNICA E REGISTRO 19

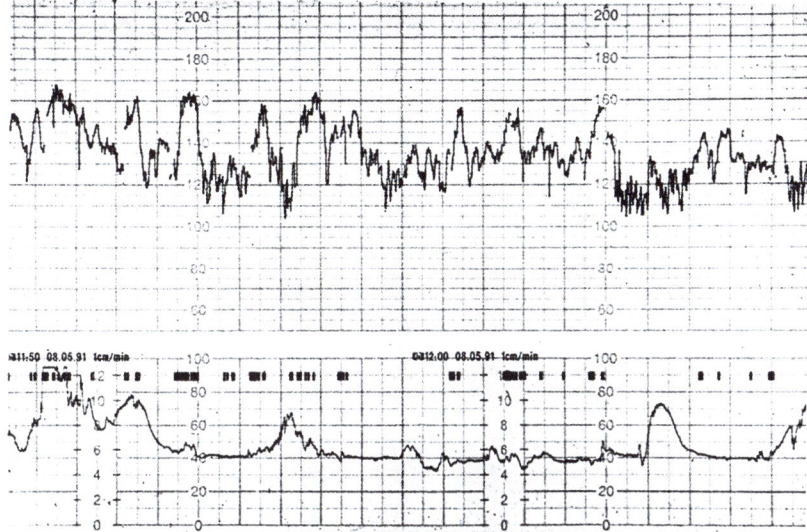

Figura 2-11. Cardiotocografia cinetoscópica – relação entre movimentos fetais e acelerações da FHR.

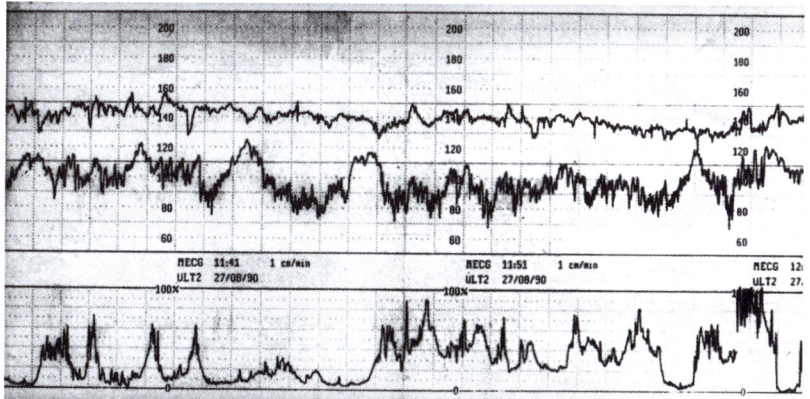

Figura 2-12. Frequência cardíaca materna contínua mostrando acelerações e variabilidade da linha de base satisfatória junto com a FHR.

Referências

1. Belizan JM, Vittar J, Nardin JC, et al. Diagnosis of intrauterine growth retardation by a simple clinical method: measurement of uterine height. *Am J Obstet Gynecol* 1978;131:643–6.
2. Bennet MJ. Antenatal fetal monitoring. In: Chamberlain GVP, editor. *Contemporary obstetrics and gynaecology*. London: Northwood Publications; 1977. p. 117–24.
3. Boddy K, Parboosingh IJT, Shepherd WC. *A schematic approach to antenatal care.* Edinburgh: Edinburgh University; 1976.
4. Calvert PJ, Crean EE, Newcombe RG, et al. Antenatal screening by measurement of symphysis–fundus height. *Br Med J (Clin Res Ed)* 1982;285:846–9.
5. Tikkanen M, Nuutila M, Hiilesmaa V, et al. Clinical presentation and risk factors of placental abruption. *Acta Obstet Gynecol Scand* 2006;85:700–5.
6. Sherman DJ, Frenkel E, Kurzweil Y, et al. Characteristics of maternal heart rate patterns during labor and delivery. *Obstet Gynecol* 2002;99:542–7.

AUSCULTA DA FREQUÊNCIA CARDÍACA FETAL

Kopalasuntharam Muhunthan ▪ *Sabaratnam Arulkumaran*

CAPÍTULO 3

Ausculta da frequência cardíaca fetal é o método de ouvir e determinar a frequência cardíaca fetal (FHR) contando-se os batimentos por minuto (bpm). A frequência pode ser determinada contando-se os batimentos cardíacos durante 1 minuto ou durante um período mais curto e multiplicando pelo fator de divisão do minuto. A contagem durante um minuto completo é mais precisa, quando comparada com a de um período mais curto. Embora sistemas modernos e sofisticados estejam disponíveis para monitorizar a FHR e definir seu padrão, a ausculta da FHR é ainda parte integral da monitorização pré-natal e intraparto da gestante e é uma habilidade necessária para aqueles que prestam assistência à saúde da gestante/profissionais de atenção à saúde.

HISTÓRIA DA AUSCULTA DO SOM CARDÍACO FETAL

Embora nos anos 1600 o som dos batimentos cardíacos fetais fosse reconhecido, o interesse inicial da ausculta era somente para definir se o feto estava vivo.

Esse interesse cresceu gradualmente e resultou na publicação de um livro sobre *ausculta obstétrica*, por Evory Kennedy, em 1833 (ver Capítulo 1).[1]

A necessidade inicial de um instrumento para ouvir o coração do feto através do abdome materno era superar o embaraço de se colocar o ouvido diretamente sobre o abdome da mãe. O tubo de papel enrolado, usado para ouvir o coração de um adulto, foi modificado para um instrumento de madeira usado para ouvir o coração fetal através do abdome materno.

TÉCNICA DE AUSCULTA DO CORAÇÃO FETAL

A ausculta do coração fetal antes ou durante o trabalho de parto é feita pelo contato direto com a parede abdominal. O examinador que explicar o método e sua finalidade à paciente e solicitar permissão para realizar a ausculta colocará a paciente à vontade.

Em comparação com o adulto, o precórdio não está tão facilmente acessível no feto em virtude da atitude que ele adota no útero, pois se encontra dobrado ou inclinado sobre si mesmo. A melhor localização para ouvir os batimentos cardíacos é no dorso fetal, entre as escápulas (**Fig. 3-1**).

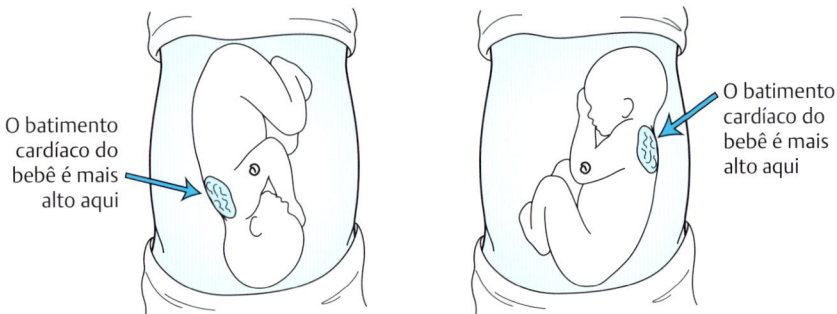

Figura 3-1. Localizando o batimento cardíaco fetal.

A palpação abdominal utilizando as manobras modificadas de Leopold permite identificar a situação, a apresentação, a posição e a atitude do feto, e assim o examinador pode determinar a melhor localização para ausculta dos batimentos cardíacos. Se não for possível auscultar os batimentos do coração fetal, o uso do ultrassom poderá estabelecer a melhor localização para a ausculta.

O batimento cardíaco fetal produz um som distinto, comparável ao do galope de um cavalo, e deve ser distinguido do sopro vascular produzido pelos vasos uterinos e fetais. Os batimentos cardíacos devem ser contados durante, pelo menos, 60 segundos para se calcular a frequência. A avaliação simultânea do pulso materno confirma que é a FHR que está sendo monitorizada.

Colocando-se a mão no fundo uterino durante a ausculta, obtemos informações adicionais sobre as contrações uterinas e os movimentos fetais.

Além da frequência cardíaca, outras informações, como a presença de aceleração e desaceleração da FHR, também poderão ser obtidas, especialmente se a ausculta das acelerações ocorrer no momento dos movimentos fetais e as desacelerações ocorrerem logo depois de uma contração. Como ocorre com qualquer habilidade clínica, leva tempo para se desenvolver *expertise*, e existe uma curva de aprendizagem lenta para a identificação correta de acelerações e desacelerações.[2] Seu grau de confiabilidade pode ser inaceitável na obstetrícia moderna pela frequência mais alta de falhas em se reconhecer essas alterações.[3]

INSTRUMENTOS USADOS PARA A AUSCULTA FETAL

Os instrumentos amplamente usados na prática clínica atual são o estetoscópio de Pinard, o estetoscópio de De Lee e o monitor Doppler manual.

Estetoscópio de Pinard

É uma modificação da ferramenta usada para ouvir o batimento cardíaco do adulto, criada por Laennec, em 1816. Em seu formato atual, o estetoscópio de Pinard foi produzido em 1895, por Adolphe Pinard, um obstetra francês. O instrumento também é conhecido como "corno de Pinard" ou fetoscópio (**Fig. 3-2**).

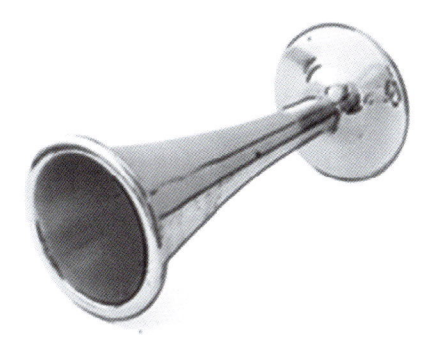

Figura 3-2. Estetoscópio de Pinard.

Trata-se de um dispositivo barato, facilmente disponível na maioria dos países, sem necessidade de custos maiores. Entretanto, comparado a outros instrumentos para ausculta, é difícil de ser usado em certas posições maternas.

Estetoscópio de De Lee

O estetoscópio de De Lee está disponível em alguns países e também é barato (Fig. 3-3). É equipado com uma cabeça de montagem, e com ele o examinador experiente pode, às vezes, ouvir o batimento cardíaco por volta de 16 semanas. A ausculta é mais fácil por volta de 20 semanas, quando a mãe pode sentir o bebê se movimentando.

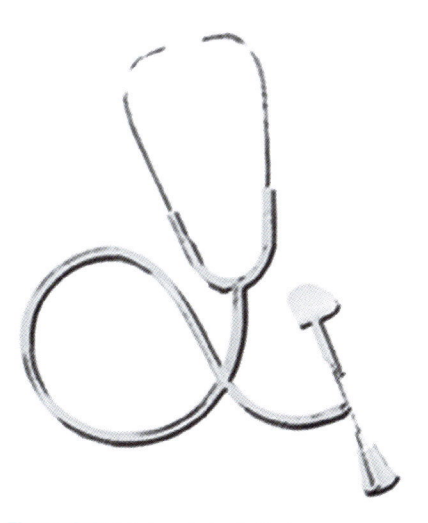

Figura 3-3. Estetoscópio de De Lee.

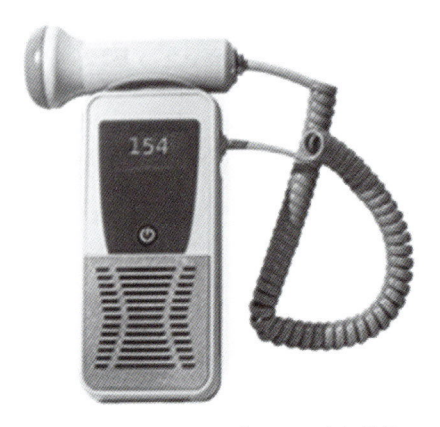

Figura 3-4. Monitor Doppler manual de FHR.

MONITOR DOPPLER MANUAL DE FREQUÊNCIA CARDÍACA FETAL

O transdutor de ultrassom manual usa o efeito Doppler para permitir a ausculta do batimento cardíaco fetal (**Fig. 3-4**). Auscultar o coração fetal com um dispositivo Doppler é mais confortável para a paciente e audível para todos os presentes na sala, incluindo a gestante, o que serve para confortá-la e a sua família. As anormalidades na FHR também são mais confiavelmente detectadas por um monitor Doppler de FHR do que com um estetoscópio de Pinard, e seu uso demonstrou estar associado a um bom resultado perinatal.[4]

Os aparelhos atuais geralmente calculam e exibem os valores da FHR, reduzindo os erros de contagem e de cálculo.

O equipamento Doppler manual pode ser usado em várias posições maternas e locais, incluindo piscinas de parto. Por sua sensibilidade, porém, ele poderá inadvertidamente captar a frequência cardíaca materna, o que deverá ser verificado palpando-se o pulso materno simultaneamente.

Esses monitores são mais dispendiosos que os outros dois tipos de equipamento e precisam de baterias para funcionar. Além disso, a sonda é muito sensível a dano mecânico e precisa ser manuseada apropriadamente.

OBJETIVO E INDICAÇÕES/FINALIDADE

A ausculta da FHR é realizada durante o período pré-natal, assim como durante o trabalho de parto. A principal finalidade da ausculta da FHR é identificar um feto em risco e atuar de forma adequada para prevenir a lesão hipóxica.

PERÍODO PRÉ-NATAL

De modo geral, a FHR pode ser auscultada a partir da época em que a gestante percebe o movimento fetal, ou por volta de 20 semanas de gestação. Ela pode ser captada a partir de 14 semanas usando-se o instrumento Doppler portátil.

Durante os cuidados pré-natais das gestações não complicadas, a ausculta do coração fetal pode confirmar se o feto está vivo, mas o seu valor no prognóstico da saúde fetal é baixo; portanto, algumas fontes não recomendam a ausculta de rotina do coração fetal. Entretanto, essa ausculta, quando audível e usando-se um dispositivo Doppler, fornece tranquilidade à mãe e ao parceiro desta.[5]

Se a gestante informar que percebeu uma redução nos movimentos do feto, a ausculta do coração fetal é importante para confirmar a vitalidade do feto antes de se indicar alguma conduta terapêutica.

Período Intraparto

Pacientes de baixo risco

Existe um consenso geral na literatura especializada de que a ausculta é um método adequado para a vigilância fetal, quando a gestação é saudável e o parto não apresenta complicação (ou seja, gestação e trabalho de parto de baixo risco).

Durante o *primeiro estágio* do trabalho de parto, a ausculta intermitente deverá ser feita durante 1 minuto, imediatamente após a contração, em intervalos de, pelo menos, 15 minutos e registrada como frequência única, com uma anotação sobre a presença de acelerações e desacelerações, se ouvidas. O pulso da gestante deverá ser verificado a cada 15 minutos, para diferenciação entre as duas frequências cardíacas. Se a ausculta intermitente detectar alguma anormalidade da FHR, isso deverá ser explicado à paciente, e a cardiotocografia deverá ser oferecida.[6] O método de observação poderá ser revertido para ausculta intermitente se o traçado for tranquilizador após 20 minutos.[7]

Durante o *segundo estágio*, a ausculta intermitente da FHR deverá ser mantida de modo similar, imediatamente após as contrações, recomendando-se a ausculta, pelo menos, a cada 5 minutos ou após toda contração. Como durante o primeiro estágio, se a ausculta indicar possíveis anormalidades de FHR, então será oferecida a cardiotocografia. O método de monitorização da FHR poderá voltar para o modelo de ausculta intermitente, se o traçado for tranquilizador após 20 minutos.[7]

Pacientes de alto risco

Os benefícios da monitorização da FHR por ausculta, comparados com os da monitorização contínua por CTG em gestações de alto risco, ainda não foram comprovados cientificamente.[8]

Atualmente, a cardiotocografia é oferecida às gestantes de alto risco com complicações durante a gestação e no período intraparto.

Em cenários com poucos recursos, onde a monitorização eletrônica fetal não está disponível, a ausculta intermitente deverá ser realizada da mesma forma que é feita em pacientes de baixo risco.

CONCLUSÃO

Na admissão ao trabalho de parto, é prudente perguntar à gestante sobre sua saúde e sobre os movimentos fetais e observar quando os movimentos do bebê foram percebidos pela última vez. A basal deve ser medida. Logo após, o profissional de saúde deve fazer a palpação do abdome materno, os movimentos fetais podem ser percebidos com a mão, e a FHR deve ser auscultada durante os movimentos. Dessa forma, devemos verificar o aumento na FHR (ou seja, uma aceleração). Se necessário, essa ausculta deve ser repetida algumas vezes em um curto período, enquanto ocorrem os movimentos fetais. Quando a gestante informar o início de uma contração, deve-se fazer a palpação e o registro da FHR. Se ocorrer uma desaceleração, provavelmente será uma variável "atípica" ou desaceleração variável. Nos casos de desaceleração, a ausculta contínua será valiosa para se verificar o tempo de recuperação até a frequência basal, para observar se ocorre novamente durante as próximas contrações e para determinar a necessidade de transferência da paciente para monitorização contínua. A taquicardia fetal ou a presença de uma desaceleração súbita por um período prolongado podem ocorrer antes do óbito fetal. Se os movimentos fetais não forem palpados durante 90 minutos após a

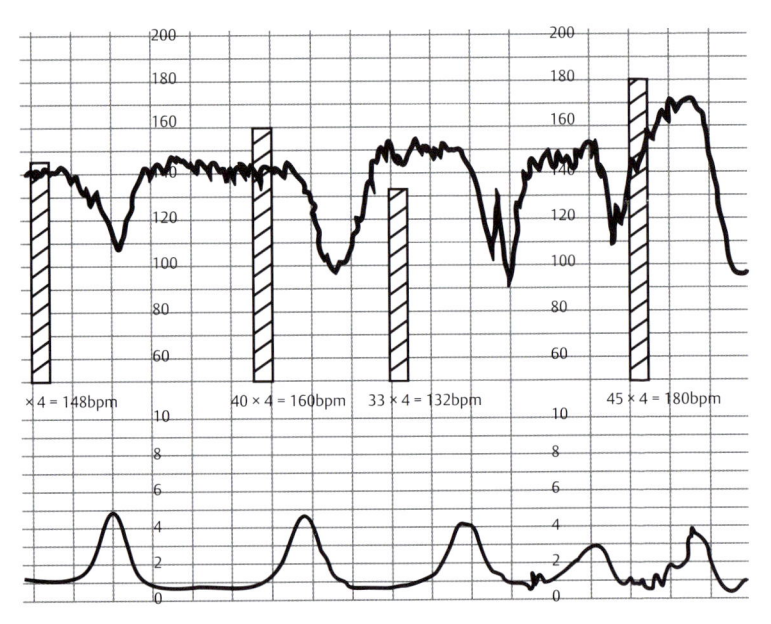

Figura 3-5. CTG mostrando elevação na frequência do valor basal, aumento progressivo em profundidade e desaceleração e encurtamento dos intervalos entre as desacelerações. A contagem durante 15 segundos e multiplicação por quatro fornece FHR errada (como consta na área de barras sombreadas); daí, portanto, a recomendação para a contagem durante 1 minuto completo.

internação, será preciso avaliar os fatores de comprometimento fetal, como ausência/redução desses movimentos antes da internação, crescimento intrauterino restrito (IUGR), infecção, sangramento, gestação prolongada e presença de mecônio na ruptura de membranas para instituir a vigilância adequada.

A CTG na Figura 3-5 mostra aumento na frequência basal, aumento progressivo na profundidade e duração da desaceleração e encurtamento dos intervalos entre as desacelerações e, por fim, redução da variabilidade da linha de base antes de ocorrerem hipoxemia e acidose. Essas alterações podem ser identificadas pela ausculta contínua.

Pode-se concluir, portanto, que a ausculta intermitente é um método eficiente, quando usado apropriadamente.

Referências

1. Kennedy E. *Observations on obstetric auscultation.* Dublin: Hodges and Smith; 1833. Online. Available: https://archive.org/details/observationsonob1833kenn [Accessed: 10.08.16].
2. Lewis D, Downe S, FIGO Intrapartum Fetal Monitoring Expert Consensus Panel. FIGO consensus guidelines on intrapartum fetal monitoring: intermittent auscultation. *Int J Gynecol Obstet* 2015;131(1):9–12.
3. Miller FC, Pearse KE, Paul RH. Fetal heart rate pattern recognition by the method of auscultation. *Obstet Gynecol* 1984;64(3):332–6.
4. Mahomed K, Nyoni R, Mulambo T, et al. Randomised controlled trial of intrapartum fetal heart rate monitoring. *BMJ* 1994;308:497–500.
5. National Institute for Health and Clinical Excellence (NICE). Antenatal care for uncomplicated pregnancies. NICE clinical guideline 62; March 2008. last modified December 2014. Online. Available: https://www.nice.org.uk/guidance/cg190/resources/intrapartum-care-for-healthy-women-and-babies-35109866447557 [Accessed: 10.08.16].
6. National Institute for Health and Care Excellence (NICE). Intrapartum care for healthy women and their babies. NICE clinical guideline 190; 3 December 2014. Online. Available: https://www.nice.org.uk/guidance/cg190/resources/intrapartum-care-forhealthy-women-and-babies-35109866447557 [Accessed: 10.08.16].
7. National Institute for Health and Care Excellence (NICE). Intrapartum care. NICE Quality standard 105; 10 December 2015. Online. Available: https://www.nice.org.uk/guidance/qs105/resources/intrapartum-care-75545239323589 [Accessed: 10.08.16].
8. Alfirevic Z, Devane D, Gyte GM. Continuous cardiotocography (CTG) as a form of electronic fetal monitoring (EFM) for fetal assessment during labour. *Cochrane Database Syst Rev* 2013;5.

CAPÍTULO 4
MONITORIZAÇÃO ELETRÔNICA FETAL: TERMINOLOGIA E INTERPRETAÇÃO – FUNDAMENTOS

Donald Gibb ▪ *Sabaratnam Arulkumaran*

Ainda que falemos a mesma língua, persistem as dificuldades na comunicação em razão do uso de diferentes terminologias. Isso pode ser resolvido pela melhor compreensão e pela adoção dos termos e definições acordados pela International Federation of Obstetrics and Gynaecology (FIGO) Committee on Safe Motherhood and Newborn Health. Essas recomendações foram publicadas em 2015, no *International Journal of Gynecology and Obstetrics*.[1] Recentemente, o National Institute for Health and Care Excellence (NICE) publicou diretrizes sobre monitorização fetal, as quais são discutidas no Capítulo 6.[2] Sem o uso coeso de uma terminologia, não poderemos ter consistência na interpretação.

A monitorização é, antes de tudo, um método clínico complementado por métodos tecnológicos posteriormente. Nenhuma cardiotocografia (CTG) pode ser interpretada sem a apreciação cuidadosa da situação clínica. A lista a seguir ilustra, particularmente, os fatores de alto risco: prematuridade, pós-maturidade, crescimento intrauterino restrito, redução dos movimentos fetais, líquido amniótico meconial, sangramento na gravidez, pressão arterial alta, apresentação pélvica, gestação múltipla e diabetes melito. Essa lista poderia ser expandida indefinidamente e ainda estaria incluindo apenas uma minoria dos partos. O reconhecimento desses fatores é fundamental.

No Reino Unido, nos referimos a CTGs pré-parto e CTGs intraparto. Nos Estados Unidos da América, as CTGs pré-parto são conhecidas como testes sem estresse (NSTs). Estes se distinguem dos testes de estresse com contração (CTSs), nos quais as contrações são estimuladas por ocitocina exógena. No Reino Unido, os CTSs não são realizados, e a confirmação do bem-estar fetal é feita com o uso de outros testes biofísicos. O teste de admissão é um teste com estresse com contração espontâneo, que avalia as primeiras contrações do trabalho de parto.

O traçado da frequência cardíaca fetal (FHR) deve apresentar uma boa qualidade para permitir a análise. A extensão do traçado da CTG depende da velocidade do papel. No Reino Unido e na Europa, geralmente ela é de 1 cm/min, enquanto nos Estados Unidos da América é de 3 cm/min. Como o padrão do traçado é significativamente alterado por uma mudança na velocidade do papel, isso pode causar confusão, devendo haver, portanto, uma padronização. Na velocidade do papel de 1 cm/min, cada divisão vertical no papel é igual a 1 cm e a 1 min. Todas as anotações devem ser feitas no traçado. No início do traçado, o nome da mãe, o número de referência e a frequência cardíaca deverão ser registrados. Os aparelhos modernos anotam automaticamente o tempo e a hora; entretanto, esses dados precisam ser confirmados no *software,* e as mudanças sazonais de horário devem ser verificadas. Os monitores mais modernos possuem teclados ou leitores de códigos de barra com os quais todas as informações podem ser registradas. É importante relatar os achados do exame vaginal, as mudanças de postura, a realização de analgesia peridural e outros eventos transitórios que possam afetar a frequência cardíaca fetal e ter implicações clínico-legais posteriormente. A escala vertical no papel, geralmente, é padronizada para exibir entre 50 e 210 batimentos por minuto (bpm) a fim de que a percepção visual e a interpretação sejam consistentes.

Descrição completa do traçado.

A *frequência cardíaca fetal basal* é o nível médio da frequência cardíaca fetal, em uma fase estável sem acelerações e desacelerações. Deve ser avaliada durante um período de tempo de 10 minutos e expressa em bpm. A frequência pode se alterar gradualmente com o tempo, mas durante um determinado período de tempo; em geral, permanece bem constante. Os valores normais da frequência cardíaca fetal basal a termo foram definidos pelo NICE entre 100-160 bpm, enquanto a FIGO definiu essa frequência entre 110-160 bpm.[1,2]

Frequências entre 100 e 110 bpm são classificadas como *bradicardia* basal e representam uma característica suspeita. Esse achado não representa uma alteração, se for uma bradicardia da linha de base estável, sem complicações em um traçado com acelerações, variabilidade normal e sem desacelerações. A experiência na sala de parto mostra que esse é um achado relativamente frequente e um excelente resultado neonatal (**Fig. 4-1**). Deve-se confirmar que o registro corresponde realmente à ausculta cardíaca fetal, verificando e confrontando com o pulso materno. Deve-se suspeitar de hipóxia se a frequência for inferior a 100 bpm.

Uma faixa entre 160 e 180 bpm é chamada de *taquicardia* e considerada uma característica suspeita. A evolução será boa se se tratar de uma taquicardia basal não complicada, apresentando acelerações e variabilidade normal, sem desacelerações. Entretanto, fetos a termo com frequência cardíaca basal entre 160 e 180 bpm deverão ser cuidadosamente avaliados (**Fig. 4-2A**). Uma frequência basal de 150 bpm se encontra na faixa de normalidade, mas pode representar um risco alto se a frequência cardíaca inicial tiver sido de 120 bpm no início do trabalho de parto. Essa situação pode ocorrer no fim do primeiro estágio e no segundo estágio de um trabalho de parto prolongado, quando a mãe está exausta, desidratada e cetótica. Se as medidas para correção dessa situação não forem realizadas, a frequência subirá para 160-170 bpm (**Fig. 4-2B**). Isso representa o comprometimento progressivo e não é o cenário ideal para um parto vaginal instrumentado e difícil. O risco de hipóxia é maior com a frequência basal de 160, comparada com a de 110 bpm. Essa afirmação não deve ser aplicada para uma gestação com menos de 34 semanas, quando a frequência cardíaca fetal basal tende a ser mais alta e uma frequência de até

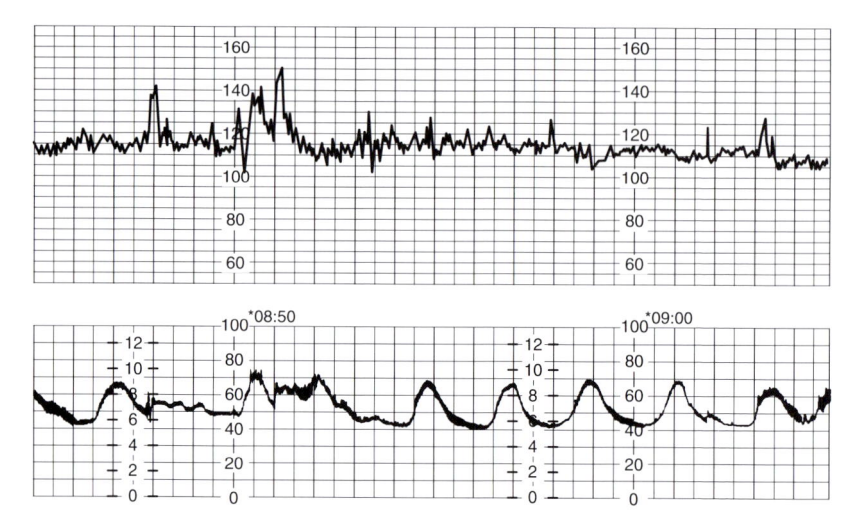

Figura 4-1. CTG – Linha de base da frequência cardíaca fetal de 105-110 bpm.

160 bpm é aceitável, desde que as acelerações estejam presentes e a variabilidade seja normal. As dificuldades para identificar a frequência basal serão consideradas mais adiante neste capítulo.

A *aceleração* é definida pelo aumento transitório da frequência cardíaca igual ou acima de 15 bpm, com 15 segundos ou mais de duração. O registro de, pelo menos, duas acelerações em um período de 20 minutos é considerado um traçado reativo. A presença de acelerações é considerada um sinal de boa saúde fetal: o feto está respondendo a estímulos e exibindo integridade dos mecanismos de controle cardíaco. As acelerações estão ausentes em situações nas quais os movimentos fetais não ocorrem como o período de sono fetal e pela influência de alguns fármacos, de infecção e de hemorragia intracerebral, sendo importante a correlação clínica com os achados da CTG.

Desaceleração é um episódio transitório de diminuição da frequência cardíaca fetal basal com amplitude superior a 15 bpm e com duração superior a 15 segundos. As desacelerações podem ser mais prolongadas, mas não são significativas quando os outros aspectos da frequência se encontram em um padrão de normalidade. Quando a variabilidade da linha de base está reduzida (menos de 5 bpm) em um traçado não reativo, a presença de desacelerações pode ser muito significativa, mesmo quando a amplitude da queda for inferior a 15 bpm. Uma desaceleração que ocorra imediatamente após uma aceleração e que apresente um retorno à basal dentro de 30 segundos é considerada normal.

Variabilidade basal é o grau de oscilação da linha de base em um determinado período, excluindo-se as acelerações e as desacelerações (**Fig. 4-3**). A variabilidade representa a amplitude das oscilações da frequência basal. Para fins de pesquisa, a frequência e a amplitude oscilatória podem ser quantificadas

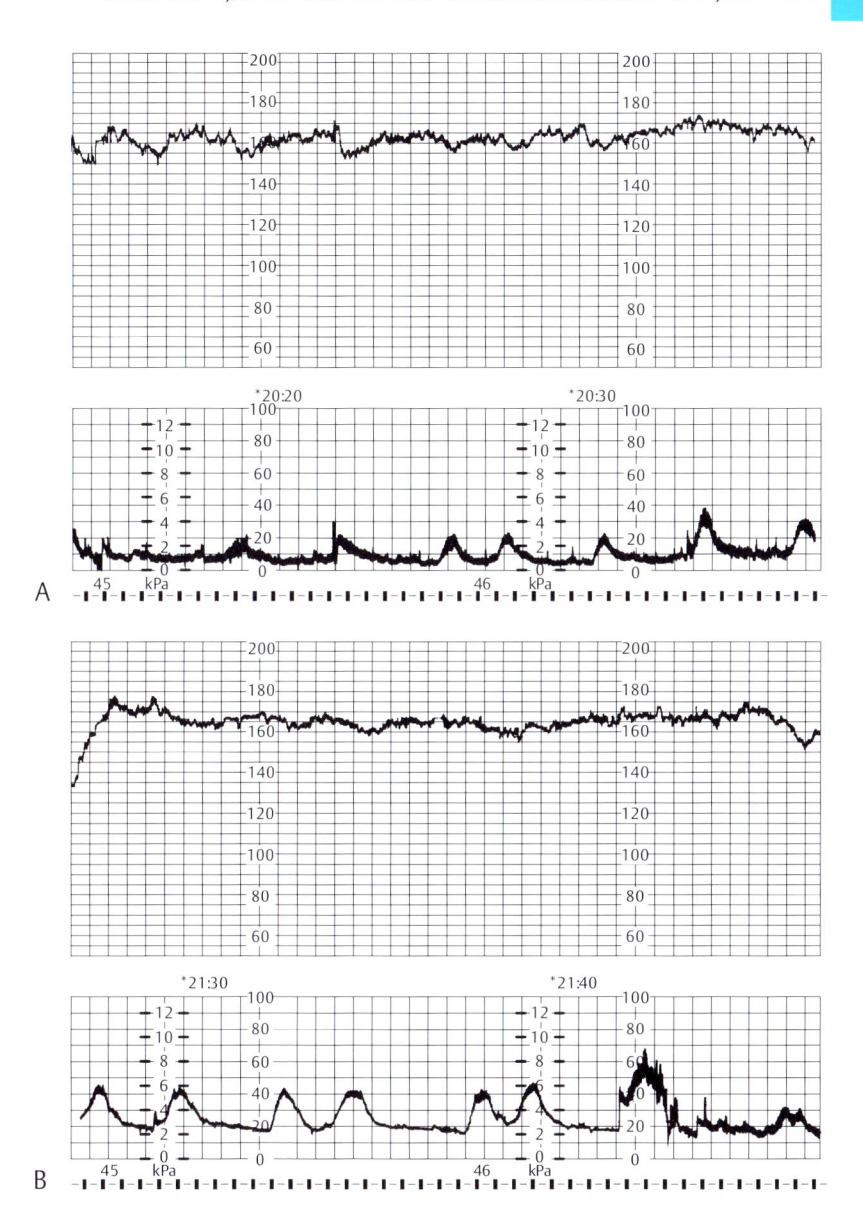

Figura 4-2. (A) Linha de base da frequência: 155-160 bpm; **(B)** aumentando para 165-170 bpm.

e classificadas. Entretanto, isso é muito complexo para o uso clínico de rotina, sendo preferido o emprego de limites de oscilação. A **Figura 4-4** mostra os limites da oscilação classificada como variabilidade reduzida (inferiores a 5 bpm), normal (5-25 bpm) e saltatória (acima de 25 bpm).[1,2] A variabilidade

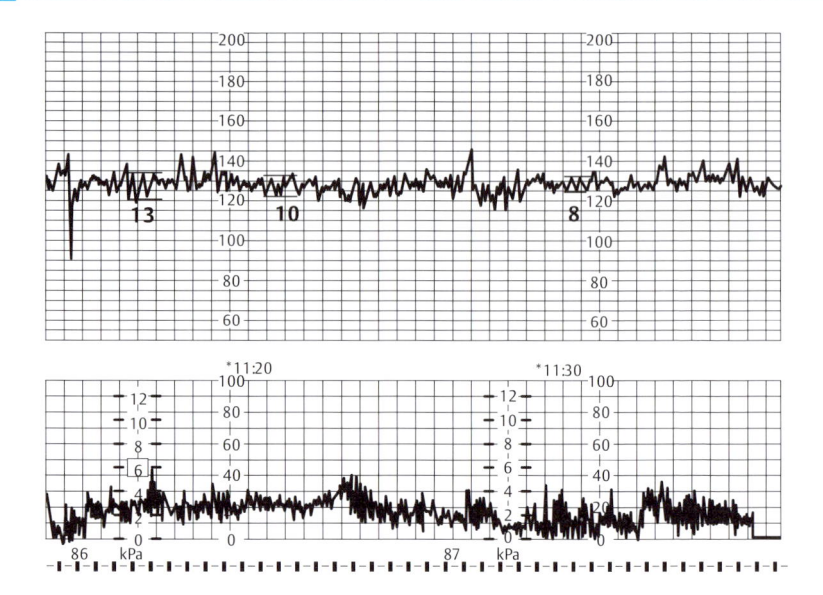

Figura 4-3. Amplitude normal.

basal indica a integridade do sistema nervoso autônomo. Ela deverá ser avaliada durante um período reativo em um segmento de 1 minuto, mostrando a maior largura de faixa. Estritamente falando, a variação batimento a batimento não é vista nos traçados. O equipamento não é projetado para analisar cada intervalo de batimento e usa a média dos batimentos. No intervalo de 1 minuto, não podemos ver 140 pontos. Na situação de pesquisa, a variação batimento a batimento pode ser analisada e está proporcionalmente relacionada à variabilidade basal. A compreensão da fisiologia da variabilidade basal é crucial para a compreensão e interpretação da frequência cardíaca fetal.

As desacelerações podem ser *precoces, tardias* ou *variáveis*. Desacelerações precoces são sincrônicas com as contrações, geralmente estão associadas à compressão da cabeça do feto e aparecem no fim do primeiro estágio e no segundo estágio do trabalho de parto, com a descida da cabeça. Em geral, mas não invariavelmente, elas são benignas. As desacelerações tardias são exatamente aquilo que seu nome traduz com relação às contrações: a desaceleração começa 20 segundos após o início das contrações. Como mostrado na **Figura 4-5**, início, nadir e recuperação estão todos fora da fase com a contração. Elas são, em geral, mas não invariavelmente, patológicas. As desacelerações variáveis variam em formato e podem apresentar sincronia em relação umas às outras e podem ou não indicar hipóxia. Isso é crítico para avaliar a condição fetal entre desacelerações e sua evolução com o tempo. A integridade do sistema de controle autônomo do coração fetal deve ser avaliada (ver Capítulo 5).

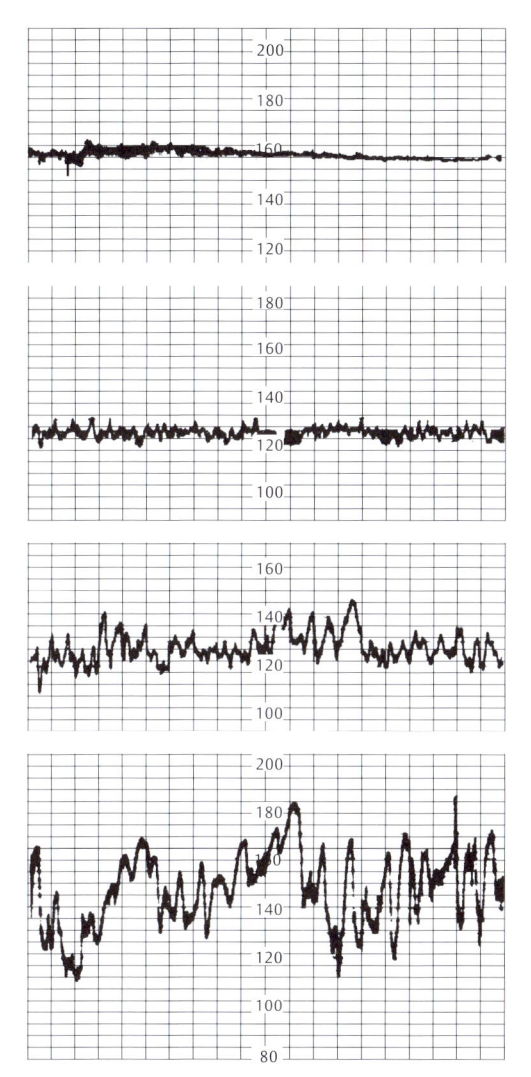

Figura 4-4. Classificação da amplitude da linha de base (de cima para baixo): silente, variabilidade da linha de base discreta (não na classificação NICE, mas não é um sinal tranquilizador); reduzida, < 5 bpm; normal, 5-25 bpm; saltatória, mais de 25 bpm.

O "sofrimento fetal", definido pelas características de um traçado de CTG, nem sempre é indicativo de hipóxia. Muitos fetos podem apresentar sinais de sofrimento, e o desafio é reconhecer quando essas alterações podem progredir para uma situação de hipoxemia. Muitos bebês que nascem de parto operatório indicado por "sofrimento fetal" (CTG anormal) se encontram em excelentes condições. Esse é o grande dilema quando se verifica o aumento de partos por cesariana, após a introdução da monitorização eletrônica. O traçado de CTG não

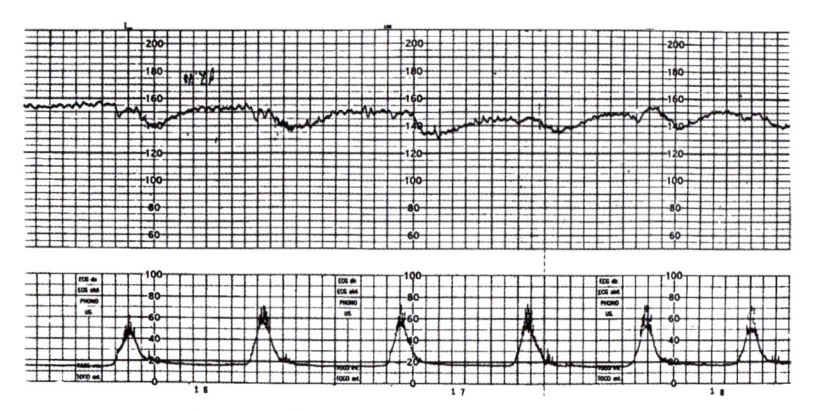

Figura 4-5. Desaceleração tardia.

mostra o "sofrimento fetal". O que vemos é um padrão da frequência cardíaca fetal, que deve ser descrita e classificada. Esses achados devem ser interpretados quanto à probabilidade de representarem um comprometimento fetal. A anemia (baixa concentração de hemoglobina) não é tratada racionalmente sem que se dedique consideração complementar à sua etiologia. O mesmo processo racional se aplica ao padrão alterado de frequência cardíaca fetal. De acordo com a situação clínica, a probabilidade de hipóxia e/ou acidose poderá ser avaliada.

As acelerações representam uma característica da saúde fetal.

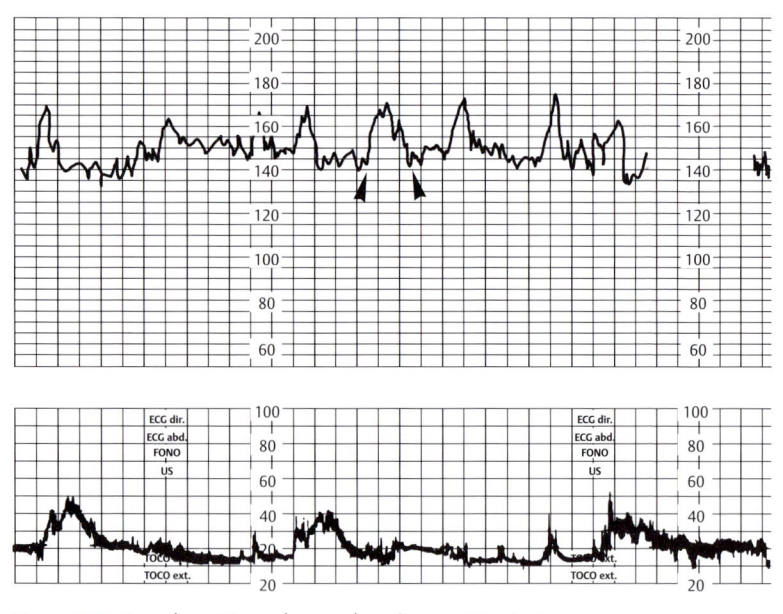

Figura 4-6. Traçado reativo – duas acelerações em 20 minutos.

Os aspectos de um traçado reativo são mostrados na **Figura 4-6**. Observando esse traçado, podemos imaginar uma criança brincando em um campo aberto. A criança apresenta uma frequência de pulso normal (frequência basal), movimentos dos membros sugestivos de atividade (variabilidade basal satisfatória) e está jogando uma bola para cima e para baixo (acelerações). Se a criança ficar cansada ou não estiver bem, ela começará a restringir sua atividade e irá parar de jogar a bola (ausência de acelerações é a primeira coisa a ser notada quando a hipóxia se desenvolve, sugerindo que a criança ou não está bem ou está cansada). A seguir, a criança irá se sentar ou deitar para descansar. Nessa situação, será difícil diferenciar o cansaço sadio de doença iminente. Uma frequência de pulso persistentemente elevada, após um período de descanso, sugere o último quadro (taquicardia basal). O feto tem capacidade limitada de responder à hipóxia, aumentando seu volume de bombeamento cardíaco, e assim precisa aumentar seu débito cardíaco por aumento da frequência cardíaca. A redução na variabilidade da linha de base e, finalmente, uma linha de base achatada são sinais progressivos de agravamento da hipóxia. Essas alterações são similares àquelas encontradas em uma pessoa doente que apresenta taquicardia e devem ser lembradas quando se analisam os traçados. A variabilidade basal se deve à atividade simpática e parassimpática. A aplicação materna de atropina injetável aumentará a FHR e eliminará a variabilidade por bloqueio da atividade parassimpática.

A **Figura 4-7** mostra um traçado reativo com acelerações, frequência normal e variabilidade normal, mas uma seção do traçado não foi registrada. Em um segundo segmento, não há acelerações, a frequência está normal, mas a variabilidade basal está reduzida. Uma criança com bom estado de saúde não poderia ficar doente subitamente sem uma causa evidente. A ausência

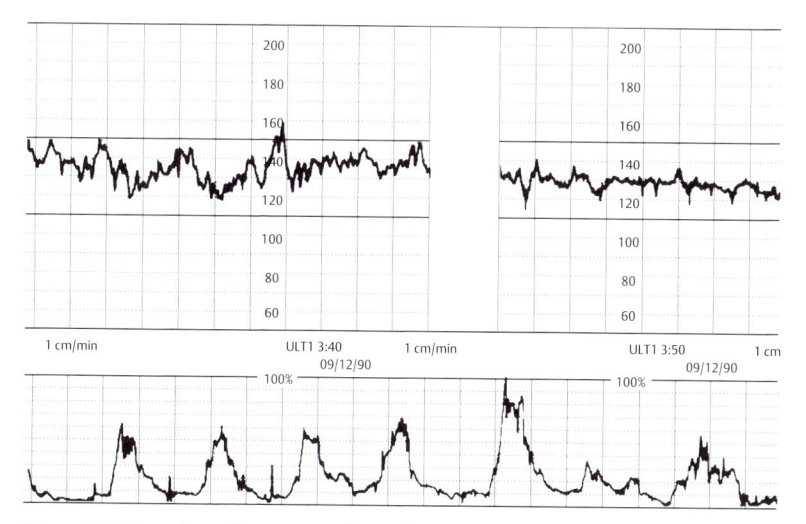

Figura 4-7. Traçado reativo com seção em branco.

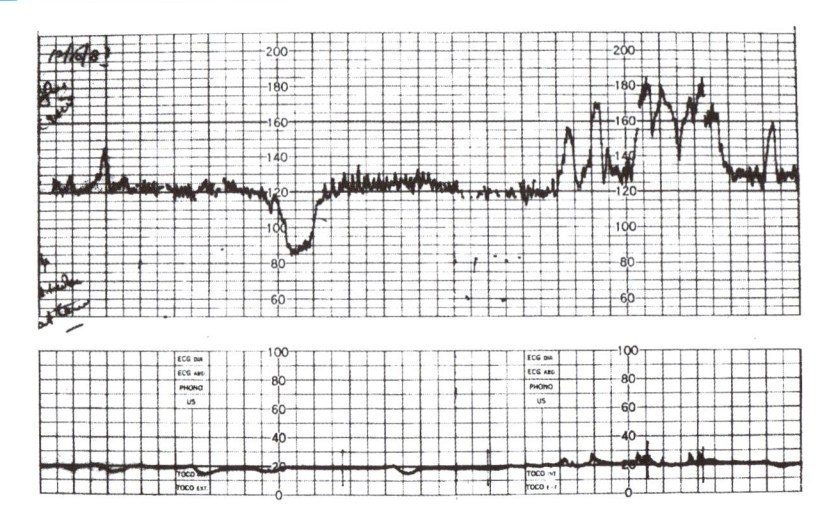

Figura 4-8. Traçado reativo com desaceleração isolada.

de acelerações e a variabilidade da linha de base reduzida sugerem que o feto esteja na fase de repouso. Essa interpretação é reforçada pela observação da ausência de aumento na FHR basal. As contrações estão presentes, mas sem desacelerações, indicando que não há estresse para o feto, como compressão do cordão ou redução no fluxo sanguíneo placentário, que poderia causar hipóxia. Sem desacelerações, é pouco provável que evolua para hipóxia no parto.

A **Figura 4-8** mostra um traçado com FHR basal de 120 bpm com variabilidade normal da linha de base, e uma desaceleração isolada seguida de acelerações acentuadas. A frequência basal normal e a variabilidade com acelerações acentuadas (jogando a bola para cima e para baixo) sugerem que o feto não apresenta hipóxia. A desaceleração isolada pode ser resultado da compressão do cordão associada ao movimento fetal. No parto, esse achado pode ser causado pelos movimentos fetais, pelas contrações uterinas ou por redução do líquido amniótico após ruptura das membranas. Essa situação não representa risco para o feto, embora esteja indicada a monitorização eletrônica fetal complementar. No período pré-natal, a redução do líquido amniótico deve ser considerada, pois o motivo pode ser crescimento intrauterino restrito, ruptura pré-parto das membranas ou gestação prolongada. A avaliação por ultrassom deverá ser realizada. Se o volume de fluido amniótico estiver normal, a causa da desaceleração poderá ser a compressão do cordão em consequência dos movimentos fetais.

A **Figura 4-9** mostra um traçado com desacelerações variáveis repetitivas. No início do traçado, a frequência basal é de 120 bpm, não há acelerações, e a variabilidade basal é normal. No fim do traçado, a frequência basal aumentou para 160 bpm, com redução na variabilidade. Isso sugere uma tentativa de compensação de um estado de hipóxia em evolução.

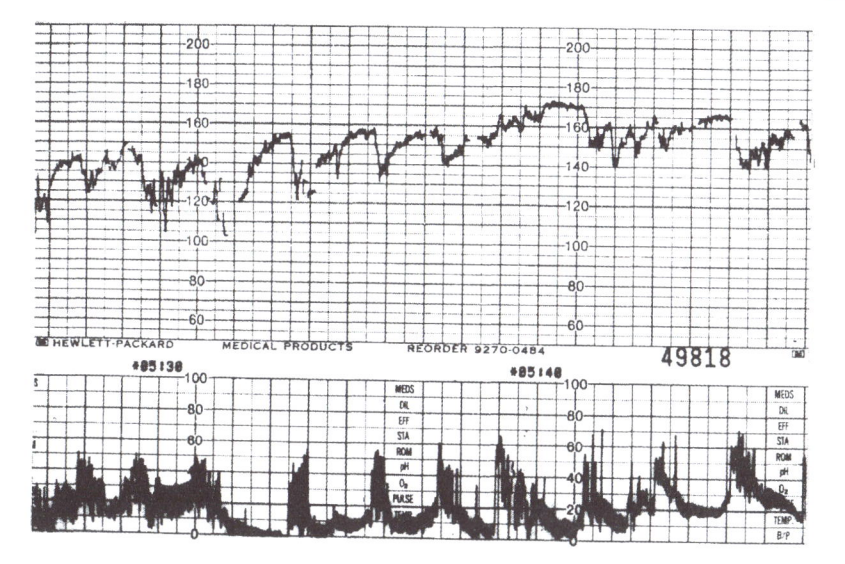

Figura 4-9. Desacelerações variáveis repetidas – asfixia em desenvolvimento.

VELOCIDADE DO PAPEL

É importante verificar a velocidade do papel em qualquer traçado de cardiotocografia (CTG) antes da interpretação. Não é fácil interpretar traçados com velocidade de 3 cm/min, quando o treinamento foi feito para se interpretar um traçado registrado à velocidade de 1 cm/min. Com a tecnologia atual de monitorização cardíaca fetal, a velocidade do papel é anotada automaticamente no traçado. Se essa velocidade não for anotada, a verificação da duração da contração pode sugerir que a velocidade do papel é maior do que 1 cm/min, pois a duração da contração no traçado seria de 2-3 min, um evento improvável no trabalho de parto normal. A **Figura 4-10** mostra o efeito no traçado, alterando-se a velocidade do papel durante o registro. A **Figura 4-11** mostra traçados comparativos registrados em velocidades diferentes. Na velocidade mais rápida, os aspectos como variabilidade, acelerações e desacelerações são alterados. A variabilidade parece mais reduzida do que realmente é, as acelerações são difíceis de identificar (**Fig. 4-11A** e **B**), e as desacelerações parecem ter maior duração (**Fig. 4-10**). Para alguém treinado, a velocidade do papel não importa, mas, na prática diária, é melhor fazer a interpretação com a velocidade de traçado na qual a equipe esteja treinada e acostumada, essa questão pode causar confusão e erros graves. Os monitores fetais atuais têm seus mecanismos de troca da velocidade do papel posicionados atrás da bandeja de carregamento de papel, a qual precisa ser removida para alterar a velocidade, ou em outro local de difícil acesso, para evitar a mudança acidental da velocidade. Embora a discussão sobre velocidade do papel possa parecer trivial, o não reconhecimento dessa diferença tem resultado em partos cesarianos

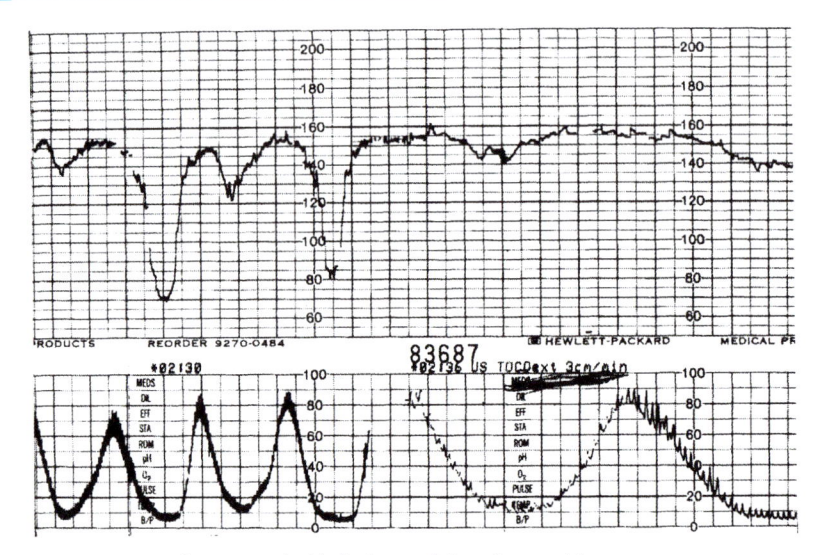

Figura 4-10. Mudança na velocidade do papel durante o registro.

desnecessários indicados no período de pré-natal e durante o trabalho de parto e parto. Erros tão simples expõem as pacientes ao risco desnecessário da anestesia e da cirurgia e as colocam em alto risco nas próximas gestações.

PROBLEMAS ASSOCIADOS À INTERPRETAÇÃO DA VARIABILIDADE DA LINHA DE BASE

Todo traçado de FHR apresenta ciclos de variabilidade alta e baixa no período pré-natal e no trabalho de parto. Os períodos de "fase silenciosa" com variabilidade baixa podem ser curtos, durando entre 7-10 minutos no período pré-natal, ou podem ter uma duração de até 25-40 minutos no período intraparto.[3,4] Embora a variabilidade possa ser identificada em qualquer ponto do traçado, a saúde do bebê é melhor avaliada quando o traçado é reativo, ou seja, quando o bebê está ativo e "brincando com a bola" e não está dormindo. É o mesmo que sermos julgados em uma entrevista quando estamos ativos e alertas em vez de inativos e adormecidos.

Variabilidade Basal Reduzida

As razões mais comuns para a variabilidade basal reduzida são:

1. a fase "de sono" ou "silente" da FHR (Fig. 4-12);
2. hipóxia;
3. prematuridade;
4. taquicardia (> 180 bpm – em razão de questões técnicas);
5. fármacos (sedativos, anti-hipertensivos com ação no sistema nervoso central [CNS] e anestésicos);

6. malformação congênita (do CNS, mais frequentemente que no sistema cardiovascular);
7. arritmias cardíacas;
8. anemia fetal (doença de incompatibilidade sanguínea Rh ou hemorragia materno-fetal);
9. infecção fetal.

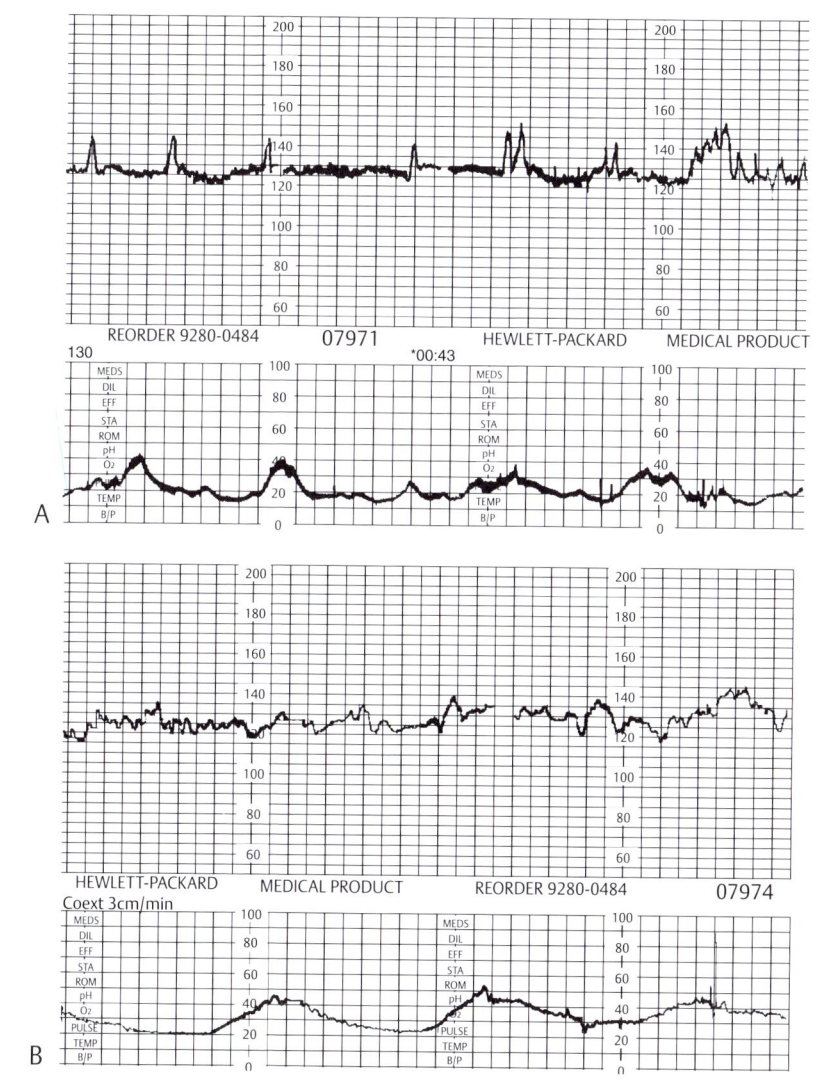

Figura 4-11. Dois registros do mesmo paciente: (**A**) 1 cm/min; (**B**) 3 cm/min.

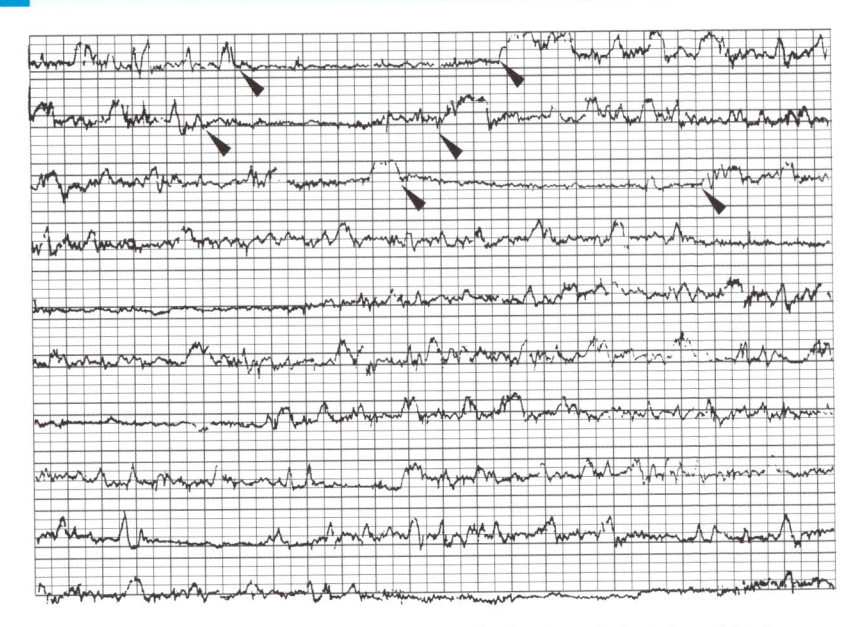

Figura 4-12. Traçado composto – variabilidade basal reduzida: período de "sono" fetal alternando-se com períodos "ativos".

Ciclos de Variabilidade Alta e Baixa ("*Cycling*")

Quando um traçado apresenta uma variabilidade reduzida (amplitude da oscilação abaixo de 5 bpm), o segmento anterior do traçado deve ser revisado. Se o traçado anterior tiver sido reativo com variabilidade basal satisfatória, é mais provável que aquele segmento represente uma fase de sono fetal, e não há motivo para alarme. O início de outro ciclo ativo pode ser aguardado, especialmente se não houve desacelerações ou aumento na frequência basal, o que poderia indicar a possibilidade de hipóxia. Se não houver segmento anterior do traçado, o cenário clínico deve ser revisado para identificar o risco fetal, como nas situações de altura uterina pequena, pós-termo, mecônio espesso, redução ou ausência de líquido amniótico com ruptura das membranas, movimentos fetais reduzidos ou outros fatores de risco obstétricos, ou se o feto estiver sob influência de medicamentos como petidina, anti-hipertensivos etc. O traçado deve ser continuado até que apareçam sinais de reatividade com boa variabilidade.

Petidina e Variabilidade da Linha de Base

A administração de petidina para pacientes em trabalho de parto pode causar certa preocupação, pois ela reduz a variabilidade da linha de base e pode dificultar a identificação de uma variabilidade reduzida associada à hipóxia. Antes dessa administração, é importante assegurar que o traçado da FHR seja reativo e normal, sem evidência de hipóxia. Depois da aplicação da petidina, as acelerações podem não ser evidentes, e a variabilidade da linha de base pode ficar reduzida como na fase "de sono ou silente". Em alguns fetos, o período dessa fase silente pós administração do fármaco pode se prolongar por mais tempo do que o normal de uma fase de sono fetal, causando ansiedade. Durante o trabalho de parto, se o traçado for reativo e o feto não tiver um quadro prévio de hipoxemia, o desenvolvimento de hipóxia ocorrerá gradualmente, em virtude de contrações uterinas regulares que interrompem o fluxo sanguíneo para a placenta, a não ser que ocorra algum evento agudo como descolamento da placenta, prolapso de cordão, ruptura da cicatriz uterina ou hiperestimulação com ocitócicos. Outra causa possível seria a compressão do cordão com as contrações uterinas. A redução do fluxo sanguíneo placentário devida às contrações uterinas regulares se apresenta com desacelerações tardias, e a compressão do cordão se apresenta com desacelerações variáveis. Se essas alterações causarem um quadro de hipóxia fetal, a compensação será feita pelo aumento do débito cardíaco, e isso é obtido pelo aumento da FHR, pois o feto tem capacidade limitada de aumentar o volume de bombeamento. Portanto, se o traçado da FHR após o uso da petidina não apresentar nenhuma desaceleração e se a frequência basal permanecer estável sem taquicardia, podemos concluir que, apesar da ausência de acelerações e da variabilidade reduzida, esse padrão da monitorização provavelmente foi causado pelo fármaco, e não por hipóxia. Após o nascimento, o bebê pode não chorar e pode necessitar de estimulação ou de reversão do efeito medicamentoso com o uso de naloxona, ou pode precisar de ventilação assistida por causa do efeito do fármaco sobre o CNS, que causa depressão respiratória, mas o estado do sangue arterial no cordão apresenta um padrão normal, indicando que não houve uma situação de hipóxia intrauterina.

VARIABILIDADE DA LINHA DE BASE FALSA POR RAZÕES TÉCNICAS

Os aparelhos modernos possuem um sistema de autocorrelação e não apresentam problemas técnicos relacionados à variabilidade, mas os antigos não possuíam essa autocorrelação e davam a falsa impressão de variabilidade aumentada quando o registro da FHR era feito com um transdutor de ultrassom. Embora isso não ocorra atualmente, a consulta dos traçados de anos anteriores pode ser necessária por motivos médico-legais, e por isso a explicação desse problema é oferecida nesta seção.

A variabilidade observada no traçado é produzida pelas diferenças de tempo entre os batimentos cardíacos. Um segmento pontiagudo ou ondulado, que representa uma ascensão e que contribui para a variabilidade basal, tem apenas alguns milímetros, mas é representativo de vários batimentos, como delineado anteriormente. O aparelho calcula os intervalos dos batimentos a partir dos impulsos que surgem dos movimentos do coração do feto e voltam pelo transdutor. Entretanto, pode haver impulsos oriundos de outras fontes (causados pelo movimento do intestino ou da parede abdominal anterior da mãe), que podem ser mal interpretados, produzindo uma variabilidade falsamente aumentada da linha de base (Fig. 4-13). Quando o feto fica hipóxico,

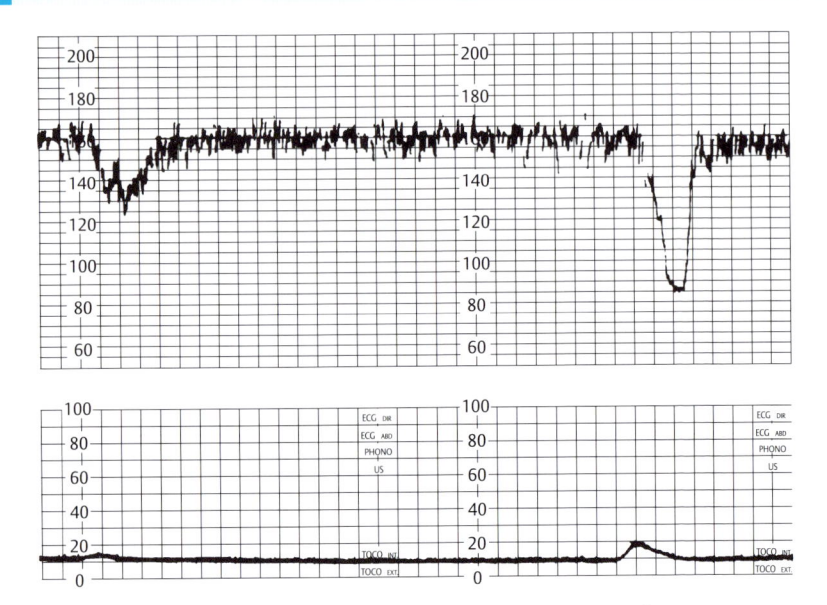

Figura 4-13. Artefato na variabilidade associado ao uso de um aparelho antigo sem recurso de autocorrelação.

geralmente o primeiro aspecto que pode ser observado é o desaparecimento das acelerações, seguido do aumento da FHR basal e da redução da variabilidade. Na **Figura 4-13** observa-se uma taquicardia, com FHR de 160 bpm, não há acelerações, mas existem desacelerações variáveis sugestivas de possível comprometimento fetal. Esse traçado era de um feto com crescimento restrito e com líquido amniótico reduzido. Os outros aspectos do traçado, como a ausência de acelerações, taquicardia e desacelerações, não são coerentes com a "variabilidade satisfatória" observada no traçado. O problema é que o traçado foi obtido em um monitor fetal sem recursos de autocorrelação. A variabilidade da linha de base obtida com monitores fetais antigos não é confiável, e no trabalho de parto é melhor usar um eletrodo de escalpo. A **Figura 4-14** mostra um traçado anormal, com taquicardia, ausência de acelerações e variabilidade reduzida. A troca do modo de ultrassom para eletrocardiografia (ECG) direta mostra a variabilidade real acentuadamente reduzida (plana) do feto doente. O uso de equipamentos modernos deverá neutralizar esse problema (**Fig. 4-15**).

Mau contato do eletrodo de escalpo

O artefato chamado de "linha espiculada" (*picket fence*) é um problema comum com o uso de eletrodos de escalpo (**Fig. 4-16**). Em virtude de mau contato, ocorrem aumentos e quedas agudas da linha de base, diferentemente das ondulações, e isso sugere tratar-se de um artefato. A **Figura 4-17** mostra taquicardia basal com frequência de 150 bpm. Não há acelerações, e a atenção

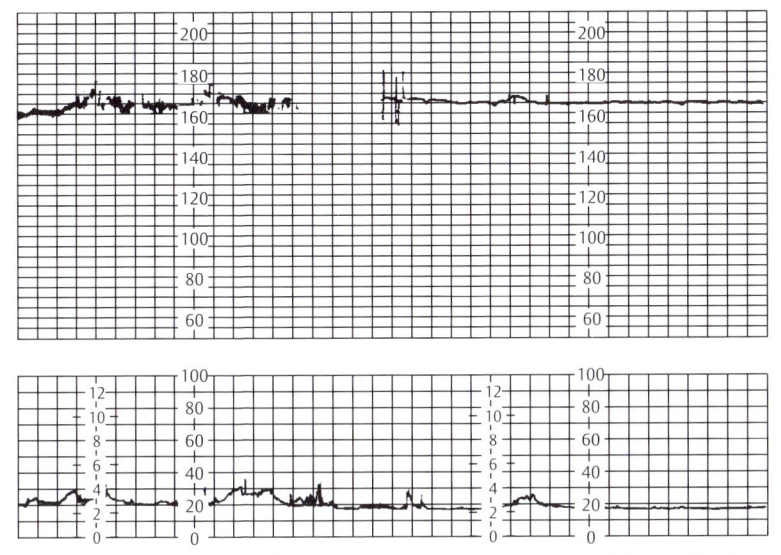

Figura 4-14. Artefato na variabilidade, mascarando um traçado patológico, retificado após a colocação de eletrodo de escalpo.

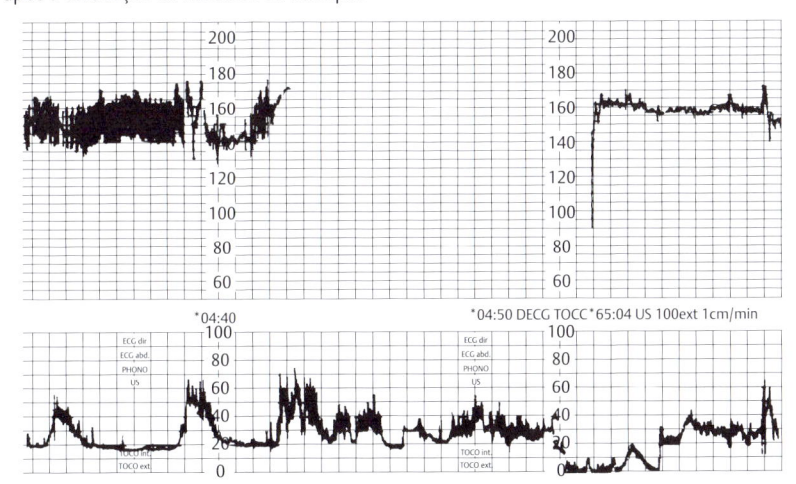

Figura 4-15. Efeito da troca de modo de monitorização de eletrodo fetal para ultrassom em aparelho com recurso de autocorrelação sobre a variabilidade.

cuidadosa revela que a variabilidade basal está bastante reduzida (inferior a 5 bpm) e mascarada pelo artefato. Em geral, esse artefato pode ocorrer pelo mau contato do eletrodo com o tecido fetal ou pela falta de contato apropriado do eletrodo de referência (uma peça de metal na base do eletrodo de escalpo) com o tecido materno. Embora a substituição do eletrodo e a aplicação de um eletrodo de pele adesivo à coxa da mãe como eletrodo de referência possam

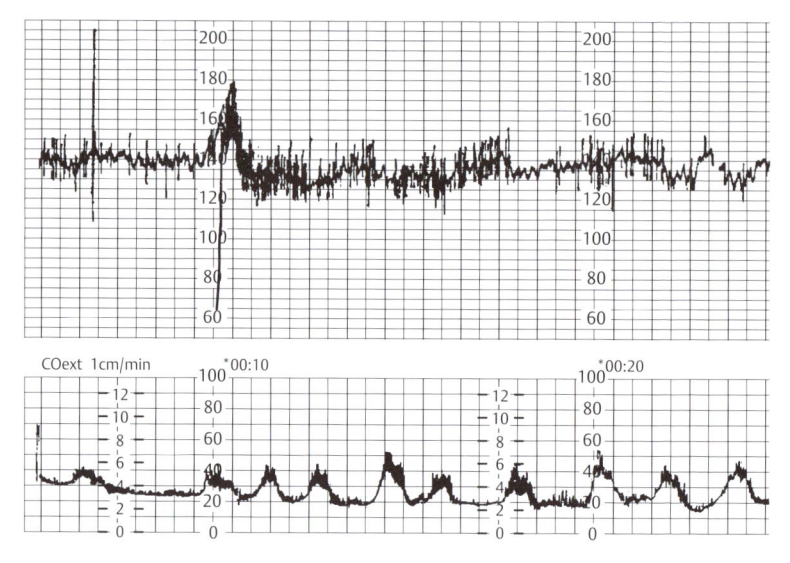

Figura 4-16. Artefato de efeito "serrilhado" devido ao mau contato do eletrodo fetal.

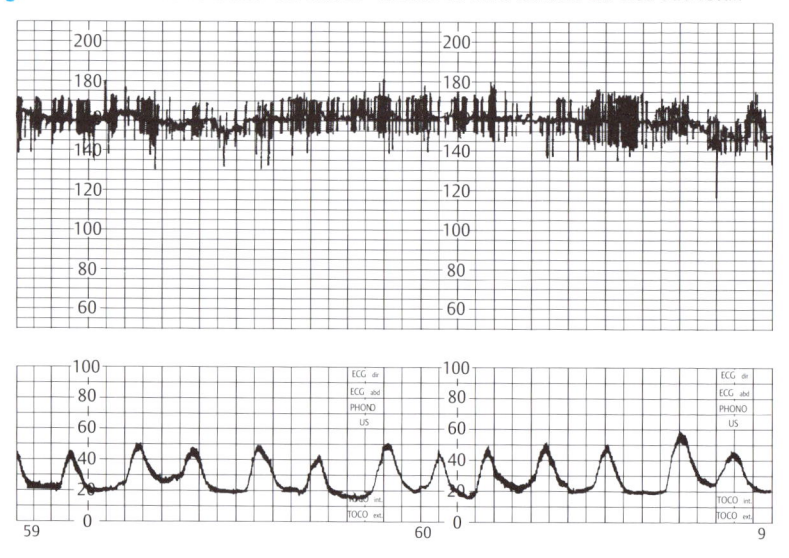

Figura 4-17. Traçado anormal sem acelerações e variabilidade reduzida mascarada por artefato de efeito "serrilhado".

ajudar, em geral essas manobras não melhoram a qualidade do registro. Nessas situações, é melhor registrar o traçado da FHR com um transdutor de ultrassom externo que tenha recursos de autocorrelação, como a maioria dos equipamentos modernos possui. Esses monitores fetais apresentam traçados

MONITORIZAÇÃO ELETRÔNICA FETAL: TERMINOLOGIA E INTERPRETAÇÃO... 45

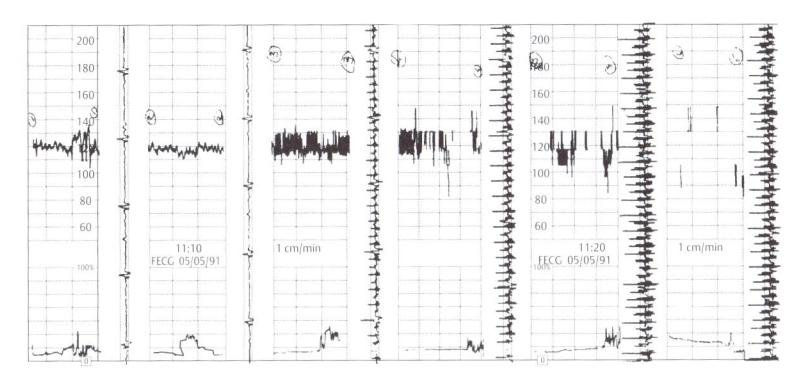

Figura 4-18. Efeito do TENS sobre o traçado à medida que a taxa de frequência aumenta.

de boa qualidade, mostrando uma variabilidade da linha de base equivalente àquela que se obtém com um eletrodo de escalpo. No passado, quando não se conseguia obter um traçado de boa qualidade com os transdutores de ultrassom externo, defendia-se o uso de eletrodos internos, embora atualmente o uso de transdutores de ultrassom externo seja indicado quando o traçado de FHR com eletrodo interno não for satisfatório (**Fig. 4-15**). Em face da boa qualidade do traçado obtido com monitores fetais usando-se a tecnologia moderna, não há necessidade de ruptura de membranas durante o trabalho de parto para a colocação de um eletrodo. A ruptura artificial das membranas está indicada para avaliação da coloração do líquido amniótico durante um trabalho prolongado ou quando um traçado apresentar anormalidades. Se o artefato de "espiculado" apresentar um padrão regular e a distância superior e inferior à linha basal for quase igual por todo o traçado, isso poderá ser devido a uma arritmia. Caso contrário, poderá ser um problema de transtorno na relação sinal-ruído causado pelo eletrodo.

Outra interferência
Influências elétricas estranhas podem produzir artefatos na variabilidade da linha de base e, se a interferência exceder os sinais da FHR obtidos com um eletrodo de escalpo, os sinais da FHR podem ficar completamente obscurecidos, sem nenhum traçado da FHR. O uso da estimulação elétrica nervosa transcutânea (TENS) ou do "pulsar obstétrico" para alívio da dor pode produzir esse problema; a **Figura 4-18** ilustra essa situação com o traçado de FHR e os sinais de ECG correspondentes.

Com TENS, é preferível a monitorização com ultrassom externo.

IDENTIFICAÇÃO CORRETA DA FREQUÊNCIA CARDÍACA BASAL
Acelerações persistentes podem causar confusão, e esse padrão de traçado tem sido denominado de "pseudo-sofrimento". Quando o feto está muito ativo, as acelerações podem ser tão frequentes que podem ser interpretadas

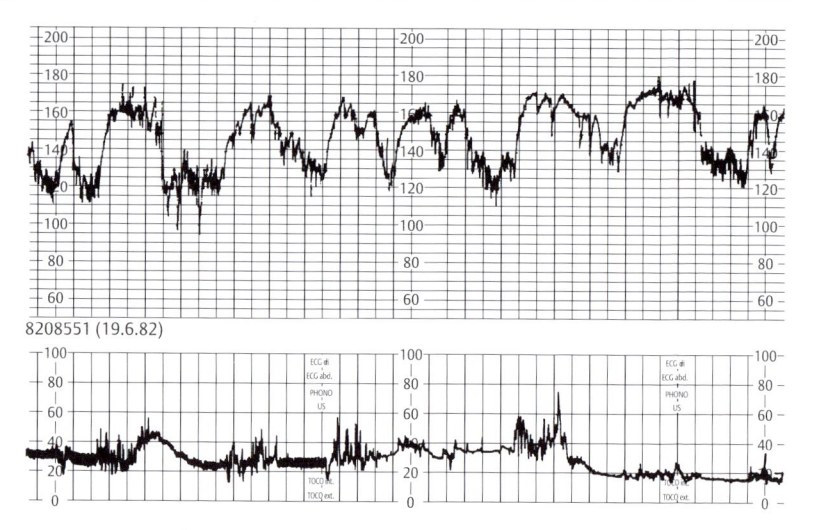

Figura 4-19. Traçado muito reativo – padrão compatível com "pseudo-sofrimento".

erroneamente como taquicardia com desacelerações (**Fig. 4-19**). Essa situação pode aparecer no período pré-natal ou durante o trabalho de parto. Alguns aspectos ajudam a corrigir a interpretação. O cenário clínico e a avaliação de risco indicarão a probabilidade de comprometimento real. As **Figuras 4-20** e **4-21** mostram graus mais intensos do mesmo fenômeno e são mais difíceis de interpretar. O traçado pode mostrar um longo período de taquicardia e de acelerações coincidentes. No período pré-natal, é mais fácil reconhecer esses

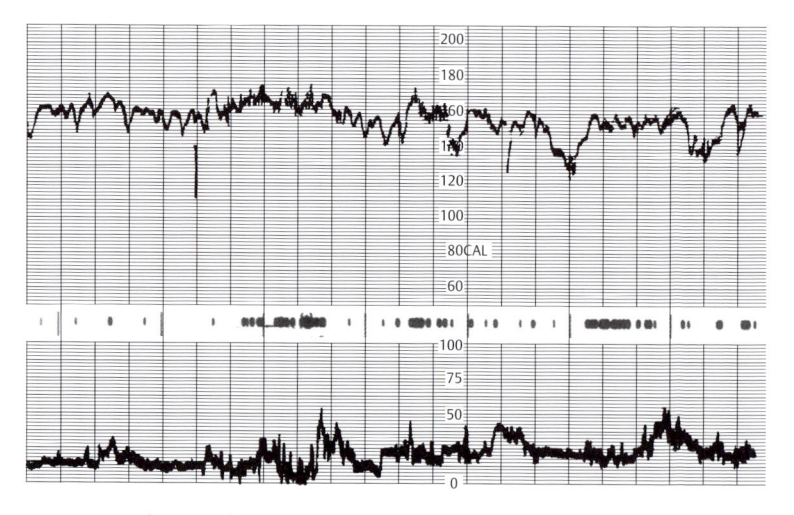

Figura 4-20. Acelerações frequentes – uso muito frequente do marcador de eventos.

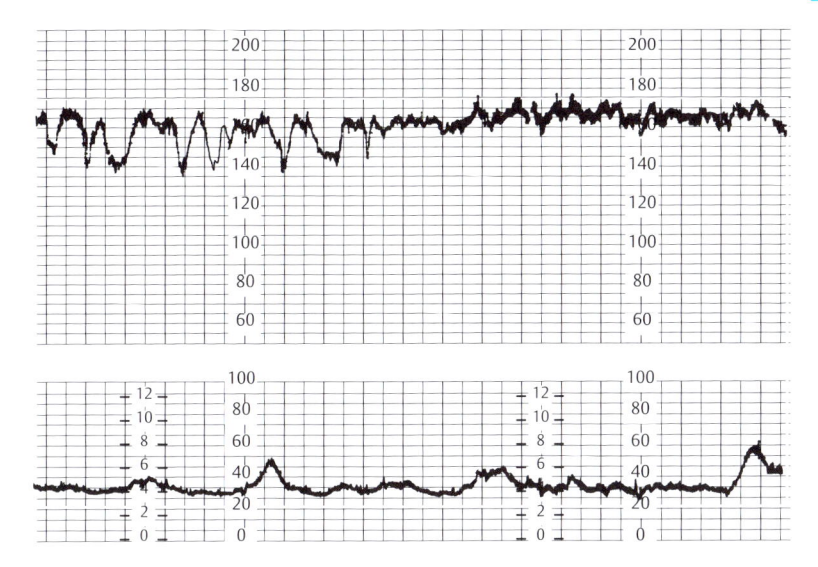

Figura 4-21. Acelerações confluentes.

padrões como não patológicos se o crescimento fetal for adequado, se o volume de líquido contiver volume normal de fluido amniótico e se os movimentos fetais estiverem presentes durante o registro do traçado. Os movimentos fetais podem ser identificados pela mãe ou pela tocografia (**Fig. 4-20**). Muitos monitores fetais detectam os movimentos fetais automaticamente (**Fig. 4-22**).

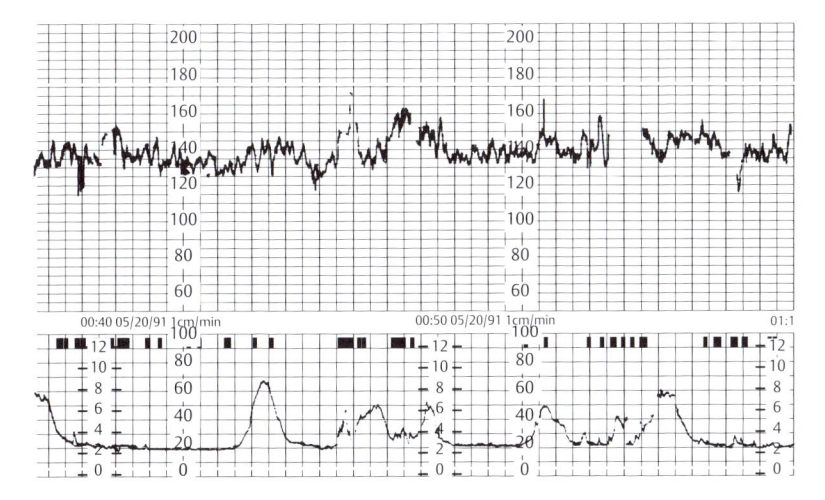

Figura 4-22. Equipamento Hewlett-Packard 1350 com transdutor combinado; o registro automático do movimento fetal é feito através do canal de ultrassom.

Esses traçados apresentam boa variabilidade tanto na frequência real quanto na frequência mais alta. Nesses traçados, a frequência real da linha de base não é inferior a 110 bpm (o limite inferior da normalidade para um feto sadio). A avaliação do segmento anterior do traçado auxilia na diferenciação da frequência basal real. Se esse segmento não estiver disponível, a continuação do traçado por um período mais longo pode mostrar a frequência real. Na prática clínica, esse padrão é repetidamente mal compreendido, resultando em intervenções desnecessárias e no nascimento de um neonato vigoroso e ativo como se apresentava antes do parto com escores de Apgar de 9 e 10 após um parto cesariano indicado por "sofrimento fetal".

O feto com quadro hipóxico apresentando taquicardia com ou sem desacelerações não exibe movimentos ativos.

Algumas vezes, essa questão pode ser difícil. A **Figura 4-23A** pode ser interpretada como sofrimento fetal ou como atividade fetal aumentada. A tocografia mostra contrações muito frequentes, e após a redução na taxa de ocitocina e na frequência das contrações, surge um cenário mais compreensível (**Fig. 4-23B**). Uma avaliação adicional pode ser necessária com ultrassom, para avaliação do perfil biofísico fetal, ou com amostragem intraparto de sangue do escalpo fetal. Se houver infusão de ocitocina em andamento, a taxa dessa infusão deverá ser reduzida.

Importância da Frequência Cardíaca Basal de Cada Feto

Quando a saúde fetal é boa, a FHR basal apresenta uma variação entre 10-15 bpm, de maneira ondulante, com uma queda leve na fase de sono e após a sedação materna. Essa frequência apresenta um discreto aumento durante a fase ativa, quando o feto se movimenta, exibindo várias acelerações. O aumento gradual da hipóxia provoca o aumento gradual da FHR até a taquicardia. Quando ocorrem desacelerações persistentes e repetidas, é importante observar a elevação da frequência basal compensatória, que pode agravar o comprometimento. Cada feto tem sua própria frequência basal, e embora essa frequência possa estar dentro da faixa de normalidade para aquele feto, ela pode representar um aumento significativo. É importante anotar a frequência basal no início do traçado e compará-la com a frequência atual. No período pré-natal, a comparação da frequência cardíaca basal entre traçados sequenciais tem a mesma relevância. Prioridade deverá ser dada à definição revisada de FHR basal normal, 110-160 bpm, e isso deve ser lembrado. Qualquer traçado com frequência basal superior a 160 bpm deverá ser cuidadosamente analisado, buscando-se evidência de outros aspectos suspeitos. Traçados dentro da faixa de normalidade da frequência basal podem apresentar anormalidades ou um alto risco devido a outras alterações (**Fig. 4-24**).

Uma frequência basal normal pode estar associada à hipóxia e a um traçado com características de alto risco.

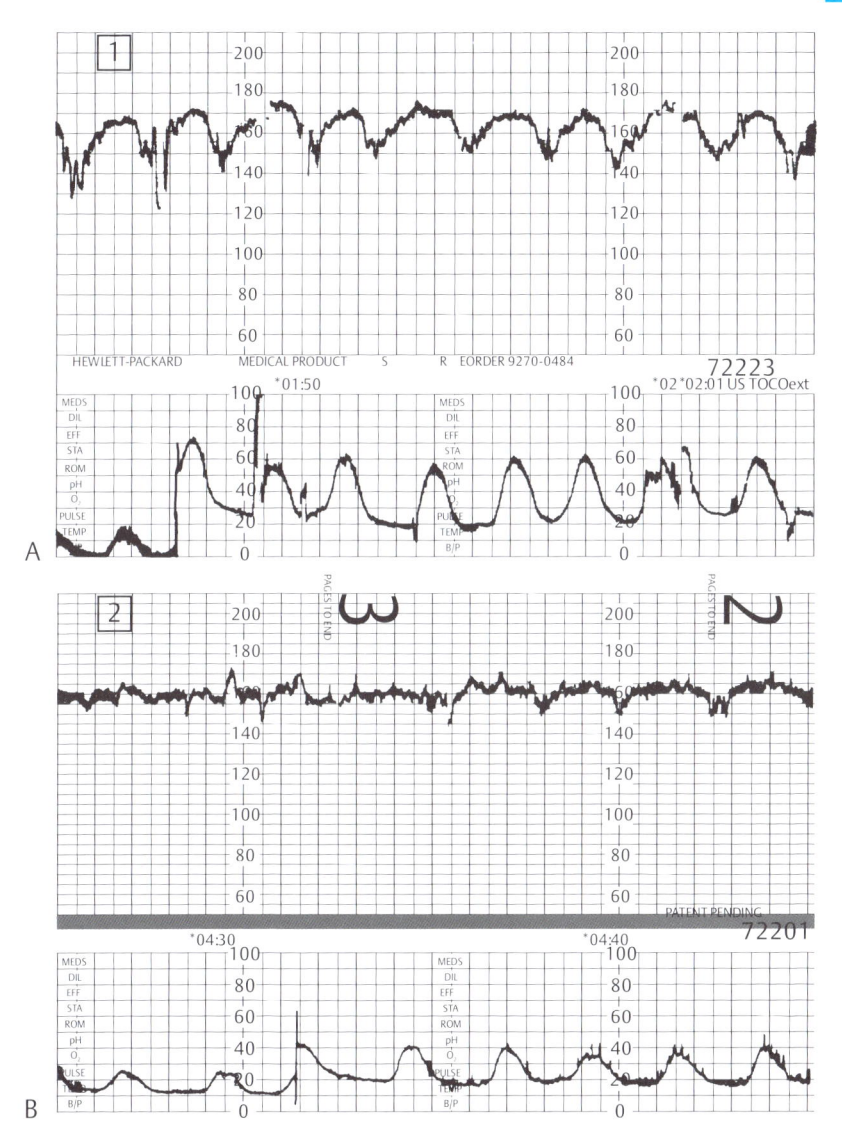

Figura 4-23. Traçado mostrando: (**A**) hiperestimulação e taquicardia; (**B**) seguida por redução de ocitocina e resolução.

TAQUICARDIA E BRADICARDIA BASAIS

A frequência entre 160-180 bpm é denominada de *taquicardia basal*, e a frequência entre 100-110 bpm é chamada de *bradicardia basal*. Embora sejam classificadas na categoria de "suspeitas" em várias diretrizes, desde que haja variabilidade satisfatória da linha de base, acelerações e ausência de desacelerações,

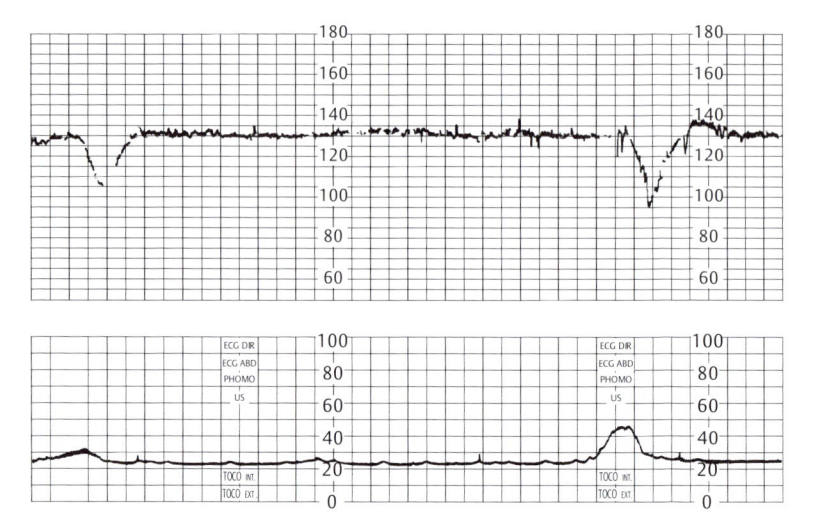

Figura 4-24. Frequência basal normal – traçado patológico, sem acelerações, variabilidade reduzida ("padrão silente") e desacelerações tardias superficiais.

essas FHRs geralmente não representam hipóxia. A **Figura 4-25** mostra taquicardia basal moderada, embora outros aspectos sejam tranquilizadores.

A **Figura 4-26** é um traçado raro mostrando uma bradicardia sinusal, com frequência de 80 bpm em um traçado que não apresenta qualquer outra

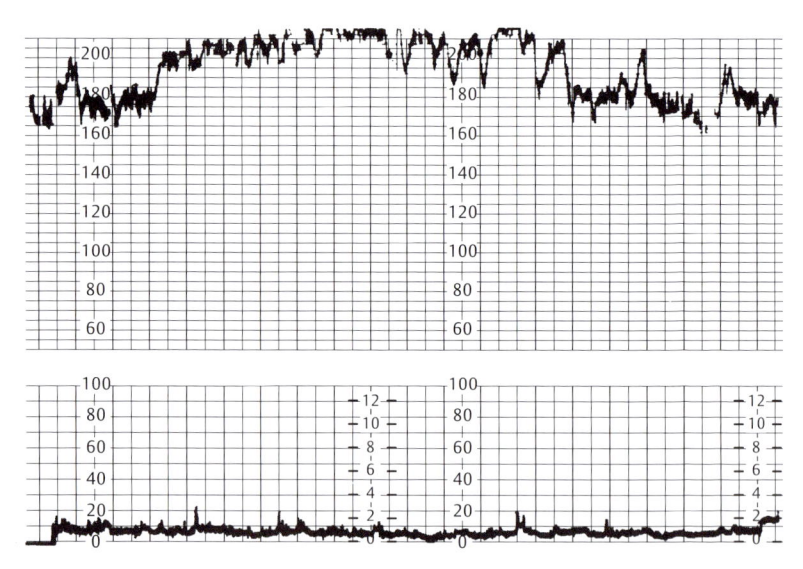

Figura 4-25. Taquicardia basal moderada (150-170 bpm); outros aspectos são tranquilizadores.

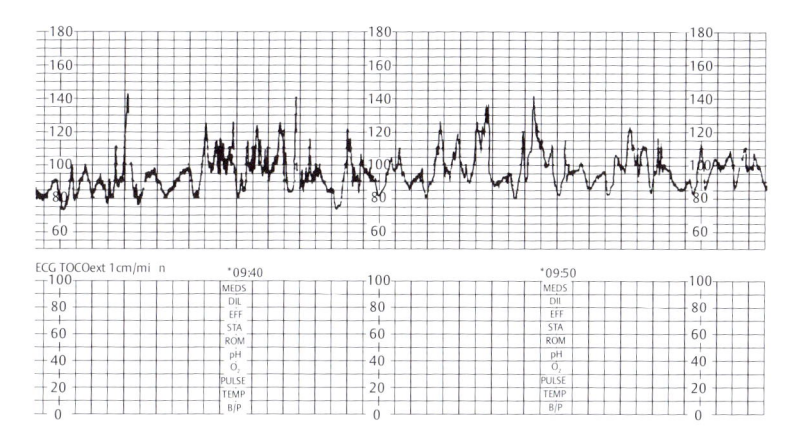

Figura 4-26. Bradicardia sinusal.

alteração. O bebê nasceu em boas condições, com boa evolução. A mãe tinha feito um transplante renal e recebia vários medicamentos, incluindo betabloqueadores para hipertensão, que são contraindicados na gravidez.

Taquicardia

Taquicardia com frequência basal superior a 160 bpm deverá demandar uma busca por outros aspectos suspeitos, como ausência de acelerações, variabilidade insatisfatória e desacelerações. A taquicardia é comum em fetos pré-termo em virtude da maturação precoce do sistema nervoso simpático. Com o amadurecimento, a frequência cardíaca basal gradualmente diminui, e a termo está sempre entre 110 e 140 bpm. A taquicardia fetal pode ocorrer por movimentos do feto ou aumento do tônus simpático causado por barulho, dor ou estimulação acústica. Hipóxia fetal, hipovolemia e anemia são causas patológicas de taquicardia. A ativação simpatomimética devida a dor ou ansiedade pode levar à taquicardia fetal, assim como a desidratação leva à perfusão uterina insatisfatória. Espera-se que alívio da dor, reconforto e hidratação revertam esse quadro. A administração de fármacos betamiméticos para inibir o parto pré-termo aumenta a atividade simpática, enquanto os medicamentos anticolinérgicos, como atropina, eliminam a atividade parassimpática por meio do nervo vagal, resultando em taquicardia.

VALOR BASAL FALSO OU INCORRETO POR CAUSA DE CONTAGEM DUPLA OU FHR BASAL BAIXA

Em circunstâncias normais, o átrio e o ventrículo batem quase simultaneamente, e isso se repete com o movimento cardíaco completo seguinte do átrio e do ventrículo. A reflexão do ultrassom dessas duas câmaras, ou de uma das paredes (átrio, ventrículo ou válvulas), é usada pelo aparelho para computar

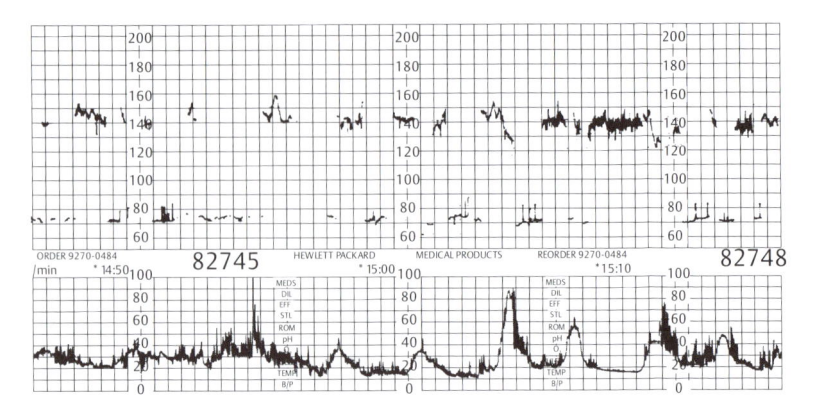

Figura 4-27. Contagem dupla intermitente – bloqueio cardíaco em lúpus eritematoso sistêmico materno.

a FHR. Quando a FHR é lenta, entre 70-80 bpm, existe um intervalo de tempo mais longo entre as contrações atrial e ventricular. O aparelho reconhece cada um dos sons refletidos (um do ventrículo e o outro do átrio) como dois batimentos separados e computa uma frequência, que pode simular a FHR normal. Para a maioria dos observadores, a impressão é que a FHR está dentro da faixa normal. Isso ocorre porque os sons cardíacos emitidos pelo aparelho são sempre os mesmos para todos os bebês – eles são ruídos eletrônicos. Durante a contagem falsa ou "duplicada" da FHR, a ausculta com um estetoscópio fetal revelará a frequência real. A suspeita de algum problema será demonstrada pelo traçado da FHR, que poderá mostrar um valor basal estável de 140 bpm, mas, às vezes, de 70 bpm. Por se tratar de um fenômeno de contagem dupla, a frequência superior no papel de registro será exatamente o dobro da frequência inferior e poderá ser facilmente confirmada por ausculta. Esse traçado também poderá ocorrer quando o aparelho reconhecer uma frequência atrial de 140 bpm e uma frequência ventricular de 70 bpm no caso de bloqueio cardíaco completo (**Fig. 4-27**). A mãe pode ter um transtorno autoimune. A frequência duplicada é um fenômeno dependente do uso de monitorização por ultrassom. Um eletrodo fetal não mostrará esse efeito e deverá ser usado, portanto, em caso de dúvida. A bradicardia com o efeito de duplicação pode ser observada em um feto doente, como em um episódio agudo e um evento pré-terminal.

Fique alerta para a contagem dupla.

Bradicardia: Fetal ou Materna?

Um registro da frequência cardíaca materna, obtido com o uso de um monitor no modo de ECG externo, com os eletrodos aplicados no tórax materno, é mostrado na **Figura 4-28**. O registro é idêntico ao registro fetal (**Fig. 4-28**, traçado superior), especialmente quando há taquicardia materna devido a

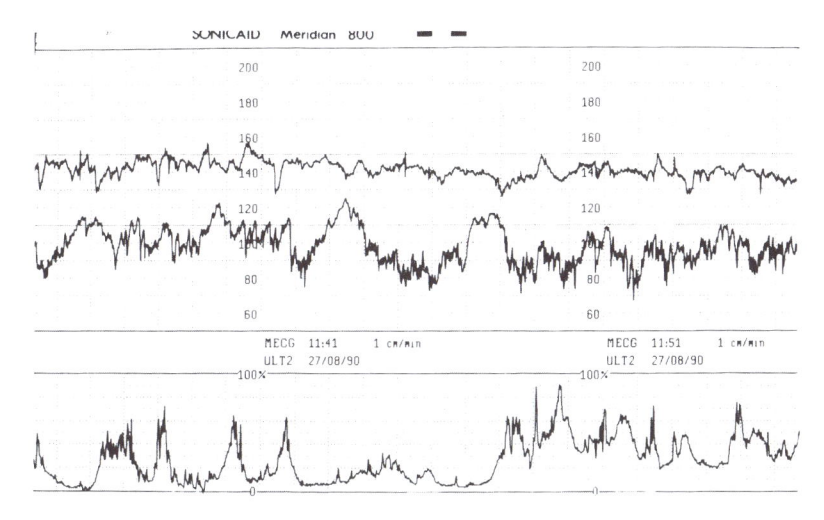

Figura 4-28. Registro de traçados fetal (superior) e materno (inferior).

um quadro de ansiedade materna ou ao uso de terapia betamimética para trabalho de parto pré-termo. Com os monitores fetais atuais, que possuem recursos para oximetria de pulso materno, a frequência cardíaca materna pode ser registrada e, se o recurso de "pulso inteligente" com transdutor externo estiver disponível, esse registro ficará melhor (**Fig. 2-8**). Quando a paciente refere redução dos movimentos fetais, a ansiedade associada a essa percepção pode causar taquicardia, que poderá ser confundida com a FHR, enquanto o feto está morto. Observa-se que o traçado inferior, materno, apresenta acelerações e boa variabilidade, assim como o traçado fetal.

Se não houver um monitor moderno disponível que mostre tanto o pulso materno quanto fetal confiáveis, deve-se usar sempre o estetoscópio fetal antes de se aplicar o aparelho. Essa é a recomendação da Medical Devices Agency, do Reino Unido.

Na situação de feto morto, o ultrassom poderá ser inadvertidamente direcionado aos vasos maternos. A qualidade técnica desse traçado geralmente é ruim, com continuidade incompleta. Nessas circunstâncias, é prudente verificar a presença de atividade cardíaca fetal por ausculta, confirmando-a com varredura por ultrassom, se houver dúvida.

Se surgirem duas frequências basais que não mostrem o fenômeno de "duplicidade", o transdutor poderá estar captando o coração fetal em um momento e o pulso materno em outro. O traçado na **Figura 4-29** foi registrado em trabalho de parto pré-termo tratado com fármacos betamiméticos, mostrando taquicardia fetal e materna. Isso deverá ser verificado contando-se o

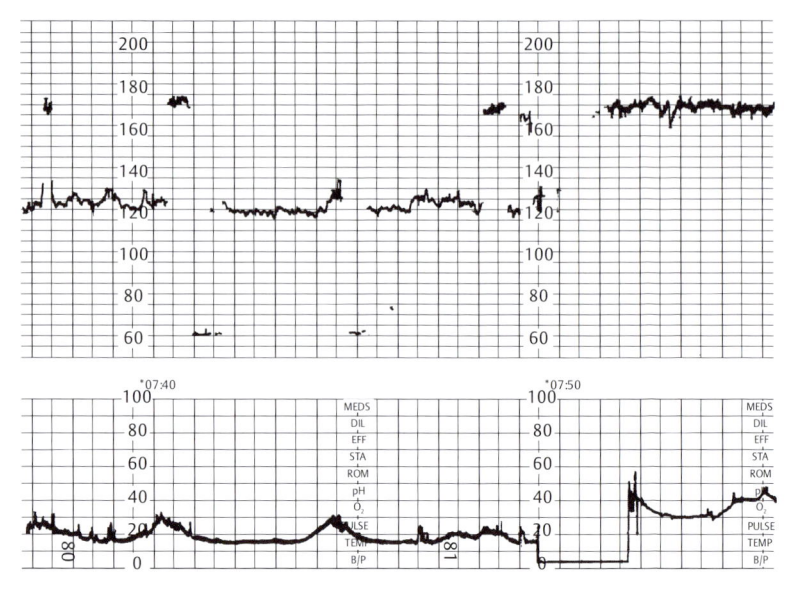

Figura 4-29. Taquicardia materna (120 bpm) e fetal (170 bpm) – modo de ultrassom.

pulso materno e auscultando-se o coração fetal simultaneamente. Os achados deverão ser documentados no papel da CTG para fins clínicos e médico-legais.

Arritmia Fetal

O bloqueio cardíaco fetal completo pode ser registrado como uma bradicardia estável e apresentar um traçado como na **Figura 4-27**. O bloqueio cardíaco incompleto é mais um desafio. Ambos os diagnósticos deverão ser substanciados por uma avaliação ultrassonográfica detalhada com ultrassom de modo-B e investigação complementar. Um bloqueio cardíaco deve apresentar uma proporção da frequência real (2:1, 3:1), e isso deverá ser analisado. O bloqueio cardíaco confirmado demanda a investigação materna de anticorpos autoimunes, mesmo que a mãe seja assintomática. O bloqueio cardíaco fetal exige maior vigilância intraparto, e métodos alternativos à monitorização eletrônica fetal deverão ser usados (p. ex., avaliação clínica, amostragem de sangue fetal, estudo de fluxo sanguíneo com Doppler).

Queda ocasional dos batimentos ou batimentos ectópicos são um fenômeno relativamente comum em fetos normais. Entretanto, arritmias persistentes podem estar associadas à hipóxia.

PROBLEMAS ASSOCIADOS À INTERPRETAÇÃO DE TRAÇADOS

No passado, muito tempo e esforço foram gastos para classificar desacelerações em "precoces", "tardias" e "variáveis", em vez de se interpretar o traçado como um todo em relação à situação clínica. Um mesmo traçado pode ser aceito como normal no fim do primeiro estágio, mas não no início do primeiro estágio do trabalho de parto. Às vezes, é difícil classificar as desacelerações como precoces, variáveis ou tardias. Com frequência, elas podem ter aspectos misturados de desacelerações variáveis e tardias. É muito mais importante classificar um traçado como normal, suspeito ou patológico. As recomendações da FIGO[1] e do NICE[2] para classificação dos aspectos da CTG e a CTG como um todo são descritas no Capítulo 6.

A Figura 4-30 mostra um traçado com taquicardia, sem acelerações, variabilidade basal reduzida e desacelerações repetidas. A história clínica é de um feto pós-termo, e a mãe está no início do trabalho de parto. Esse é um traçado grosseiramente anormal, que exige intervenção. As desacelerações podem ser definidas como variáveis, em razão de queda aguda da frequência basal, com forma e tamanho variados, que caracterizam compressão do cordão. Elas podem ser consideradas tardias, pelo atraso na recuperação. Entretanto, mesmo quando as desacelerações são ignoradas, o traçado é anormal porque não há acelerações, a frequência basal é superior a 160 bpm e a variabilidade da linha de base é inferior a 5 bpm. Esse traçado, sem dúvida, deve ser classificado como patológico. A falta de conhecimento da fisiopatologia da FHR pode levar a uma discussão sobre o tipo de desaceleração, sem que se valorizem o traçado como um todo e o cenário clínico.

A intervenção é obrigatória.

A Figura 4-31 mostra um traçado patológico difícil de reconhecer, a menos que estejamos atentos em relação às exceções ao interpretar traçados de FHR. A frequência pode estar dentro da faixa normal (110-160 bpm), mas com variabilidade reduzida (inferior a 5 bpm) e desacelerações tardias repetidas inferiores a 15 bpm. Esse é um cenário muito ruim, a menos que o traçado

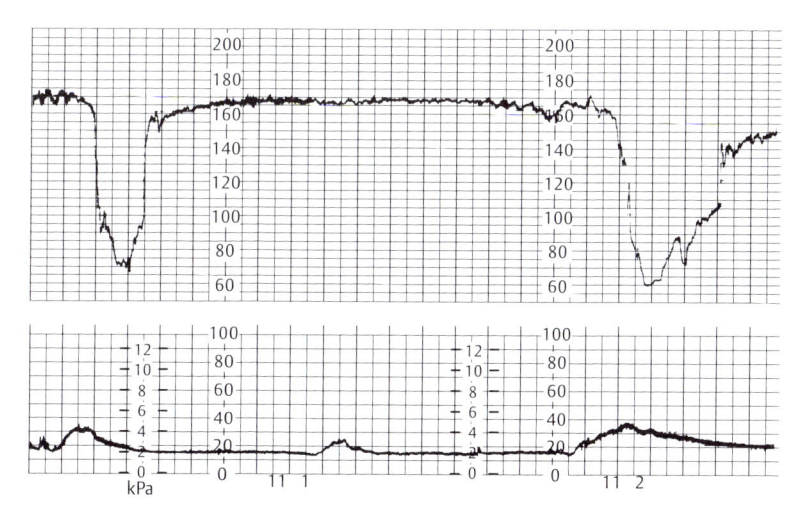

Figura 4-30. Aspectos grosseiramente anormais – traçado patológico.

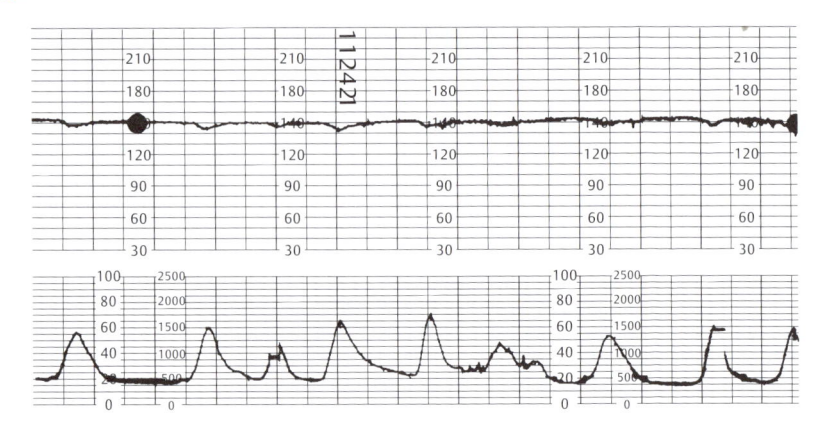

Figura 4-31. Traçado grosseiramente patológico.

tenha mostrado segmentos reativos recentes. O cenário clínico precisa ser considerado e, às vezes, deve-se optar por um parto imediato com base nas informações clínicas. Todos os aspectos de um determinado traçado devem ser considerados antes de classificá-lo como normal, suspeito/não tranquilizador ou patológico/anormal. O tratamento subsequente dos pacientes depende disso.

As desacelerações discretas, com variabilidade reduzida na "fase de sono" que se segue a uma "fase ativa" com acelerações, são consideradas como associadas a episódios de respiração fetal.[5] Se na internação ou no início da CTG ocorrer variabilidade reduzida bem como desacelerações discretas, devem-se buscar sintomas clínicos e sinais que possam sugerir possível hipóxia ou outros insultos (p. ex., movimentos fetais reduzidos ou ausentes, infecção, crescimento intrauterino restrito, gestação prolongada ou sangramento vaginal). Se nenhum desses sintomas ou sinais for evidente, mas a gestação estiver a termo ou quase, e em trabalho de parto prematuro, a ruptura das membranas poderá mostrar mecônio espesso com líquido escasso, demonstrando possível comprometimento fetal e a necessidade de se interromper a gestação. Se essas condições não estiverem presentes e se a variabilidade for de, pelo menos, 3-5 bpm, poderá ser aceitável esperar 40 e, no máximo, 90 minutos até o início da próxima fase ativa para se observar o aparecimento de acelerações. No trabalho de parto, se as instalações permitirem, deve-se usar o ultrassom para observar a quantidade de líquido amniótico, os movimentos respiratórios, os movimentos fetais e o tônus. Se o período for pré-natal e o feto for pré-termo, será prudente realizar a avaliação biofísica já mencionada e também determinar o crescimento fetal e examinar o fluxo sanguíneo nas artérias umbilicais e nos vasos do feto. Se as instalações ou a *expertise* não estiverem disponíveis, então o parto deverá ser considerado com base nos aspectos clínicos e na maturidade fetal.

- Acelerações e variabilidade basal normal são as marcas registradas da saúde fetal.
- Um feto hipóxico pode apresentar frequência basal normal, com outros aspectos anormais.
- A ausência de acelerações, as desacelerações rasas repetidas (inferiores a 15 bpm) são ominosas quando a variabilidade basal for inferior a 5 bpm.

Referências

1. Ayres-de-Campos D, Arulkumaran S for the FIGO Intrapartum Fetal Monitoring Expert Consensus Panel. FIGO consensus guidelines on intrapartum fetal monitoring: physiology of fetal oxygenation and the main goals of intrapartum fetal monitoring. *Int J Gynecol Obstet* 2015;131:5-8.
2. National Institute for Health and Care Excellence (NICE). Intrapartum care for healthy women and their babies. NICE clinical guideline 190; 3 December 2014. Online. Available: https://www.nice.org.uk/guidance/cg190/resources/intrapartum-care-forhealthy-women-and-babies-35109866447557 [Accessed: 10.08.16].
3. Wheeler T, Murills A. Patterns of fetal heart rate during normal pregnancy. *Br J Obstet Gynaecol* 1978;85:18-27.
4. Spencer JAD, Johnson P. Fetal heart rate variability changes and fetal behavioural cycles during labour. *Br J Obstet Gynaecol* 1986;93:314-21.
5. Schifrin B, Artenos J, Lyseight N. Late-onset fetal cardiac decelerations associated with fetal breathing movements. *J Matern Fetal Neonatal Med* 2002;12(4):253-9.

CAPÍTULO 5

FISIOPATOLOGIA DOS PADRÕES DE FREQUÊNCIA CARDÍACA FETAL (FHR)

Donald Gibb • Sabaratnam Arulkumaran

O controle da frequência cardíaca fetal e das acelerações, desacelerações e variabilidade da linha de base é complexo (**Fig. 5-1**). A frequência basal é determinada pela atividade espontânea do nódulo sinoatrial (SA), que está localizado no átrio, considerado o marca-passo cardíaco. Impulsos elétricos mais frequentes se propagam dessa área especializada do miocárdio e determinam a frequência basal no coração normal. O nódulo atrioventricular (AV), situado no septo atrioventricular, tem uma frequência de atividade mais lenta e gera o ritmo idioventricular observado em um bloqueio cardíaco completo. Quando existe esse tipo de bloqueio, a frequência do ventrículo oscila entre 60-80 batimentos por minuto (bpm).

A frequência cardíaca fetal (FHR) é modulada por vários estímulos. A influência do sistema nervoso central é importante, e as influências cortical e subcortical não estão sob controle voluntário. A frequência cardíaca não está sob o controle da nossa vontade. O centro cardiorregulador no tronco cerebral também exerce um papel. Outros fatores fisiológicos regulam a frequência cardíaca, como as catecolaminas, os quimiorreceptores e os barorreceptores e a inter-relação com o sistema nervoso autônomo.[1]

O componente eferente do sistema nervoso autônomo é composto pelos sistemas simpático e parassimpático. A entrada desses sistemas é constante, variando de milissegundos a milissegundos. Os impulsos simpáticos determinam o aumento da frequência cardíaca, enquanto os impulsos parassimpáticos têm o efeito oposto. Se nos confrontarmos com uma situação de perigo, ocorre um aumento involuntário da frequência cardíaca. Isso nos coloca em uma situação de estresse e, às vezes, de sofrimento. Esse mecanismo de adaptação que nos prepara para uma situação que nos assusta ou para um voo, por exemplo, é a resposta simpática. Enquanto que se nos sentimos completamente relaxados e felizes em casa à noite, após um dia de trabalho, nossa frequência cardíaca diminuirá por ação do estímulo parassimpático.

Os monitores eletrônicos de FHR computam a frequência cardíaca baseados na média dos intervalos entre os batimentos e, considerando o intervalo constante, extrapolam a frequência. O registro da frequência é produzido pela máquina segundos após a sua colocação. Entretanto, os impulsos autonômicos têm um efeito imediato e constante, alterando o intervalo dos batimentos e mudando

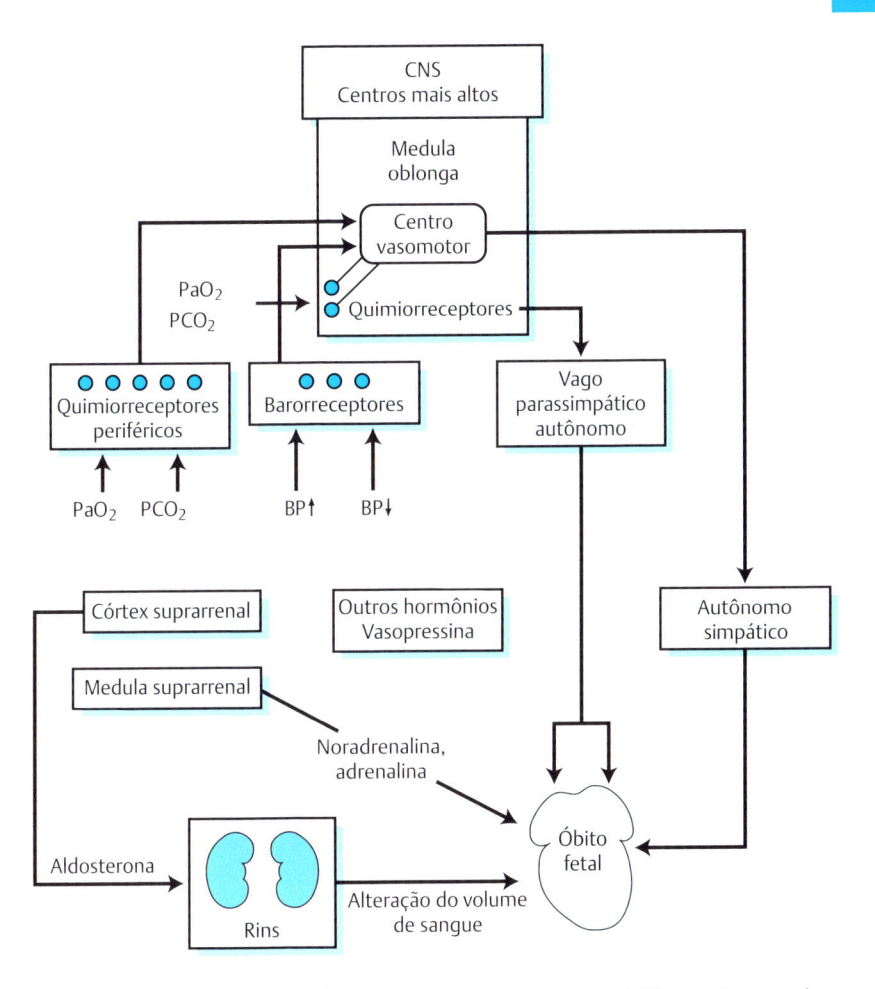

FISIOPATOLOGIA DOS PADRÕES DE FREQUÊNCIA CARDÍACA FETAL (FHR)

Figura 5-1. Controle do coração fetal. CNS, sistema nervoso central; BP, pressão arterial.

a frequência cardíaca. Esse é o mecanismo que induz a variabilidade da linha de base e indica a integridade do sistema nervoso autônomico (**Fig. 5-2**). A variabilidade da linha de base pode ser visualizada no traçado. Se ela for ampliada, cada batimento e a variação de batimento a batimento poderão ser visualizados com equipamento especial usado para estudos fisiológicos (**Fig. 5-3**). Na prática, porém, variabilidade da linha de base é o termo preferido. O sistema nervoso simpático e o sistema parassimpático ou vagal têm o efeito específico de gerar variabilidade. A supressão de impulsos vagais por ação de um fármaco, como a atropina, causa taquicardia e reduz essa variabilidade. Mecanismos fisiológicos são complexos e não completamente compreendidos. O sistema nervoso autônomico é sensível à hipóxia grave para o feto, causando alterações dessa

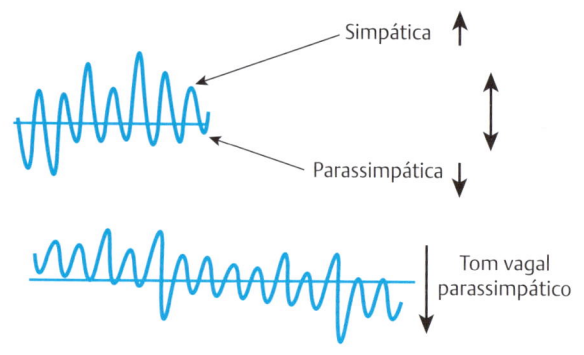

Figura 5-2. Variabilidade do valor basal – modulação autônoma.

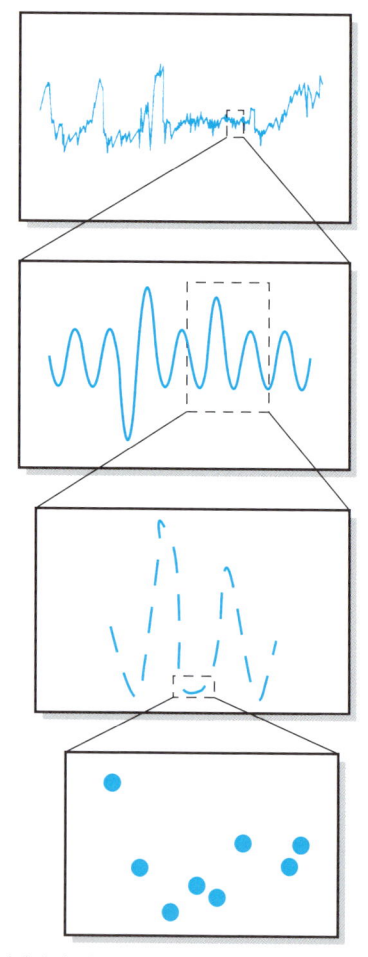

Figura 5-3. Variabilidade do valor basal – variação batimento a batimento.

resposta, e essas mudanças são usadas como indicadores importantes de bem-estar. A maturação dos sistemas simpático e parassimpático ocorre em ritmos discretamente diferentes em relação à idade gestacional. O sistema simpático é mais rápido, e isso resulta em frequências basais marginalmente mais altas no período pré-termo. É interessante notar que fetos masculinos apresentam frequências cardíacas ligeiramente mais altas do que os femininos; entretanto, isso não tem nenhum valor diagnóstico. Antes de 34 semanas de gestação, espera-se uma frequência basal mais alta. A normal sugere um bom controle autonômico e pouca probabilidade de hipóxia.

MECANISMO FISIOPATOLÓGICO DAS DESACELERAÇÕES

A compreensão do equilíbrio do controle autonômico e dos mecanismos de desaceleração é importante. As ilustrações a seguir mostram os efeitos das contrações sobre o feto e sobre o fluxo sanguíneo em forma de diagrama (**Figs. 5-4** a **5-9**).

Desacelerações precoces são precoces em relação às contrações uterinas, e esse termo é melhor do que a denominação DIP tipo 1. Elas se devem, geralmente, à compressão da cabeça fetal. O aumento na pressão intracraniana está associado à estimulação do nervo vagal e à bradicardia, o que pode ser causado por uma contração uterina. A sequência de eventos nessa situação é mostrada nas **Figuras 5-5** a **5-9**. As desacelerações que ocorrem pela compressão da cabeça são mais frequentemente visualizadas nos últimos estágios do trabalho de parto, quando ocorre a descida da cabeça. Na verdade, em algumas ocasiões, o início do segundo estágio do parto pode ser deduzido do traçado. As desacelerações devidas à compressão da cabeça podem ser vistas durante um exame vaginal e também quando se faz a ruptura artificial das membranas amnióticas. Desacelerações precoces são simétricas e apresentam uma forma de sino (**Fig. 5-10**). A situação clínica deverá ser revisada para confirmar se seria a compressão da cabeça que estaria causando a desaceleração. Se isso não for confirmado e o traçado for atípico, é possível que uma desaceleração

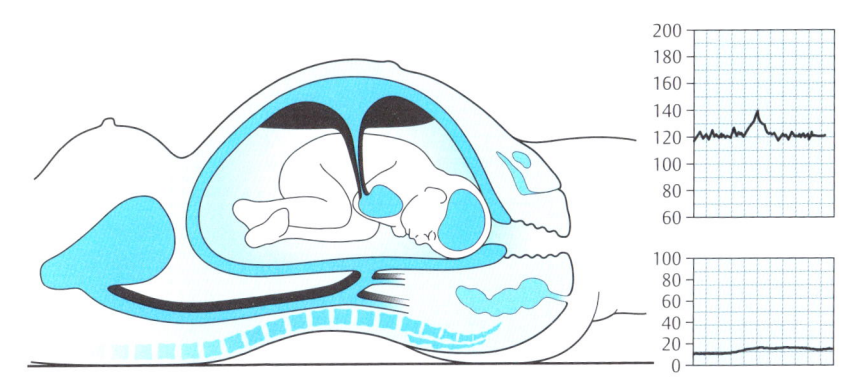

Figura 5-4. Diagrama representando o feto, a placenta e o fluxo sanguíneo.

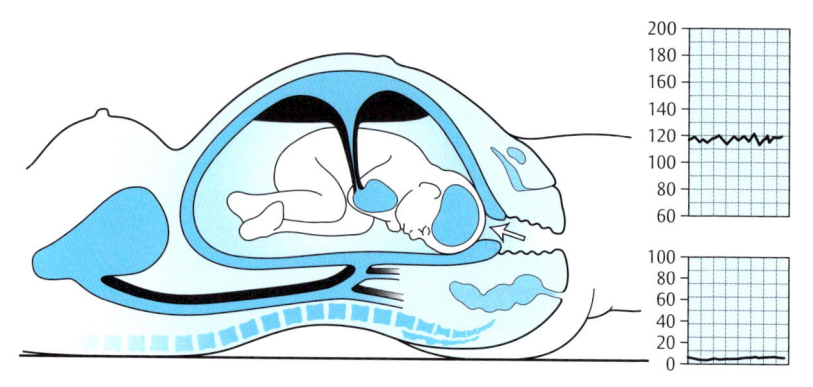

Figura 5-5. Desaceleração precoce – início da contração.

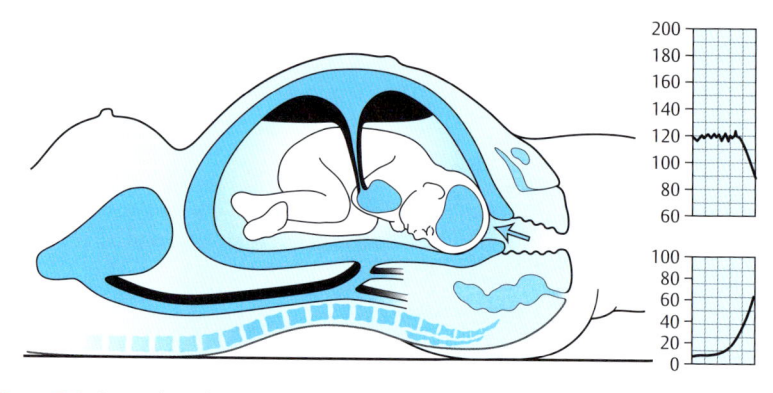

Figura 5-6. Desaceleração precoce – aumento da contração.

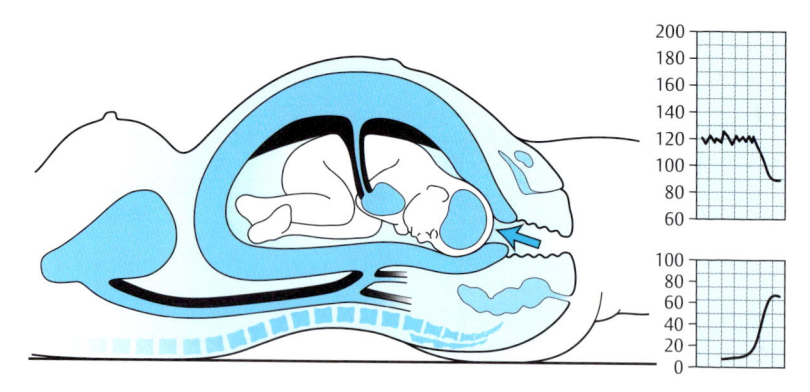

Figura 5-7. Desaceleração precoce – pico da contração.

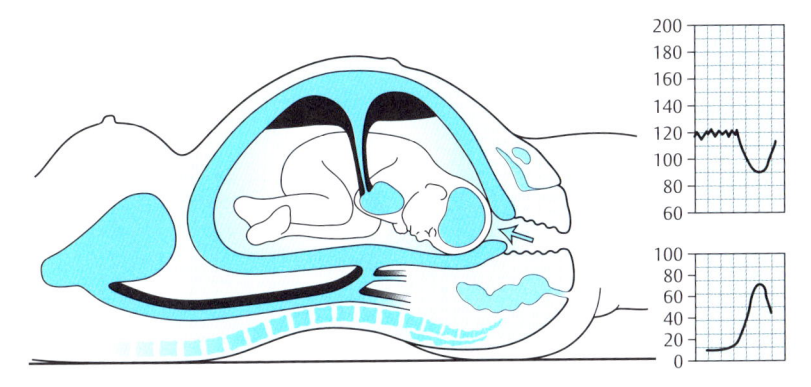

FISIOPATOLOGIA DOS PADRÕES DE FREQUÊNCIA CARDÍACA FETAL (FHR)

Figura 5-8. Desaceleração precoce – redução da contração.

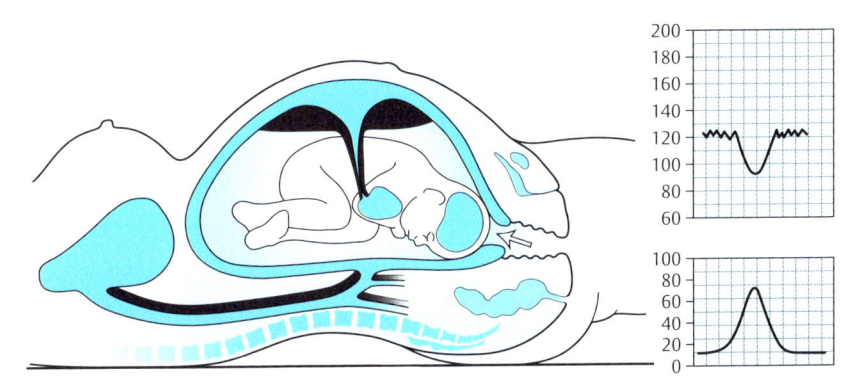

Figura 5-9. Desaceleração precoce – fim da contração.

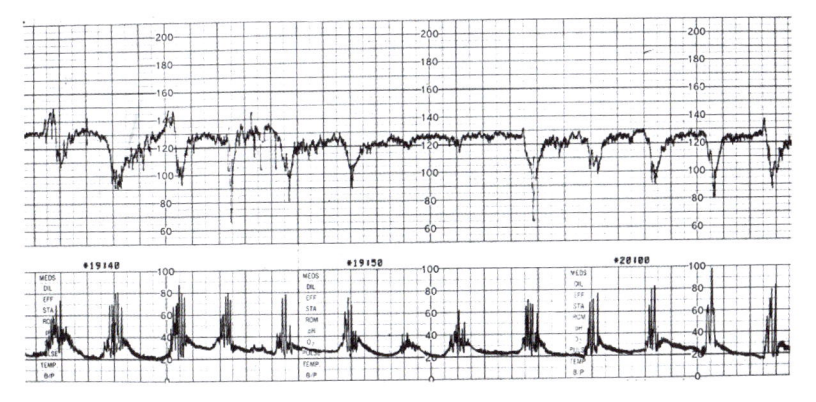

Figura 5-10. Exemplo de desacelerações precoces.

precoce e aparentemente inócua seja, na verdade, uma desaceleração variável atípica e possivelmente patológica. Relatamos a seguir o registro obstétrico descrevendo o caso de uma jovem nulípara, no oeste da Índia, com doença falciforme e gestação a termo, com altura uterina e ultrassonografia sugestivas de crescimento intrauterino restrito e que estava no início do trabalho de parto, mas ainda não estabelecido. A cabeça do feto não estava encaixada. O relato descreveu (**Fig. 5-11**) um traçado de monitorização com desacelerações precoces. O plano do obstetra era realizar a indução do parto, mas o consultor sugeriu a realização de uma cesariana. Isso causou surpresa, mas a lição foi importante, pois ocorreu o nascimento de um bebê com restrição de crescimento significativa, coberto de mecônio e escores de Apgar 5 e 6, mas com boa recuperação. A revisão do traçado, no dia seguinte, mostrou que, embora algumas desacelerações pudessem ser descritas como precoces, podiam se observar a má recuperação da segunda (desaceleração variável atípica), a ausência de acelerações e variabilidade reduzida após a segunda desaceleração. E o que é mais importante: esse feto não apresentava compressão da cabeça e tinha um histórico de risco.

Desacelerações tardias são tardias em relação à contração uterina e, portanto, mais bem descritas com essa terminologia do que como DIP tipo 2. O mecanismo fisiopatológico dessas desacelerações é mostrado

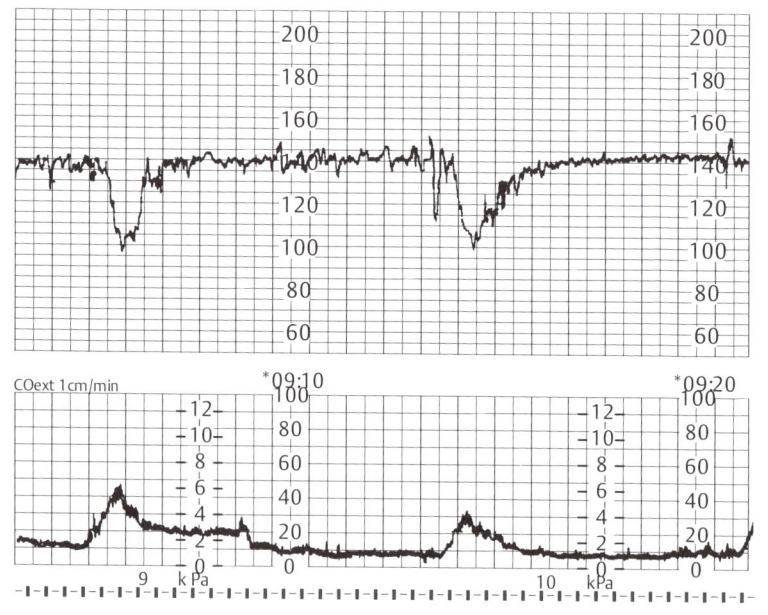

Figura 5-11. Desaceleração "precoce" patológica (mais provavelmente uma variável atípica) – cabeça palpável em 4/5 a 5/5.

nas **Figuras 5-12** a **5-14**. Existe um reservatório de sangue bem oxigenado no espaço retroplacentário. O tamanho desse espaço varia, sendo menor nos casos de crescimento intrauterino restrito. O fluxo sanguíneo insatisfatório para o espaço uteroplacentário é característico dos fetos que sofrem essa restrição. No início da contração, a reserva retroplacentária é utilizada. Em virtude do suprimento restrito de sangue, ocorre uma desaceleração causada pela hipóxia (geralmente 20 segundos após o início da contração), que se mantém durante toda a contração e não se recupera totalmente no fim da contração, quando a oxigenação é restaurada. A velocidade de recuperação no braço ascendente pode refletir o fluxo de sangue e a resiliência do feto. Em um feto sem hipoxemia, a variabilidade aumenta durante a desaceleração por conta da resposta autonômica. Quando ocorre hipóxia, existe uma tendência a redução da variabilidade.

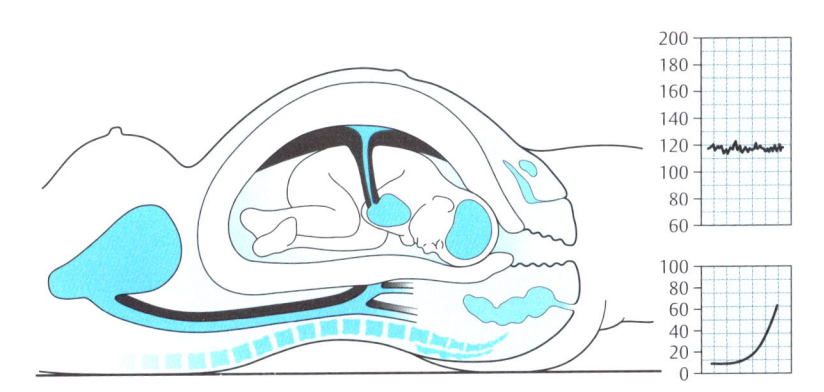

Figura 5-12. Desaceleração tardia – início da contração.

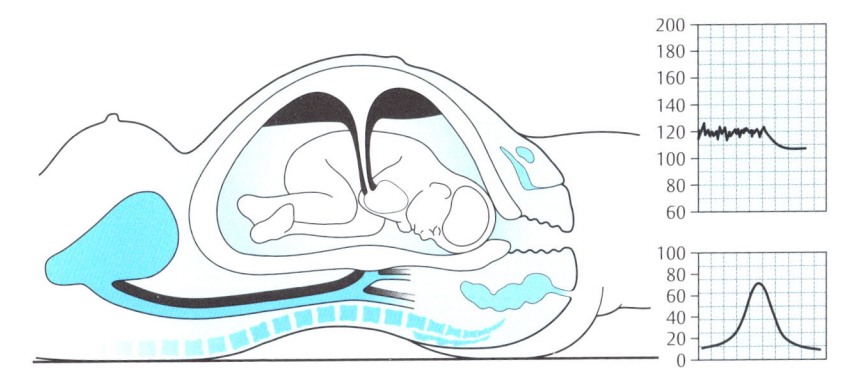

Figura 5-13. Desaceleração tardia – após pico de contração.

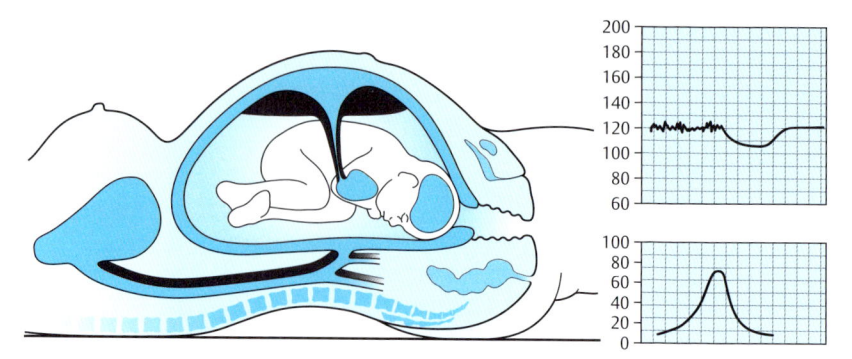

Figura 5-14. Desaceleração tardia – final da contração.

VARIABILIDADE DA LINHA DE BASE E DESACELERAÇÕES – EXCEÇÃO À REGRA

Definimos desaceleração como uma queda da FHR de mais de 15 batimentos em relação ao valor basal por mais de 15 segundos. Entretanto, essa regra não se aplica quando a variabilidade for menor do que 5 batimentos; e qualquer desaceleração, mesmo inferior a 15 batimentos em relação ao valor basal pode ser de alto risco (**Fig. 5-15**), a não ser que se comprove a boa saúde fetal.

Desacelerações variáveis são o tipo mais comum de desaceleração; são chamadas de variáveis porque variam em forma, tamanho e, às vezes, uma em relação à outra. Essa variação ocorre porque elas são causadas pela compressão do cordão umbilical, e essa compressão é diferente em cada momento.

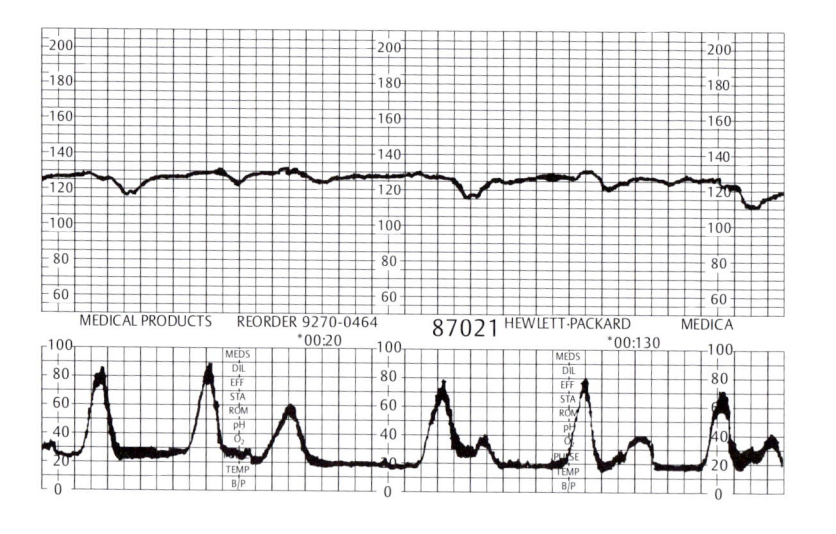

Figura 5-15. Desaceleração rasa ameaçadora com variabilidade basal < 5 bpm.

Às vezes, pode não ocorrer compressão e não haver desaceleração com aquela contração. Desacelerações variáveis são observadas com mais frequência quando o volume de líquido amniótico está reduzido. Na América do Norte, elas são conhecidas como desacelerações de compressão do cordão.

O mecanismo é ilustrado nas **Figuras 5-16** a **5-20**. A veia umbilical tem parede mais fina e pressão intraluminal mais baixa que as artérias umbilicais (**Fig. 5-16**). Com a compressão, a interrupção do fluxo venoso ocorre antes do arterial, e o volume circulatório fetal é reduzido. Quando um indivíduo sadio ou um feto perde volume de sangue circulante, a resposta natural de seu sistema nervoso autonômico é um aumento na frequência para compensar essa perda. Assim, um pequeno aumento na FHR aparece no início de uma desaceleração variável, quando o feto não está comprometido

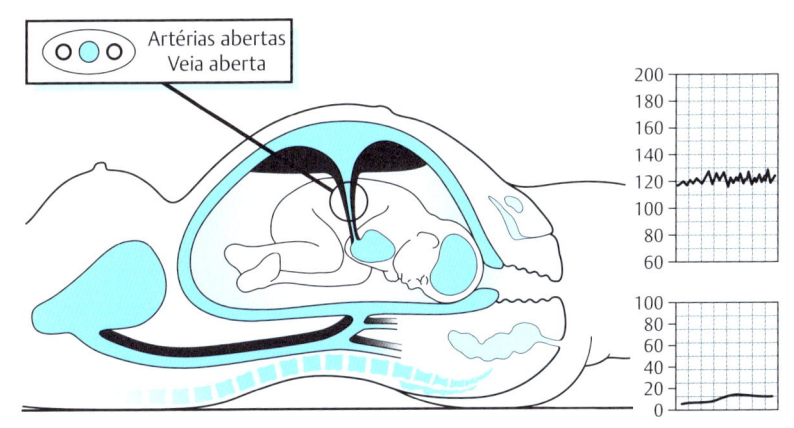

Figura 5-16. Cordão umbilical, feto e placenta – circulação normal.

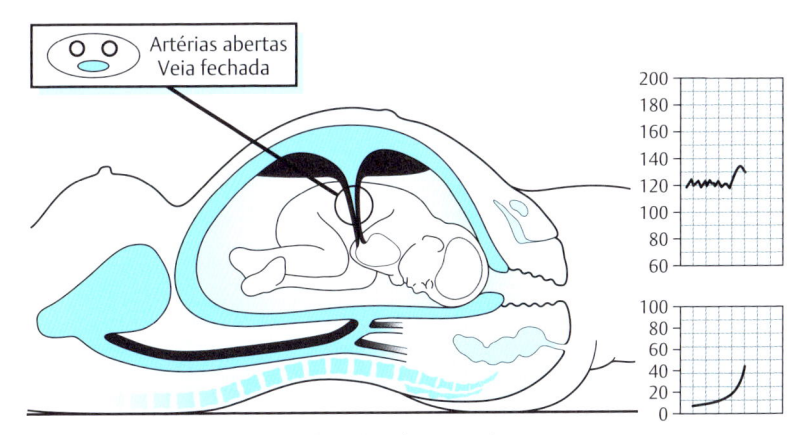

Figura 5-17. Desaceleração variável – início da contração.

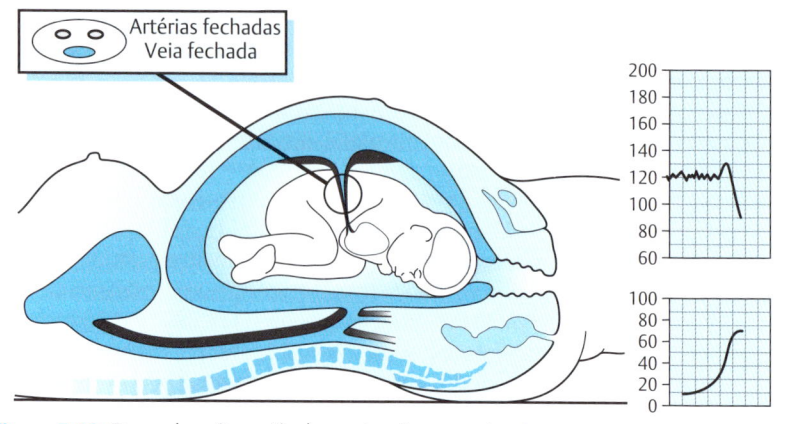

Figura 5-18. Desaceleração variável – contração aumentando.

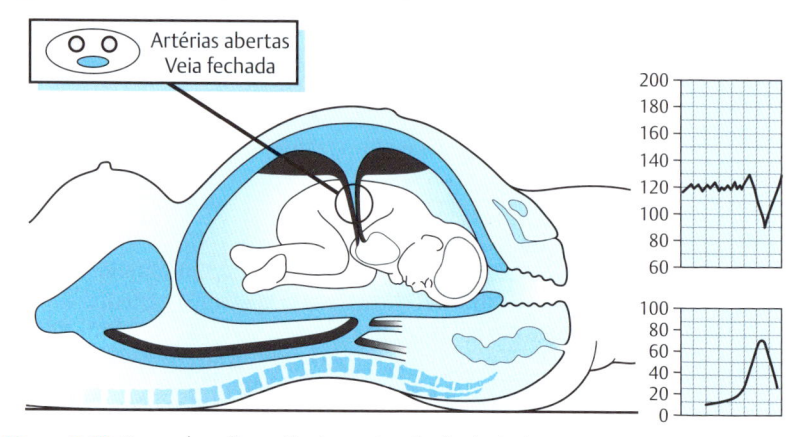

Figura 5-19. Desaceleração variável – contração diminuindo.

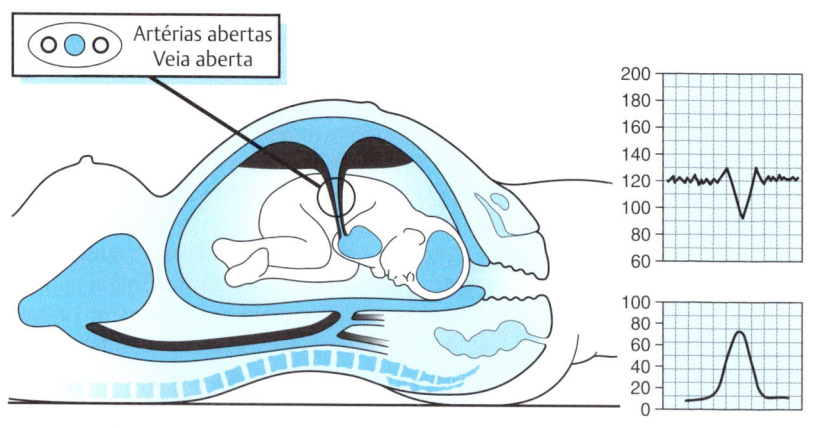

Figura 5-20. Desaceleração variável – final da contração.

(**Fig. 5-17**). Depois ocorre a oclusão das artérias umbilicais, e o volume circulante é parcialmente restaurado pelo aumento na pressão sistêmica, os barorreceptores são estimulados, e ocorre queda aguda da FHR (**Fig. 5-18**). A desaceleração está em seu nadir, com ambos os vasos ocluídos. Com a liberação da compressão do cordão, o fluxo arterial é restaurado, ocorrendo um aumento agudo da frequência cardíaca mediado autonomicamente (**Fig. 5-19**) em virtude de hipotensão sistêmica e causando um pequeno aumento da FHR após a desaceleração (**Fig. 5-20**). O aumento da FHR antes e depois das desacelerações é chamado de "ombros". Independente da denominação, significa a manifestação da boa adaptação fetal. O tipo de compressão do cordão varia de acordo com sua posição em relação à estrutura que o estiver pressionando. Da mesma forma, as desacelerações variáveis podem mudar se a postura da mãe for alterada. Fetos normais bem desenvolvidos podem tolerar compressão do cordão por um tempo considerável antes de se tornarem hipóxicos. Fetos pequenos com crescimento restrito não possuem a mesma resiliência.

Para avaliar esse processo, é necessário analisar o aspecto das desacelerações e as caraterísticas e a evolução do traçado. A **Figura 5-21** mostra:

1. Ombros normais.
2. Ombros aumentados ou ultrapassagem (indica a necessidade de compensação circulatória para normalização) – consideradas como pré-patológicas.
3. Perda de ombros – patológica.
4. Achatamento da variabilidade dentro da desaceleração, o que está associado à perda de variabilidade, sendo, portanto, patológica.
5. Recuperação tardia (desaceleração variável e tardia ocorrendo simultaneamente) – mesmo significado patológico que a desaceleração tardia.
6. Desaceleração bifásica (desacelerações variáveis e tardias vistas como componentes separados) – exigindo a mesma consideração que a desaceleração tardia.

Se a duração da desaceleração for superior a 60 segundos e a profundidade for superior a 60 batimentos, a probabilidade de hipóxia é maior.

Algumas vezes, o feto pode estar exposto a vários distúrbios que causam estresse, por exemplo, um feto com crescimento intrauterino restrito pode apresentar compressão do cordão devida a um quadro de oligoidrâmnio e pode apresentar desacelerações tardias devidas ao volume reduzido de sangue retroplacentário de uma placenta pequena e parcialmente infartada. O aspecto mais crítico, porém, é a observação da evolução do traçado com o tempo. Uma alteração na frequência basal e a alteração na variabilidade são os sinais-chave de desenvolvimento de hipóxia e de acidose.

A **Figura 5-22** mostra dois traçados de CTG com 60 minutos de intervalo entre eles. Apesar das desacelerações variáveis acentuadas, a frequência basal e a variabilidade basal estão mantidas. Se a evolução do trabalho ocorre de forma adequada para o parto, esse traçado não causa preocupação. A **Figura 5-23** também mostra dois traçados feitos com intervalo de 20 minutos, mas

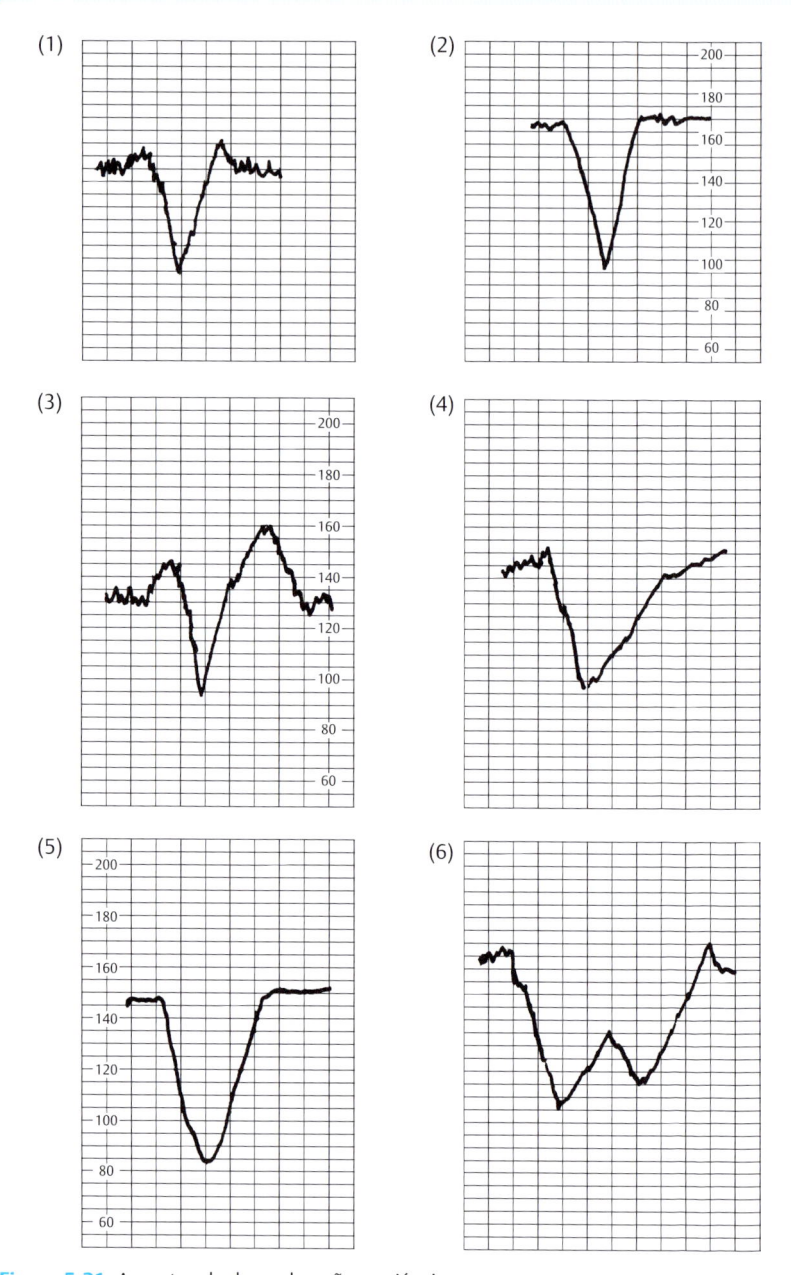

Figura 5-21. Aspectos de desacelerações variáveis.

com características bem diferentes. A progressão para uma taquicardia com variabilidade reduzida sugere hipóxia em desenvolvimento. O tempo para que

FISIOPATOLOGIA DOS PADRÕES DE FREQUÊNCIA CARDÍACA FETAL (FHR) 71

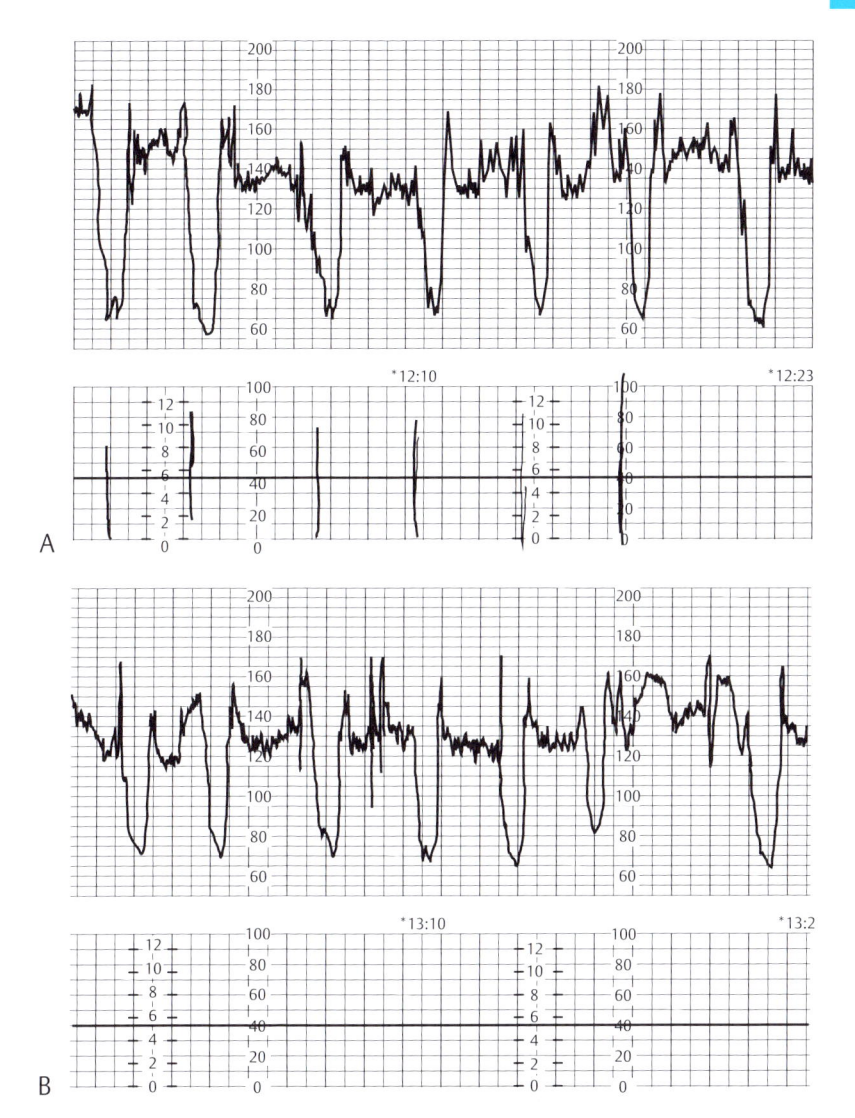

Figura 5-22. Duas CTGs registradas com 60 minutos de diferença mostrando desacelerações variáveis. Não se observa aumento na frequência ou na variabilidade basal. Desacelerações ocasionais com perda de batimento superior a 60 e duração superior a 60 segundos precisam de observação restrita.

ocorra a acidose fetal quando o traçado anterior for normal, de acordo com padrões diferentes da FHR, está sendo estudado.[2] Em muitos casos, pode levar mais de 100 minutos. A equipe médica deverá ter tempo suficiente para identificar o problema e atuar de maneira efetiva.

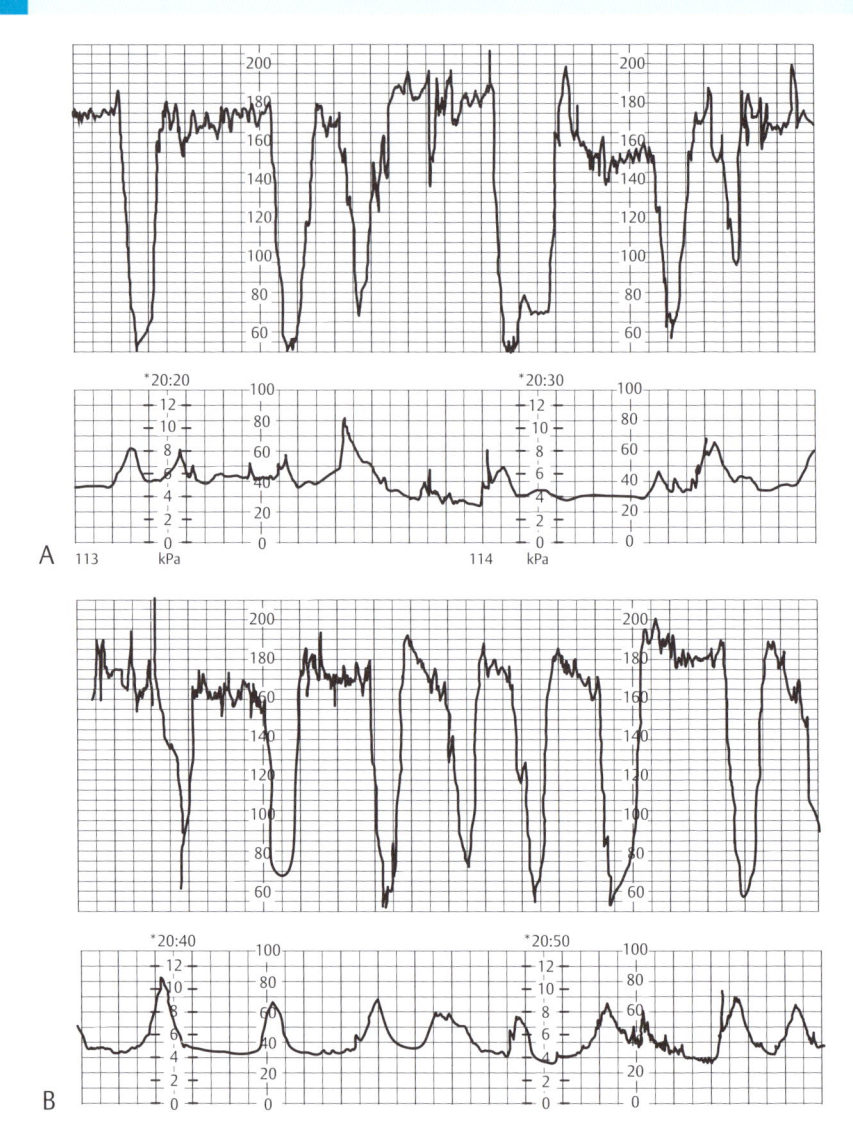

Figura 5-23. Duas CTGs registradas com 20 minutos de diferença: (**A**) desacelerações variáveis com aspectos anormais (duração > 60 segundos, profundidade > 60 batimentos: taquicardia) (traçado anormal); (**B**) sugestiva de angústia (taquicardia e variabilidade basal reduzida).

Às vezes, pode ser difícil definir se as desacelerações são precoces, tardias ou variáveis. Não é só a desaceleração por si mesma que é crítica, mas também a evolução do traçado com o tempo e os aspectos clínicos. A frequência basal entre as desacelerações, a variabilidade basal e a presença ou ausência de acelerações são características importantes.

Classificação de Padrão de Frequência Cardíaca Fetal

As diretrizes do NICE e da FIGO recomendam classificar as características de frequência basal, variabilidade, desacelerações e acelerações como reativo, não reativo ou anormal (ver Capítulo 6). O traçado da CTG deve ser classificado como normal ou reativo, não reativo ou suspeito, e anormal ou patológico. Um resumo disso é apresentado no Quadro 5-1.

O padrão sinusoidal é uma frequência cardíaca regular com alterações cíclicas da FHR basal que se apresenta como uma onda sinusoide, com frequência inferior a seis ciclos por minuto, amplitude de pelo menos 10 bpm e a duração de 10 minutos ou mais. Detalhes adicionais são apresentados no Capítulo 6.

O traçado classificado como "normal" assegura a saúde do feto. O traçado *Suspeita* indica a necessidade de se manter a observação ou realizar testes adicionais para assegurar a saúde fetal. O traçado *Patológica* exige uma ação, que pode ser a realização de testes adicionais ou a interrupção da gestação, dependendo do cenário clínico. Se um dos aspectos da CTG se mostrar anormal, uma ação de correção pode ser feita e, às vezes, um curto período de observação do traçado pode ser apropriado, se não houver fatores de risco clínico como crescimento intrauterino restrito, mecônio ou infecção. Se houver fatores de risco clínicos ou dois aspectos anormais, a verificação adicional como amostragem do sangue do escalpo fetal para elucidar a condição do feto, ou o parto, poderá ser mais prudente, se não ocorrer a normalização do traçado após uma ação para corrigir a alteração. Se três aspectos da CTG forem anormais, deve-se considerar o parto, a menos que o nascimento espontâneo seja iminente, ou a realização da amostragem do sangue do escalpo fetal, para elucidar a condição do feto. O grau de anormalidade da CTG, os fatores de risco clínicos, a paridade, a dilatação cervical atual e o progresso do trabalho de parto determinam qual a melhor decisão, observar, realizar a amostragem de sangue do escalpo fetal ou fazer o parto imediatamente. A Tabela 6-1 descreve as ações recomendadas, de acordo com os diferentes padrões de FHR.

A expressão sofrimento *fetal* deverá ser reconsiderada. Um traçado anormal pode resultar de causas fisiológicas, iatrogênicas ou patológicas. A situação clínica e a evolução dinâmica de aspectos do traçado com o tempo esclarecerão o quadro.

O princípio subjacente é detectar o comprometimento usando-se o conceito de "sofrimento fetal" de modo muito crítico. Em todas as situações, o

---

Quadro 5-1. Classificação de Cardiotocografia

Normal/tranquilizadora – Uma CTG na qual *todos* os quatro aspectos estejam na categoria de reconforto

Suspeita/não tranquilizadora – Uma CTG cujos aspectos mostrem *uma* categoria não tranquilizadora e que as demais sejam tranquilizadoras

Patológica/anormal – Uma CTG cujos aspectos mostrem *duas ou mais* categorias não tranquilizadoras ou *uma ou mais* categorias anormais

cenário clínico geral deve fornecer os elementos para a confirmação do comprometimento fetal. Muitas CTGs suspeitas são geradas por fetos sadios demonstrando a habilidade de responder ao estresse. Para a tomada de decisões de urgência, os sistemas de escore de risco e a análise computadorizada não têm demonstrado eficácia, especialmente no período intraparto. Aguardamos os resultados de um grande ensaio clínico, controlado e randomizado, envolvendo 45.000 mulheres (estudo INFANT), que está sendo realizado para avaliar se a interpretação de CTGs assistida por computador seria útil.

Referências

1. Parer JT. In defense of FHR monitoring's specificity. *Cont Obstet Gynaecol* 1982;19:228-34.
2. Fleischer A, Shulman H, Jagani N, et al. The development of fetal acidosis in the presence of an abnormal fetal heart rate tracing. 1. The average for gestation age fetus. *Am J Obstet Gynecol* 1982;144:55-60.

DIRETRIZES DO NICE E DA FIGO PARA INTERPRETAÇÃO DOS PADRÕES DE FHR

Edwin Chandraharan ▪ *Diogo Ayres de Campos*

CAPÍTULO 6

A medicina baseada em evidência é definida como "o uso consciente, explícito e criterioso da melhor evidência atual na tomada de decisões sobre o tratamento do indivíduo". As recomendações das diretrizes clínicas se referem às conclusões de vários estudos baseados em evidências com o objetivo de evitar variação na prática clínica e assegurar o melhor tratamento com base na "melhor evidência" atual.

Os médicos que cuidam das mulheres e dos bebês durante o trabalho de parto precisam considerar que o parto é um processo dinâmico, de evolução rápida, que apresenta mudanças na frequência, duração e potência das contrações uterinas. Isso pode provocar compressão do cordão umbilical de graus variados e redução na oxigenação dos lagos venosos uteroplacentários, e cada contração uterina pode transformar um traçado de CTG normal em "patológico" e vice-versa. Portanto, independente da classificação da CTG pela FIGO em "normal, suspeito ou patológico", ou pelo NICE em "normal, não tranquilizador ou anormal", ou pelo American Congress of Obstetricians and Gynecologists (ACOG) em "Cat 1, Cat 2 ou Cat 3", é preciso sempre melhorar as condições intrauterinas durante o trabalho de parto com medidas gerais como mudanças na posição da mãe para aliviar a compressão do cordão umbilical, infusão de fluidos intravenosos para corrigir a hipotensão materna e redução ou interrupção da infusão de ocitocina para melhorar a circulação uteroplacentária antes de se iniciar procedimentos invasivos, como amostragem do sangue do escalpo fetal, ou de indicar uma intervenção operatória (p. ex., parto vaginal operatório ou cirurgia cesariana de emergência) com base na classificação do traçado da CTG.

Independente da classificação empregada, o quadro clínico completo deve ser considerado. Isso inclui a avaliação da velocidade de progressão do trabalho de parto, a reserva fisiológica fetal (ou seja, IUGR, pós-datismo, pré-eclâmpsia) e a presença de mecônio no líquido amniótico ou sangramento intraparto.

Estudos científicos têm demonstrado uma associação entre desacelerações variáveis profundas, bradicardia e perda de variabilidade (ou seja, o que é sugestivo de asfixia fetal) e síndrome de aspiração de mecônio e mau resultado perinatal.[1] Portanto, na presença de mecônio, as desacelerações variáveis profundas e aquelas induzidas por ocitocina podem estar associadas a um mau resultado perinatal, mesmo se o traçado da CTG não apresentar as características que possam classificá-lo como "patológico" ou "anormal". Da mesma forma, em casos de corioamnionite clínica, a fisiopatologia do dano neurológico fetal é a "síndrome da resposta inflamatória fetal" (FIRS), e não a hipóxia intraparto. Portanto, mesmo na ausência de desacelerações graves, o dano neurológico fetal pode ocorrer se o trabalho de parto continuar com o uso de ocitocina (ocorrendo um dano por hipóxia adicional), mesmo que o traçado da CTG tenha sido classificado como "normal" de acordo com as diretrizes. O aumento da frequência cardíaca fetal (FHR) basal de 110 batimentos por minuto (bpm) para 150 bpm, que ocorre após hipóxia em evolução ou de infecção fetal, é significativo para o feto, mesmo que a linha de base se mantenha dentro da "faixa normal" (ou seja, 110-160 bpm), conforme estipulado pelas diretrizes.

As diretrizes do NICE e da FIGO são uma complementação às ferramentas de avaliação clínica do obstetra e da enfermeira obstétrica. Elas não devem ser aplicadas *cegamente* em todos os casos, sem considerar o cenário mais amplo e o fato de que a hipóxia fetal pode evoluir rapidamente durante o segundo estágio do trabalho de parto.[2] Portanto, o uso "inteligente" das diretrizes é fundamental. Neste capítulo, os autores avaliam criticamente as diretrizes do NICE e da FIGO na classificação da CTG. O aspecto mais importante não é a diretriz clínica que se está usando ou a superioridade de um sistema específico de classificação de CTG sobre o outro, mas sim a sua interpretação. O objetivo é distinguir o feto com boas reservas de oxigenação que está exposto a um estresse hipóxico intraparto (isto é, apresenta desacelerações tardias) ou mecânico (isto é, desacelerações precoces ou variáveis) e está conseguindo boa compensação de outro que esgotou sua capacidade de compensação e está mostrando sinais de descompensação no traçado da CTG.

O papel de uma diretriz clínica sobre CTG é assegurar que ela não seja somente "baseada em evidência", mas também que seja simples, objetiva e que possa ser utilizada de forma a evitar erros de variabilidade inter e intraobservadores e que possa servir de auxílio, mesmo às 2 horas da manhã, na identificação do feto que precisa de intervenção urgente e pode continuar evoluindo em trabalho de parto sem intervenções operatórias desnecessárias.

APRECIAÇÃO CRÍTICA DAS DIRETRIZES NICE

A diretriz atualizada do NICE sobre "cuidados intraparto para mulheres e bebês sadios" (dezembro, 2014) apresenta uma análise detalhada e importante sobre monitorização fetal durante trabalho de parto "baseada em evidências".[3] Entretanto, seu sistema de classificação (ver Tabela 10 na Ref. 3) parece muito complicado, com vários limites de tempo arbitrários. É necessário observar o fato de que um feto com restrição de crescimento pode não suportar uma proporção de 50% de desacelerações variáveis com contrações por 30 ou 90 minutos, como proposto pela diretriz do NICE. Na opinião pessoal dos autores, quanto mais complicada for uma diretriz clínica, maior a probabilidade de que produza uma variação de interpretação inter e intraobservadores, levando a uma intervenção operatória intraparto desnecessária ou a resultados perinatais insatisfatórios. Essa é uma crítica importante.

A maior falha na diretriz do NICE é o uso de apenas um número (> 5 bpm) para definir a variabilidade da linha de base. Todos os parâmetros biológicos (FHR basal, hemoglobina, contagem de leucócitos etc.) apresentam uma "faixa de normalidade" com limites inferior e superior. Da mesma forma, a variabilidade da linha de base deveria ter uma faixa de normalidade (5-25 bpm), porque, quando ocorre um quadro de hipoxemia intraparto de evolução rápida (p. ex., uso de ocitocinas ou "puxos", força materna de expulsão), o feto pode não ter tempo suficiente para aumentar a frequência cardíaca basal compensatória, e a demonstração disso é o aumento da variabilidade (ou seja, o "padrão saltatório") no traçado da CTG, que exigirá medidas imediatas para melhorar a oxigenação fetal (p. ex., interromper o uso de ocitocina, usar tocolíticos, interromper o comando dos esforços maternos de expulsão). Alguns estudos científicos sugerem que o quadro agudo de hipóxia está associado ao aumento da variabilidade da linha de base.[4,5] Portanto, uma variabilidade da linha de base de 50 bpm pode ser normal, de acordo com as diretrizes do NICE (> 5 bpm), mas pode significar uma instabilidade do sistema autonômico fetal em razão de um quadro de hipóxia de evolução rápida.

As diretrizes do NICE empregam uma terminologia que pode causar confusão, como "bradicardia" para descrever uma única desaceleração prolongada que persiste por mais de 3 minutos. O termo *bradicardia* deveria ser usado somente para as alterações da FHR basal (FHR basal < 110 bpm) que persistem por mais de 10 minutos. Da mesma forma, o termo desacelerações variáveis "não reativas" também pode causar confusão entre enfermeiras e obstetras residentes.

Em nossa opinião, o protocolo de manejo proposto pelo NICE (ver **Tabela 11** na Ref. 3) também pode causar confusão, pois tem uma apresentação complexa, com muitas informações e de uso não intuitivo. A recomendação para indicar "hidratação com fluidos e uso de paracetamol" quando ocorrer taquicardia fetal pode resultar na perda daqueles fetos com corioamnionite subclínica ou clínica. Isso pode ocorrer porque a corioamnionite é uma doença do feto, e não da mãe, e os sinais clínicos maternos podem estar ausentes (como taquicardia materna e febre) e só se manifestarem tardiamente. Além disso, alguns fetos a termo podem apresentar FHR basal muito baixa, devida à dominância vagal, e a frequência aumenta de 110 bpm para 155 bpm. Consequentemente, podem ser classificados como "normais" porque a FHR basal ainda está dentro da faixa da diretriz do NICE (isto é, 110-160 bpm).

A diretriz do NICE recomenda a amostragem do escalpo fetal quando o resultado do traçado de CTG for considerado "patológico", depois de ter concluído que o uso da CTG com amostragem de sangue fetal (FBS) está associado ao aumento do número de partos vaginais instrumentados e de cesarianas de emergência.[2] Os aspectos fisiológicos[6] e a importância clínica[7] da FBS foram recentemente questionados. Em virtude das raras, mas potencialmente muito graves, complicações fetais associadas a amostragem do escalpo fetal, os médicos deverão reexaminar com cautela as evidências anatômicas, fisiológicas e científicas antes de realizar uma amostragem de escalpo.[8] Considerando que a estimulação digital apresenta resultados melhores que outros testes invasivos, como a punção do escalpo[9], e que reduz a necessidade subsequente de FBS em 73% dos casos,[10] devemos considerar a realização da estimulação do escalpo fetal antes de indicar outros testes de bem-estar fetal, se o traçado mostrar sinais de risco em relação ao bem-estar do feto.

Os cuidados gerais propostos pelas diretrizes do NICE oferecem orientação para tratamento em geral, exceto para a seção sobre FBS. A estimulação digital do escalpo fetal não é invasiva e fornece boas informações, em comparação com a FBS, e, portanto, ao contrário do que as diretrizes do NICE afirmam, esse procedimento deverá ser realizado em primeiro lugar, se houver qualquer preocupação quanto ao bem-estar do feto.

Independente da diretriz utilizada para classificar o traçado da CTG (NICE, ACOG ou FIGO), se o feto apresentar uma frequência cardíaca basal estável e boa variabilidade, o risco de acidose é baixo. Além disso, se o feto mantiver uma frequência basal estável, após as desacelerações (ou seja, sem evidência de um padrão hipóxico subagudo), isso significará que é possível a recuperação com melhora da oxigenação e eliminação de metabólitos através da placenta, incluindo dióxido de carbono e ácido acumulados na circulação materna. A taquicardia fetal persistente, mesmo como resposta à hipóxia induzida por catecolaminas ou devida à reação inflamatória à corioamnionite, pode reduzir o volume da "diástole" miocárdica e a insuficiência do miocárdio, apesar do aumento das demandas metabólicas. Isso pode levar à descompensação miocárdica progressiva, resultando na evolução rápida para o óbito. Portanto, mesmo que a CTG seja apenas "suspeita", a taquicardia fetal persistente pode levar a um mau resultado perinatal.

Um estudo recente feito para avaliação de enfermeiras obstétricas e de obstetras mostrou que menos da metade respondeu corretamente as perguntas sobre as diretrizes NICE, mesmo após cinco anos de sua introdução.[11] Isso demonstra a dificuldade para se classificar os traçados de pacientes em trabalho de parto usando o quadro de classificação proposto pelas diretrizes. O conhecimento da fisiopatologia fetal[12] e do uso racional da CTG com compreensão dos tipos de hipóxia intraparto[13] e a resposta fetal ao estresse é essencial para melhorar os resultados perinatais e reduzir as intervenções operatórias desnecessárias durante o trabalho de parto. O papel das diretrizes clínicas na interpretação da CTG deverá ser ajudar e facilitar esse processo.

DIRETRIZES DA FIGO DE 2015 SOBRE MONITORIZAÇÃO FETAL INTRAPARTO

Elaboração das Diretrizes

A FIGO, em 2015, elaborou novas diretrizes através de consenso sobre monitorização intraparto[14-18] com o objetivo de atualizar as anteriores, publicadas em 1987,[19] usando uma linguagem acessível e conceitos simples, objetivos e fáceis de lembrar. A finalidade foi promover uma terminologia comum que fosse útil para pesquisa e para o aperfeiçoamento dos cuidados clínicos em todo o mundo. Ao incluir as opções de tratamento, o objetivo final foi contribuir para a redução na mortalidade perinatal e nas sequelas em longo prazo e, ao mesmo tempo, evitar intervenções obstétricas desnecessárias.

O processo envolveu um total de 50 especialistas, 34 nomeados pelas sociedades membros nacionais da FIGO e 16 convidados com base no número de publicações na área. O processo também envolveu a contribuição de autores indicados pela ACOG, pelo Royal College of Obstetricians and Gynaecologists (RCOG) e pela International Confederation of Midwives (ICM). Uma representação geográfica dos membros do painel do consenso é apresentada na **Figura 6-1**.

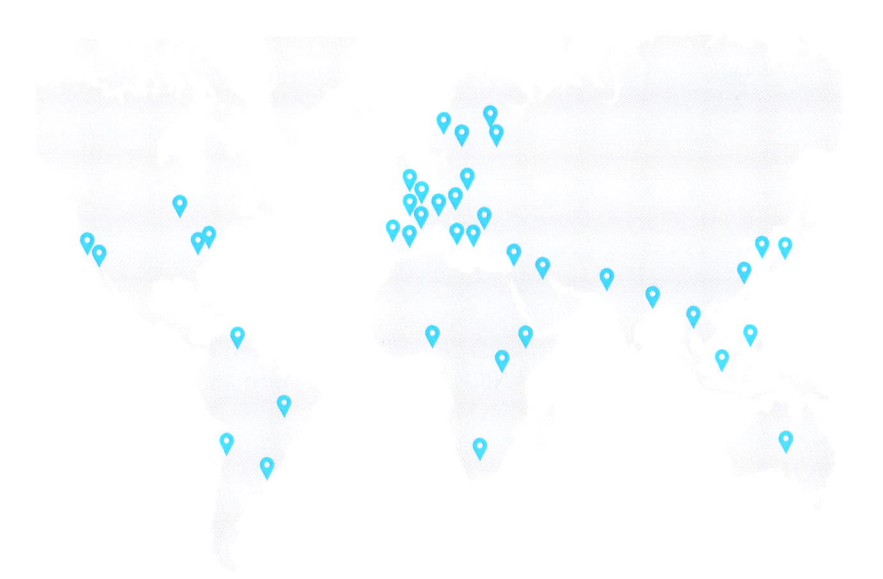

Figura 6-1. Representação geográfica dos membros do painel das diretrizes de consenso da FIGO 2015 sobre monitorização fetal intraparto.

O processo de consenso foi conduzido por e-mail e envolveu três rodadas de acordo para cada capítulo, seguidas por consentimento por escrito a ser incluído na lista do painel. Esse processo não envolveu financiamento interno ou externo e levou 10 meses para ser preparado, e mais 18 meses para ser concluído. As diretrizes foram endossadas pela European Association of Perinatal Medicine (EAPM) e pelo European Board and College of Obstetrics and Gynaecology (EBCOG) e apoiadas pela ACOG.

Neste capítulo oferecemos uma visão geral resumida dos conceitos apresentados sobre cardiotocografia. O documento completo pode ser acessado em: http://www.ijgo.org/article/S0020-7292(15)00395-1/pdf. Cardiotocografia, do grego *kardia* significando coração e *tokos* significando trabalho/nascimento, foi considerada o termo que mais bem descreve a monitorização contínua da FHR e dos sinais de contração uterina.

ANÁLISE DA CTG

A análise da CTG começa com a avaliação das características básicas desta, seguida pela classificação do traçado total.

Avaliação das Características Básicas da CTG

As características básicas da avaliação da CTG compreendem a avaliação da frequência da linha de base, da variabilidade, das acelerações, das desacelerações e de outros padrões da FHR, da atividade fetal e das contrações, e esse processo exige uma compreensão sólida da fisiologia subjacente.

FREQUÊNCIA CARDÍACA BASAL – o valor médio da FHR do segmento do traçado mais horizontal e menos oscilatório, estimado em um período de 10 min (podendo variar entre períodos diferentes), é expresso em batimentos por minuto (bpm). A atividade fetal e o estado de vigília devem ser observados, pois podem levar a uma estimativa basal erroneamente alta (ver **Fig. 6-8**).
  Frequência Basal normal – entre 110 e 160 bpm.
  Taquicardia – frequência basal superior a 160 bpm por mais de 10 min. Pirexia materna é a causa mais frequente, mas pode também estar associada à analgesia epidural, aos estágios iniciais de hipoxemia fetal, à administração de fármacos beta-agonistas, bloqueadores parassimpáticos e arritmias fetais, tais como taquicardia ventricular e *flutter* atrial.
  Bradicardia – frequência inferior a 110 bpm por mais de 10 min. Pode ser causada por hipóxia fetal aguda/acidose, hipotermia materna, administração de betabloqueadores e arritmias fetais como bloqueio atrioventricular.

VARIABILIDADE – oscilações da FHR, a amplitude média dos batimentos avaliada em segmentos de 1 min. A avaliação visual deste parâmetro pode ser bastante subjetiva; portanto, a reanálise cuidadosa é recomendada nos casos limítrofes.

Variabilidade normal – entre 5 e 25 bpm.

Variabilidade reduzida – inferior a 5 bpm por mais de 50 min observada nos segmentos da frequência basal (Fig. 6-2) ou durante mais de 3 min com desacelerações. Pode ser causada por hipóxia/acidose do sistema nervoso central, lesão cerebral prévia, infecção, administração de depressores do sistema nervoso central, ou de bloqueadores parassimpáticos. Durante o estado de sono fetal (Fig. 6-7), a variabilidade geralmente é baixa e, na análise visual, pode ser classificada como reduzida. Raramente esse estado excede 50 min, de modo que aguardar sua reversão esclarecerá a situação.

Variabilidade aumentada (padrão saltatório) – acima de 25 bpm por mais de 30 min (Fig. 6-3). Este padrão foi associado à hipóxia/acidose de evolução rápida.

ACELERAÇÕES – Aumento da FHR acima de 15 bpm e duração maior do que 15 segundos. A maioria das acelerações coincide com movimentos fetais e é um sinal de feto neurologicamente responsivo sem hipóxia/acidose. Os critérios de amplitude e frequência antes de 32 semanas são mais baixos (10 segundos e 10 bpm em amplitude).

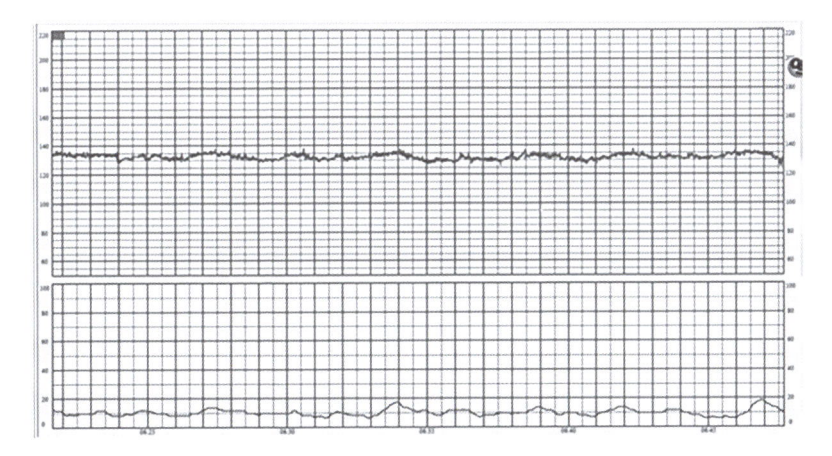

Figura 6-2. CTG registrando variabilidade basal reduzida.

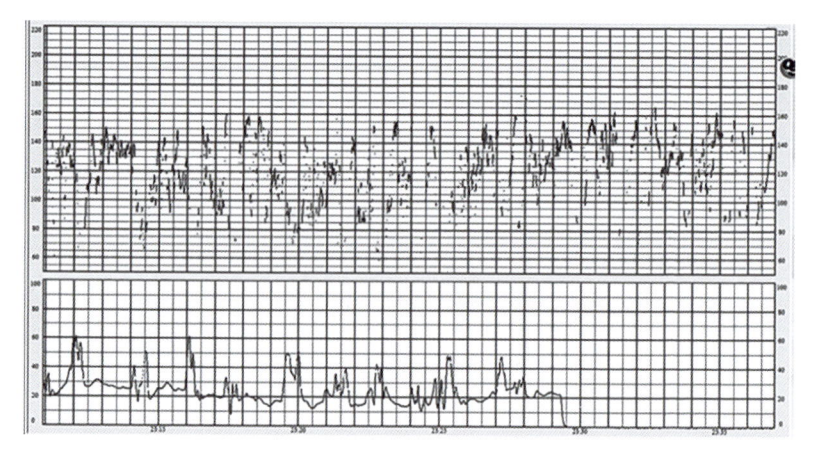

Figura 6-3. CTG registrando variabilidade aumentada.

DESACELERAÇÕES – queda da FHR maior que 15 bpm e duração > 15 segundos.
    Desacelerações precoces – queda discreta de curta duração, coincidente com as contrações e variabilidade normal. Acredita-se que sejam causadas por compressão da cabeça do feto, e não indicam hipóxia/acidose fetal.
    Desacelerações variáveis (formato em V) – queda aguda, com recuperação rápida, tamanho e formato variados, associada a contrações uterinas e variabilidade normal (Fig. 6-4A). Essas são o tipo mais frequente de

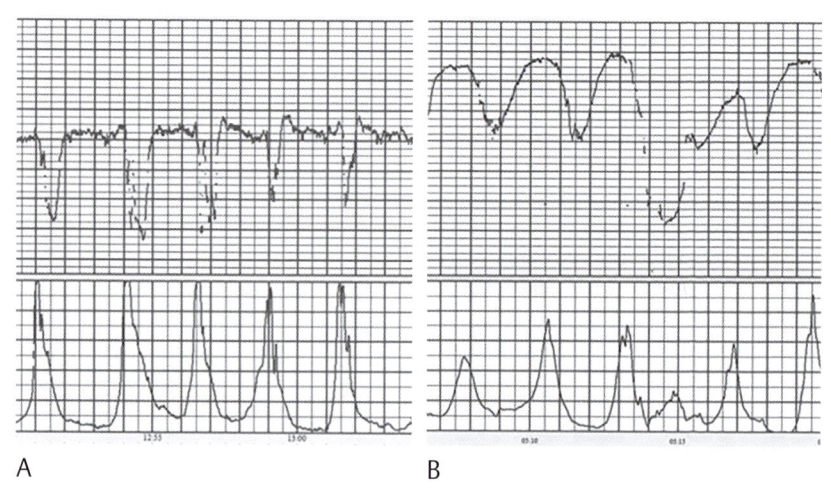

Figura 6-4. (**A**) CTG registrando desacelerações variáveis; (**B**) CTG registrando desacelerações tardias.

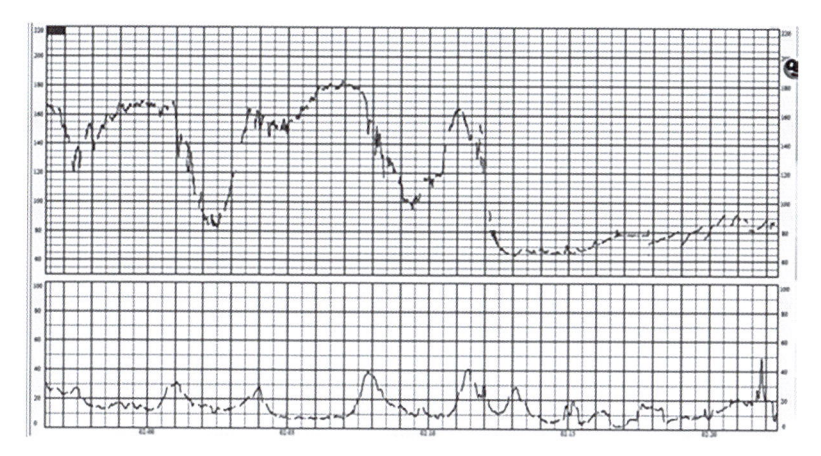

Figura 6-5. CTG registrando desaceleração prolongada com duração superior a 5 min, exigindo intervenção urgente.

desaceleração, constituem a maioria das desacelerações e traduzem a resposta ao aumento da pressão, mediada por barorreceptores, como ocorre com a compressão do cordão umbilical. Quando isoladas, raramente estão associadas a hipóxia/acidose fetal grave.

Desacelerações tardias (formato em U ou com **variabilidade reduzida**) – Desaceleração de início gradual, ou retorno gradual, ou variabilidade reduzida (Fig. 6-4B); começa mais de 20 segundos após o início de uma contração, nadir após o pico máximo da contração e recuperação após o fim da contração. Essas desacelerações representam uma resposta mediada por quimiorreceptores à hipoxemia fetal. Em um traçado sem acelerações e variabilidade reduzida, as desacelerações tardias também incluem aquelas com amplitude de 10-15 bpm.

Desacelerações prolongadas – Duram mais de 3 min. Têm a probabilidade de incluir um componente mediado por quimiorreceptor e, por isso, indicam hipoxemia. Se excederem 5 min de duração, com FHR < 80 bpm e variabilidade reduzida (Fig. 6-5), geralmente indicam hipóxia fetal aguda/acidose e exigem intervenção urgente.

PADRÃO SINUSOIDAL – linha de base ondulante, regular e suave, lembrando o formato de um sino, com amplitude de 5-15 bpm e frequência de 3-5 ciclos por min, durando mais de 30 min (Fig. 6-6A). Esse padrão ocorre mais frequentemente com anemia fetal, mas também tem sido associado a hipóxia fetal aguda, infecção, malformações cardíacas, hidrocefalia e gastrosquise. Um padrão similar, mas com uma linha de base serrilhada mais irregular, é chamado de pseudossinusoidal (Fig. 6-6B). Esse último não está associado a risco fetal e foi descrito após administração de analgésico e durante

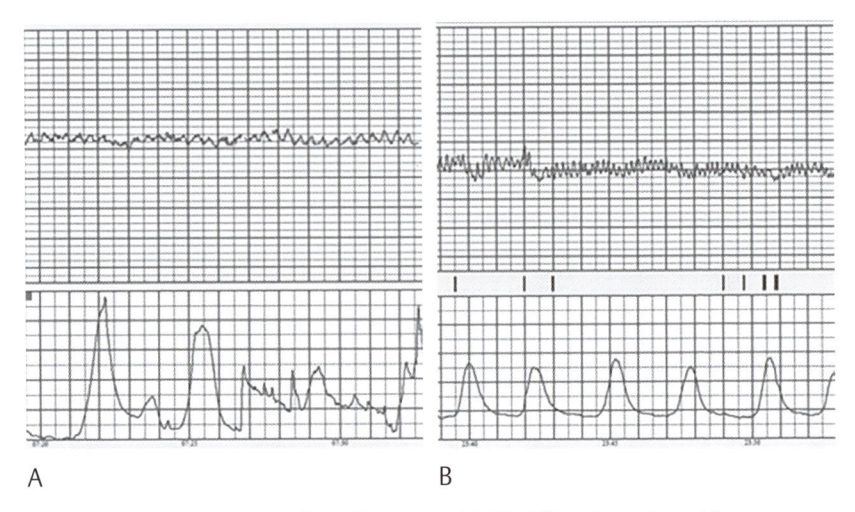

Figura 6-6. (**A**) CTG registrando padrão sinusoidal; (**B**) CTG registrando padrão pseudossinusoidal.

períodos de deglutição fetal e outros movimentos orais do bebê. Dura menos de 30 minutos e tem padrões normais antes e depois.

ATIVIDADE FETAL – referem-se a períodos fetais de sono profundo, alternando-se com sono ativo e vigília. A ocorrência de estados diferentes é a marca registrada de capacidade de resposta neurológica e ausência de hipóxia/acidose. O sono profundo pode durar até 50 minutos, e a CTG exibe uma

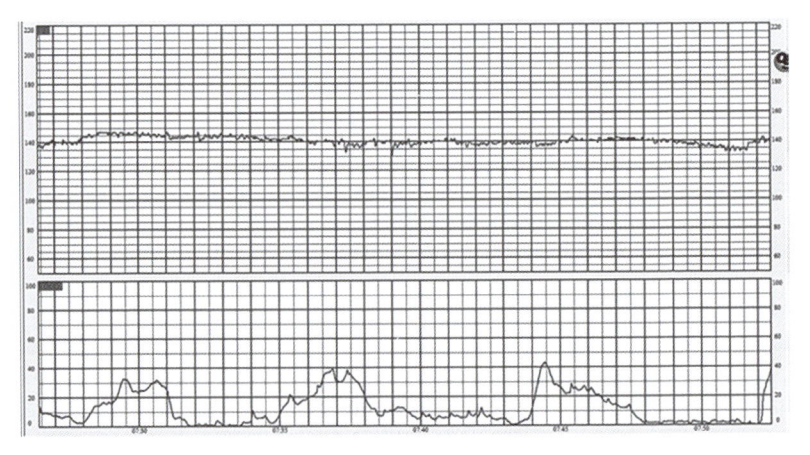

Figura 6-7. CTG representando o estado fetal de sono profundo, que pode durar até 50 min. Esse padrão é difícil de diferenciar daquele da variabilidade reduzida (**Fig. 6-2**). Somente a observação por algum tempo pode esclarecer a situação.

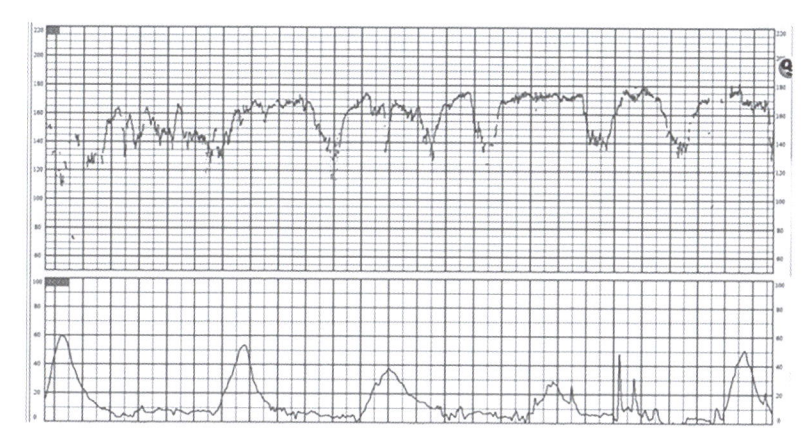

Figura 6-8. CTG representando o estado fetal de vigília ativa. Uma frequência basal aumentada pode ser identificada erroneamente, se for avaliada no pico das acelerações. Nesse caso, essa linha de base está por volta de 145 bpm.

linha de base estável, raras acelerações e variabilidade baixa (**Fig. 6-7**). O sono ativo é o estado mais frequente, representado por acelerações e variabilidade normal. A vigília ativa é mais rara, sendo representada por muitas acelerações e variabilidade normal (**Fig. 6-8**). Transições entre padrões diferentes tornam-se mais claras após 32-34 semanas de gestação.

CONTRAÇÕES – aumento gradual, seguido de queda simétrica da atividade uterina, que se apresenta em forma de sino, com 45-120 segundos de duração total. Com o tocodinamômetro, somente a frequência das contrações pode ser confiavelmente avaliada. A presença de mais de cinco contrações em 10 minutos, em dois períodos sucessivos de 10 minutos, ou na média em um período de 30 minutos, é chamada de taquissistolia.

Classificação do Traçado

Os traçados deverão ser classificados em uma de três categorias: normal, suspeita ou patológica, de acordo com os critérios apresentados na **Tabela 6-1**. Pela natureza dinâmica dos traçados de CTG durante o trabalho de parto, a reavaliação deve ser feita, pelo menos, uma vez a cada 30 minutos.

MANEJO

Quando as características do traçado (características básicas da CTG ou a classificação final) são sugestivas de um quadro iminente ou já estabelecido de hipóxia/acidose fetal, deve ser feita uma intervenção para evitar um resultado neonatal adverso, mas isso não significa necessariamente uma cesariana imediata ou parto vaginal instrumentado. A observação de um traçado de CTG de padrão suspeito ou com deterioração exige a busca de uma causa subjacente antes que ocorra um traçado patológico. Se uma situação reversível for

Tabela 6-1. Critérios de Classificação da CTG, Interpretação e Conduta Recomendada[a]

	NORMAL	SUSPEITOS	PATOLÓGICOS
Variabilidade da linha de base	110-160 bpm 5-25 bpm	Falta de, pelo menos, uma característica de normalidade, mas sem aspectos patológicos	< 100 bpm Variabilidade reduzida. Variabilidade aumentada. Padrão sinusal.
Desacelerações	Desacelerações não repetitivas[b]		Desacelerações tardias repetitivas[b] ou prolongadas por > 30 min (ou > 20 min se variabilidade reduzida). Desaceleração > 5 min
Interpretação	Sem hipóxia/acidose	Baixa probabilidade de hipóxia/acidose	Alta probabilidade de hipóxia/acidose
Conduta clínica	Sem intervenção necessária para melhorar estado de oxigenação fetal	Ação para corrigir causas reversíveis, se identificadas, monitorização estrita ou métodos adjuntos	Ação imediata para corrigir causas, métodos adjuntos ou, se isso não for possível, apressar o parto Em situações agudas, o parto deverá ser concluído

[a] A presença de acelerações denota um feto que não tem hipóxia/acidose, mas sua ausência durante o trabalho de parto tem significância incerta.
[b] As desacelerações têm natureza repetitiva quando são associadas a mais de 50% de contrações uterinas.

identificada, as medidas de correção devem ser tomadas para corrigir o processo e promover a recuperação fetal e o retorno ao traçado normal. Se não ocorrer a reversão do quadro ou se ocorrer um agravamento, deve-se considerar avaliação complementar ou parto rápido, se o padrão se tornar patológico.

Causas Reversíveis de Hipóxia/Acidose Fetal

A *atividade uterina excessiva* é a causa mais frequente de uma CTG anormal, e isso pode ser detectado no traçado pela presença de taquissistolia ou palpando-se o fundo uterino. Geralmente, a redução ou a interrupção da infusão de ocitocina ou a rápida tocólise reverte o quadro de taquissistolia. Durante o segundo estágio do trabalho de parto, os esforços maternos de expulsão também podem contribuir para reduzir a perfusão da placenta, e a mãe deverá ser instruída a parar com os esforços até que a situação seja revertida.

A *compressão cava-aorta* é frequente na posição supina e resulta em perfusão placentária reduzida. Voltando-se a mãe para a posição de lado, o padrão da CTG geralmente se normaliza.

A *hipotensão materna súbita* pode ocorrer após analgesia epidural ou espinal, o que geralmente é reversível por administração rápida de fluido e/ou efedrina intravenosa.

Algumas complicações respiratórias ou circulatórias maternas também podem ser de natureza reversível (p. ex., asma grave, choque hemorrágico, parada cardiorrespiratória, tromboembolia pulmonar, convulsões generalizadas). Dependendo da intensidade, duração e reversibilidade dessas situações, pode-se recomendar que se aguarde a normalização da oxigenação fetal após sua ocorrência.

CAUSAS OCULTAS E IRREVERSÍVEIS DE HIPÓXIA/ACIDOSE FETAL

Outras causas podem não ser imediatamente identificáveis (p. ex., compressão oculta do cordão, hemorragia fetal) ou podem não ser de natureza reversível (p. ex., ruptura uterina, descolamento de placenta, prolapso de cordão). O parto imediato é exigido para todas as causas irreversíveis.

O julgamento clínico satisfatório é exigido para se diagnosticar a causa subjacente de uma CTG anormal e para julgar a intensidade e a velocidade de instalação da hipóxia/acidose fetal. A capacidade fetal de conter o insulto, a reversibilidade da situação e a probabilidade de recorrência também precisam ser consideradas. Todos esses aspectos são importantes para o objetivo de se evitar um resultado adverso, equilibrado contra os riscos de intervenção obstétrica desnecessária. Em caso de dúvida sobre a ocorrência de hipóxia/acidose fetal, a tecnologia adjunta pode ser usada para esclarecer a situação, e esses recursos são considerados em capítulo à parte das diretrizes, que podem ser acessados em: www.ijgo.org/article/S0020-7292(15)00396-3.pdf.

CONCLUSÃO

O objetivo da monitorização da FHR intraparto é diferenciar a compensação fetal da descompensação para instituir intervenções a tempo de melhorarem os resultados perinatais sem aumento das intervenções operatórias. A cardiotocografia está associada à variação significativa inter e intraobservadores, pois envolve um grau de "reconhecimento de padrão". As diretrizes nacionais e internacionais sobre interpretação de CTG, como as do NICE e da FIGO, visam melhorar a comunicação entre parteiras e obstetras, a fim de reduzir a variação na prática clínica e identificar aspectos adversos que possam estar associados a resultados perinatais ruins. Entretanto, nenhuma diretriz é perfeita ou "infalível", e é responsabilidade do obstetra ou do médico compreender a fisiopatologia da hipóxia intraparto, assim como o "cenário clínico mais amplo", como reserva fetal, presença de mecônio, sangramento intraparto, corioamnionite e velocidade de progresso do trabalho de parto enquanto se aplicam essas diretrizes clínicas durante a conduta de casos individuais para aperfeiçoar os resultados.

Referências

1. Xu H, Mas-Calvet M, Wei SQ, et al. Abnormal fetal heart rate tracing patterns in patients with thick meconium staining of the amniotic fluid: association with perinatal outcomes. *Am J Obstet Gynecol* 2009;200(3):283.e1-7.
2. McDonnell S, Chandraharan E. Fetal heart rate interpretation in the second stage of labour: pearls and pitfalls. *Br J Medic Medical Res* 2015;7(12):957-70.
3. National Institute for Health and Care Excellence (NICE). Intrapartum care for healthy women and their babies. *NICE Clinical Guideline* 3 December 2014;190. Online. Available: https://www.nice.org.uk/guidance/cg190/resources/intrapartum-care-forhealthy-women-and-babies-35109866447557 [Accessed: 10.08.16].
4. Westgate JA, Bennet L, Gunn AJ. Fetal heart rate variability changes during brief repeated umbilical cord occlusion in near term fetal sheep. *Br J Obstet Gynaecol* 1999;106(7):664-71.
5. Okamura M, Itakura A, Kurauchi O, et al. Fetal heart rate patterns associated with periventricular leukomalacia. *Int J Gynaecol Obstet* 1997;56(1):13-8.
6. Chandraharan E, Wiberg N. Fetal scalp blood sampling during labor: an appraisal of the physiological basis and scientific evidence. *Acta Obstet Gynecol Scand* 2014;93(6):544-7.
7. Chandraharan E. Fetal scalp blood sampling during labour: is it a useful diagnostic test or a historical test that no longer has a place in modern clinical obstetrics? *Br J Obstet Gynaecol* 2014;121(9):1056-62.
8. Chandraharan E. Should National Guidelines continue to recommend fetal scalp blood sampling during labour? *J Matern Fetal Neonatal Med* 2016;13:1-9.
9. Skupski DW, Rosenberg CR, Eglinton GS. Intrapartum fetal stimulation tests: a meta-analysis. *Obstet Gynecol* 2002;99(1):129-34.
10. Elimian A, Figueroa R, Tejani N. Intrapartum assessment of fetal well-being: a comparison of scalp stimulation with scalp blood pH sampling. *Obstet Gynecol* 1997;89(3):373-6.
11. Gracia-Perez-Bonfils A, Chandraharan E. Impact of a physiology-based "predictive" CTG training on the knowledge of types of intrapartum fetal hypoxia amongst midwives and obstetricians. *J Perinat Med* 2015;43:0151.
12. Chandraharan E, Arulkumaran S. Prevention of birth asphyxia: responding appropriately to cardiotocograph (CTG) traces. *Best Pract Res Clin Obstet Gynaecol* 2007;21(4):609-24.
13. Pinas A, Chandraharan E. Continuous cardiotocography during labour: analysis, classification and management. *Best Pract Res Clin Obstet Gynaecol* 2015;30:33-47.
14. Ayres-de-Campos D, Arulkumaran S for the FIGO Intrapartum Fetal Monitoring Expert Consensus Panel. FIGO consensus guidelines on intrapartum fetal monitoring: introduction. *Int J Gynecol Obstet* 2015;131:3-4. Online. Available: http://www.ijgo.org/article/S0020-7292(15)00392-6/pdf [Accessed: 10.08.16].
15. Ayres-de-Campos D, Arulkumaran S for the FIGO Intrapartum Fetal Monitoring Expert Consensus Panel. FIGO consensus guidelines on intrapartum fetal monitoring: physiology of fetal oxygenation and the main goals of intrapartum fetal monitoring. *Int J Gynecol Obstet* 2015;131:5-8. Online. Available: http://www.ijgo.org/article/S0020-7292(15)00393-8/pdf [Accessed: 10.08.16].
16. Lewis D, Downe S for the FIGO Intrapartum Fetal Monitoring Expert Consensus Panel. FIGO consensus guidelines on intrapartum fetal monitoring: intermitente

auscultation. *Int J Gynecol Obstet* 2015;131:9–12. Online. Available: http://www.ijgo.org/article/S0020-7292(15)00394-X/pdf. [Accessed: 10 August 2016.]

17. Ayres-de-Campos D, Spong CY, Chandraharan E for the FIGO Intrapartum Fetal Monitoring Expert Consensus Panel. FIGO consensus guidelines on intrapartum fetal monitoring: cardiotocography. Int J Gynecol Obstet 2015;131(1):13–24. Online. Available: http://www.ijgo.org/article/S0020-7292(15)00395-1/pdf. [Accessed: 10 August 2016.]

18. Visser GHA, Ayres-de-Campos D for the FIGO Intrapartum Fetal Monitoring Expert Consensus Panel. FIGO consensus guidelines on intrapartum fetal monitoring: adjunctive technologies. *Int J Gynecol Obstet* 2015;131:25-9. Online. Available: http://www.ijgo.org/article/S0020-7292(15)00396-3/pdf [Accessed: 10.08.16].

19. FIGO Subcommittee on Standards in Perinatal Medicine. Guidelines for the use of fetal monitoring. *Int J Gynecol Obstet* 1987;25(3):159-67.

CAPÍTULO 7

VIGILÂNCIA FETAL PRÉ-NATAL

Donald Gibb • Sabaratnam Arulkumaran

Em 2016, o NHS England publicou um relatório com orientações para assistência às gestantes com o objetivo de reduzir o número de natimortos.[1] Essas orientações apresentam quatro componentes baseados nas principais causas de parto de natimortos: redução do tabagismo na gestação, avaliação de risco e cuidados na gestação com crescimento restrito, aumento do estado de alerta no caso de redução dos movimentos fetais e monitorização fetal efetiva durante o trabalho de parto. Este capítulo trata da vigilância fetal pré-natal e inclui seções sobre a detecção e vigilância do crescimento restrito e a conduta no caso de redução dos movimentos fetais.

As mães de baixo risco poderão ser acompanhadas por enfermeiras obstétricas em clínicas de atenção básica de cuidados pré-natais. As pacientes de alto risco devem ser acompanhadas em clínicas hospitalares, atendidas por médicos com mais frequência. As gestantes de alto risco exigem facilidade de acesso a serviços de avaliação especializada. As unidades de avaliação materno-fetal tornaram-se uma característica padrão na maioria dos serviços das grandes maternidades. Os benefícios desses serviços incluem a reunião em um só local dos vários testes com a compilação e revisão dos resultados. A avaliação e a revisão ambulatorial diária podem ser feitas sem necessidade de internação hospitalar, como era a norma anteriormente. Entretanto, o acesso fácil pode levar a um exagero na realização de exames, que irão apresentar resultados completamente normais. A elaboração de protocolos de referência e a realização de auditoria são importantes. A unidade de avaliação deverá estar localizada próximo ao departamento de ultrassom, porque a maioria das verificações no período pré-natal depende desse exame. O método mais simples de avaliação do feto é a cardiotocografia (CTG) pré-natal. A interpretação computadorizada da CTG está disponível por meio de vários fabricantes. Esses sistemas também fornecem armazenagem eletrônica da CTG. Isso é muito útil, pois os traçados de CTG, muitas vezes, extraviam-se, e o traçado original, em geral, fica apagado em pouco tempo. Se o traçado de CTG não for armazenado eletronicamente, deverá ser feita uma cópia para maior duração. Devemos evitar a dependência em relação à análise computadorizada do traçado, com risco de consequente perda das habilidades humanas de interpretação. O melhor computador é o cérebro humano! A unidade deverá ter uma equipe de enfermeiras obstétricas motivadas, que trabalhem com médicos dedicados para avaliar aqueles casos suspeitos de alto risco. A solicitação de exames deve ser feita com uma projeção dos resultados prováveis e um plano de conduta posterior. Como padrão, isso não deverá ser delegado a um membro júnior da equipe.

IDENTIFICAÇÃO DO FETO EM RISCO

Há dois grupos de gestantes que podem exigir avaliação fetal:

1. Pacientes com história prévia de fatores de risco reconhecidos, como natimorto e morte neonatal prévia, ou distúrbios clínicos como diabetes melito, hipertensão ou outros.
2. Pacientes de baixo risco que desenvolvem complicações obstétricas durante a gravidez, tais como hemorragia anteparto, hipertensão, movimentos fetais reduzidos, crescimento intrauterino restrito, colestase ou prolongamento da gestação.

Resultados adversos devidos a eventos agudos, como oclusão do cordão ou descolamento da placenta, não podem ser previstos pelos testes existentes de bem-estar fetal. A avaliação fetal indicada pelos fatores de risco mencionados na história passada só pode ser feita para tranquilização da mãe e deverá ser minimizada. A solicitação excessiva de exames pode gerar ansiedade e *consumir recursos muito necessários.* O comprometimento crônico devido à insuficiência placentária causa restrição de crescimento ou desnutrição em graus variáveis. Alguns desses resultados adversos podem ser prevenidos por identificação do feto em risco e intervenção apropriada. A hipóxia não é o único mecanismo de comprometimento. Outros quadros como diabetes melito, isoimunização Rh e infecção materna ou fetal podem apresentar uma ameaça diferente. A seleção dos testes apropriados de acordo com o quadro é importante. Deverá haver um protocolo de avaliação para cada situação.

Os casos são encaminhados para avaliação fetal por vários motivos. As indicações mais comuns são: tamanho abdominal inadequado para idade gestacional e movimentos fetais reduzidos. Sangramento vaginal, trabalho de parto pré-termo, gestação prolongada e hipertensão também são comuns.

CRESCIMENTO FETAL

O tamanho do abdome pode ser diferente daquele esperado para a idade gestacional. Mais frequentemente, ele é menor do que maior. A importância de se detectar fetos pequenos foi destacada no Capítulo 2.

O cenário clínico pode indicar risco de crescimento intrauterino restrito hipóxico (IUGR) em situações bem reconhecidas: história prévia de IUGR, malnutrição materna, tabagismo, álcool, abuso de drogas, condições clínicas, hipertensão gestacional, gestação múltipla e outras condições. O algoritmo sugerido pelo Royal College of Obstetricians and Gynaecologists (RCOG) para triagem e vigilância de crescimento fetal em gestações de filho único é apresentado na **Figura 7-1**[2] e deverá ser usado para identificar mães em risco de crescimento

Baixo risco
- Ausência de fatores de risco desconhecidos

Sem fatores de risco →

Cuidados de baixo risco
Avaliação seriada (2-3 semanal) de altura uterina (AV) de 26-28 semanas até o parto; medições da SFH impressas em gráfico

↓

Crescimento anormal suspeito (AV < 10º percentil ou medições seriadas que demonstram crescimento lento ou ausente)

↓

Encaminhamento direto para avaliação (assim que possível, e deverá ser dentro de 72 horas) de peso fetal estimado (EFW), volume de líquido e Doppler de artéria umbilical → **Normal**

↓

Crescimento anormal ou índice anormal de pulsatilidade de artéria umbilical → Seguir as orientações do RCOG para manejo de feto SGA

↓

Risco aumentado: um ou mais dos seguintes fatores:

Fatores de risco maternos
- Idade materna > 40 anos
- Fumante (na admissão)
- Uso indevido de drogas

História de gestação anterior
- SA prévio (< 10º percentil)
- Natimorto prévio

História clínica materna
- Hipertensão crônica
- Diabetes
- Insuficiência renal
- Síndrome de antifosfolipídios

Inadequado para monitorização por altura do fundo uterino, ou seja:
- Miomas grandes
- BMI > 35

Complicações atuais da gestação Início da Gravidez
- PAPP-A < 0,415 MoM
- Intestino fetal ecogênico

Gravidez mais avançada
- Hipertensão grave induzida pela gestação ou pré-eclâmpsia (= PIH e proteinúria)
- Hemorragia anteparto sem explicação

Um ou mais fatores de risco →

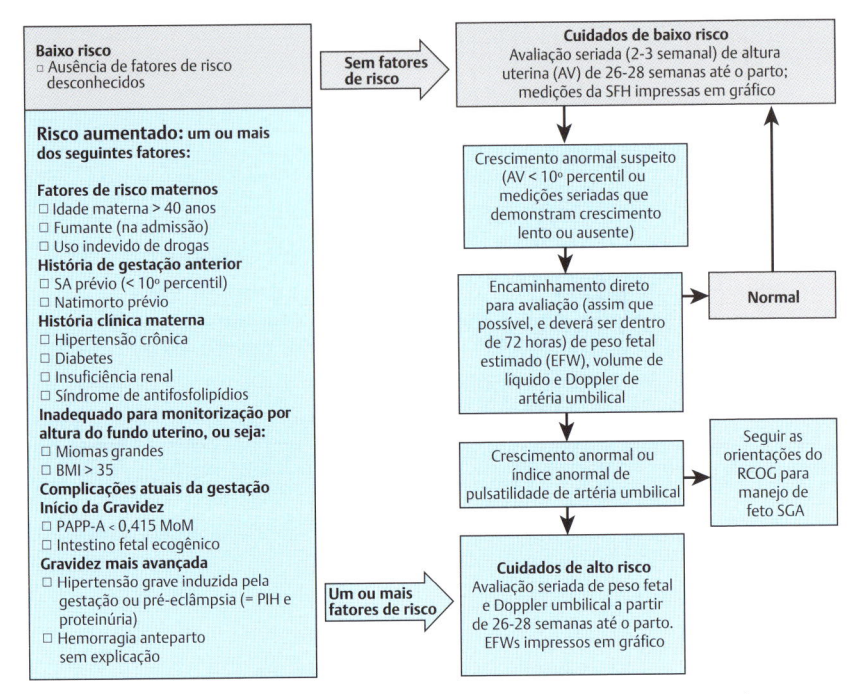

Cuidados de alto risco
Avaliação seriada de peso fetal e Doppler umbilical a partir de 26-28 semanas até o parto. EFWs impressos em gráfico

Figura 7-1. Algoritmo e ferramenta de avaliação de risco – triagem e vigilância de crescimento fetal em gestações de filho único. *(Reproduzida com autorização de: NSH England document "Saving Babies" lives – a Care bundle for reducing still births" – 2016 under Open Government License 3.0 and that of the Royal College of Obstetricians and Gynaecologists. The investigation and management of small for gestational age fetus. Green-top Guideline No. 31. London: RCOG: 2013.)*

restrito. As gestantes de baixo risco devem ser acompanhadas com a medida da altura uterina colocada em gráfico, e as de alto risco devem fazer as medidas por ultrassom seriado com um cálculo estimado de peso e que deverá ser impresso em um gráfico.

A medida da altura uterina (ver **Figs. 2-1** e **2-2**) em centímetros, de um feto único em situação longitudinal, deve ser colocada em um gráfico. Se a medida da altura uterina for 2 cm ou mais menor do que a esperada para 36 semanas de idade gestacional, ou 3 cm nas gestações acima de 36 semanas, o feto é considerado pequeno para a idade gestacional. Os fatores confundidores associados a posição anormal, obesidade, miomas, gestação múltipla e polidrâmnio também devem ser considerados.

O achado clínico de feto pequeno para a idade gestacional é uma indicação para avaliação por ultrassom.

No exame por ultrassom, as medidas da circunferência da cabeça (HC), da circunferência abdominal (AC) e do comprimento do fêmur (FL) são obtidas e impressas em um gráfico de crescimento (**Fig. 7-2**). A AC reflete o peso fetal

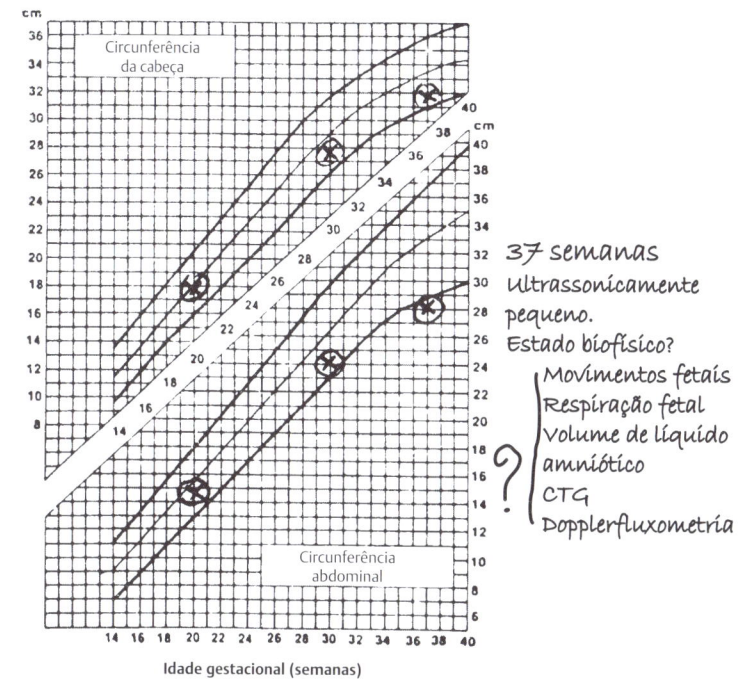

Figura 7-2. Gráfico de ultrassom – pequeno para idade gestacional.

com maior acurácia, e, quando está abaixo do 5º percentil, o feto é considerado pequeno para a idade gestacional. Gráficos de crescimento fetal usando a medida da altura uterina feitos especificamente de acordo com etnia, paridade, altura e peso da mãe estão livremente disponíveis.[3,4] Eles são recomendados pelo RCOG pois podem ajudar a identificar mais casos de IUGR do que os gráficos convencionais.[2] Da mesma forma, gráficos de crescimento específicos estão disponíveis para cálculo de peso fetal por ultrassom.[3,4] Um feto pequeno na avaliação por ultrassom pode ser saudável e pequeno por condição genética. Porém, o feto pequeno pode ser patologicamente pequeno em virtude de um processo anormal. Para distinguir um do outro, devem-se levar em conta:

- fatores de risco;
- volume do líquido amniótico;
- movimentos fetais subjetivos e objetivos;
- CTG;
- outros elementos do perfil biofísico: respiração fetal, tônus fetal, velocidade do fluxo sanguíneo, formação de onda nos vasos do feto pelo ultrassom com Doppler.

O feto patologicamente pequeno é aquele que apresenta crescimento intrauterino restrito. Esse termo indica a probabilidade de haver um processo de hipóxia em evolução.

A patologia da restrição de crescimento é definida pelo tamanho, mas a função é mais importante.

Nem todos os fetos pequenos apresentam IUGR.

Um feto com crescimento restrito é aquele que não realizou seu potencial de crescimento intrínseco.

O bebê com crescimento restrito identificado no pré-natal ou na admissão para o parto deve receber cuidados especiais com monitorização eletrônica contínua, uso cuidadoso de ocitocina, quando necessário, e deve-se evitar o prolongamento indevido do processo do trabalho de parto. A confirmação do IUGR hipóxico é feita pelas observações do neonatologista sobre o peso (em relação ao peso esperado para a idade gestacional) e o comportamento neonatal. Geralmente, esses bebês apresentam abdome escafoide, pouca deposição de gordura subcutânea nos membros e podem ser reconhecidos pelos índices ponderais.

AVALIAÇÃO BIOFÍSICA DE SAÚDE FETAL

Movimentos Fetais

A partir da 24ª semana de gestação, a observação dos movimentos do feto e sua importância deverão ser explicadas a todas as mães. Movimentos fetais reduzidos ou ausentes deverão ser cuidadosamente investigados usando-se a recomendação do RCOG:[5] realizar CTG e, se um ultrassom não foi feito nas últimas duas semanas, realizar uma avaliação do crescimento e do volume do líquido amniótico para excluir IUGR. Os movimentos fetais percebidos pela mãe representam um indicador confiável de saúde fetal. As mulheres devem receber orientação sobre a importância de estarem alertas para isso. A circunferência abdominal adequada e o volume normal do líquido amniótico no ultrassom são sinais tranquilizadores, e o feto é sempre visualizado na ultrassonografia. A paciente também observará essas imagens e ficará reconfortada. Em geral, depois, ou mesmo durante a avaliação, o feto recomeça os movimentos normais, e não há necessidade de outra avaliação.

Em um ensaio randomizado envolvendo 68.000 mulheres, o uso rotineiro de gráficos de movimento fetal não foi benéfico em comparação com o uso seletivo.[6] A redução ou a ausência dos movimentos fetais foram preditivas de resultado perinatal ruim, mas não foi possível prevenir esse resultado. Isso pode ter ocorrido porque os ensaios relataram diferentes tempos de observação e controle inadequado, possivelmente tardia ou dependente somente da CTG. Para evitar essas ocorrências, a NHS England[1] formulou um roteiro de avaliação apresentado no **Quadro 7-1**.

O método geralmente usado no Reino Unido é o gráfico "conte até dez", de Cardiff. Sadovsky, que estudou extensivamente os movimentos fetais, sugeriu que deveria haver quatro movimentos fetais em um período de 2 horas por dia, e um movimento tinha de ser forte.[7] A expectativa de quatro movimentos fetais em 2 horas ou de 10 em 12 horas é arbitrária e se correlaciona com resultado perinatal bom.[8-10] Um movimento fetal único sentido pela mãe pode não ser registrado pelos dispositivos de detecção de movimento do ultrassom.

> **Quadro 7-1.** Aspectos da avaliação para indicação de Manejo no Caso de Movimentos Fetais Reduzidos[a]

Baseada na diretriz 57 do RCOG.[5]
Para mulheres com gestação de ≥ 28 semanas.
Manter notas de orientação sobre encaminhamento à Unidade de Medicina Fetal para pacientes com gestação de < 24 semanas.

Atendimento no caso de Movimentos Fetais Reduzidos (RFM)
- Perguntar
  Existe a percepção materna de movimentos fetais reduzidos?
- Avaliar
  Existem fatores de risco para crescimento fetal restrito (FGR) ou parto de natimorto? Considerar – consultas múltiplas para RFM, FGR conhecido, hipertensão materna, diabetes, extremos de idade materna, primiparidade, tabagismo, obesidade, fatores étnicos/raciais, história obstétrica anterior de FGR ou natimorto e questões com acesso a cuidados.
- Atuar
  Auscultar o coração do feto (Doppler/Pinard manual)
  Realizar cardiotocografia para avaliar frequência cardíaca fetal de acordo com diretrizes nacionais.
  Se fatores de risco para FGR/natimorto, realizar ultrassom para avaliação do crescimento fetal, volume de liquor e Doppler de artéria umbilical dentro de 24 horas.
- Recomendar
  Transmitir resultados das investigações para a mãe.
  A mãe deverá ser atendida novamente, se houver novas reduções nos movimentos fetais a qualquer momento.
- Atuar
  Atuar imediatamente diante de resultados anormais.

[a] Reproduzido com autorização de: Documento do NSH England: "Saving Babies" lives - a Care bundle for reducing still births" – 2016 under Open Government License 3.0 and that of the Royal College of Obstetricians and Gynaecologists. *Reduced Fetal Movements*. Green-top Guideline No. 57. London: RCOG:2011.[1]

Entretanto, quando a mãe sente vários movimentos fetais durante 15-20 segundos, eles são detectados pelo transdutor de ultrassom e, quase sempre, associados às acelerações da frequência cardíaca fetal (FHR).[11] As mulheres devem ser tranquilizadas quando estes movimentos fetais agrupados estão presentes.

A resposta mais comum à pergunta "O bebê está se movimentando?" é "Sim, muito." Precisamos estar preparados para a próxima pergunta: "Ele pode se movimentar demais? Isso pode ser ruim?". Há muitos relatos de casos de médicos experientes sobre movimentos fetais excessivos seguidos de óbito no útero. A causa do óbito fetal pode ser um evento agudo e acidentes com o cordão ou descolamento de placenta. Convulsões intrauterinas podem ocorrer em virtude de uma anormalidade cerebral preexistente ou por outro mecanismo, e podem ser relatadas pela mãe como movimento fetal excessivo seguido de morte. Esses eventos são extremamente raros e não devem comprometer a afirmação geral à mãe de que a percepção de muitos movimentos fetais é um fenômeno saudável. Quando uma mulher se queixa de movimentos fetais em excesso, a reversão a movimentos normais é reconfortante, mas, se ocorrer ausência subsequente desses movimentos, ela deverá ser atendida com urgência para revisão.

O aumento da atividade fetal pode provocar acelerações muito frequentes, imitando um quadro de taquicardia fetal, e o registro síncrono automático de movimentos fetais, feito pelos monitores mais novos, ajuda a esclarecer essa situação.[12] Há monitores usando actogramas que tentam registrar o movimento fetal e a respiração fetal além da FHR. Entretanto, a aplicação clínica desse princípio continua aguardando aprovação.

Monitorização Eletrônica Anteparto da Frequência Cardíaca Fetal

Teste sem estresse

O registro da FHR por um período de 20-30 minutos sem qualquer esforço induzido (como infusão de ocitocina ou estimulação de mamilo), para produzir contrações uterinas, é chamado de teste sem estresse (NST). No Reino Unido, ele é conhecido como CTG pré-natal. O teste deve durar até que a reatividade seja observada – ou seja, até a ocorrência de duas acelerações em um período de 10 minutos. A fase de sono sem movimento fetal e sem acelerações de FHR geralmente não excede 40 minutos na maioria dos fetos sadios, e quase todos os fetos sadios mostram um traçado reativo dentro de 90 minutos.[13] Essa é a base teórica para se estender o NST por 40 minutos quando o traçado não for reativo nos primeiros 20 minutos.

Um resumo da interpretação do NST na International Federation of Obstetrics and Gynaecology (FIGO)[14,15] e as ações recomendadas com cada tipo de traçado são apresentados a seguir.

Cardiotocografia anteparto (NST)

Normal/reativa

- Pelo menos, duas acelerações (15 batimentos por > 15 seg) em 10 min (traçado reativo), frequência cardíaca basal de 110-150 batimentos por min (bpm), variabilidade da linha de base 5-25 bpm, ausência de desacelerações.
- Desacelerações discretas esporádicas (amplitude < 40 bpm, duração < 30 seg.) são aceitáveis após uma aceleração.
- Quando existe taquicardia moderada (150-170 bpm) ou bradicardia (100-110 bpm), um traçado reativo sem desacelerações reassegura a boa saúde.

Interpretação/ação: Repetir de acordo com a situação clínica e o grau de risco fetal.

Suspeita/duvidosa

- Ausência de acelerações por > 40 min (não reativo).
- Frequência cardíaca basal de 150-170 bpm ou 110-100 bpm, variabilidade da linha de base > 25 bpm na ausência de acelerações.

- Desacelerações esporádicas de qualquer tipo, sem desacelerações graves como as descritas a seguir.

Interpretação/ação: Manter a monitorização por 90 minutos até que o traçado se torne reativo, ou repetir CTG dentro de 24 horas, índice de líquido amniótico (AFI) ou medida vertical da maior bolsa de líquido amniótico/perfil biofísico (BPP)/dopplerfluxometria por ultrassom.

Patológica/anormal

- Frequência cardíaca basal < 100 bpm ou > 170 bpm.
- Padrão silente < 5 bpm durante > 90 min.
- Padrão sinusoidal (frequência de oscilação < 2-5 ciclos/min, amplitude de 2-10 bpm por > 40 min sem aceleração e sem área de variabilidade basal normal).
- Desacelerações variáveis repetidas tardias, prolongadas (> 1 min) e intensas (> 40 bpm).

Interpretação/ação: Avaliação complementar (avaliação ultrassônica de volume do líquido amniótico, BPP, dopplerfluxometria). Parto, se clinicamente apropriado.

A cardiotocografia anteparto (ou NST) geralmente é indicada para diagnóstico, o seu valor para triagem ainda não foi comprovado.[14,15] A análise agrupada de quatro estudos de NST envolvendo 10.169 pacientes revelou um resultado satisfatório, com taxa falso-negativa de 7 por 10.000 casos.[16-19] A NST pode ser anormal não somente por causa da hipóxia, mas também por outras causas associadas à variabilidade reduzida em virtude de infecção, medicamentos, malformação congênita, hemorragia cerebral e arritmia cardíaca. Uma revisão da história com avaliação complementar será útil para esclarecer a causa.

AVALIAÇÃO DE VOLUME DE LÍQUIDO AMNIÓTICO

A urina fetal contribui significativamente para o volume de líquido amniótico. Fetos sem rins apresentam quadros graves de oligoidrâmnio. Com a função placentária diminuída e a perfusão renal reduzida, o volume de líquido amniótico diminui. O resultado perinatal é ruim quando o volume de líquido amniótico está reduzido no parto.[20-22]

A avaliação clínica do volume do líquido amniótico por palpação abdominal não é eficaz. A impressão do volume de líquido amniótico ganho no exame por ultrassom é pouco confiável. A avaliação objetiva da profundidade vertical da maior bolsa de líquido amniótico após exclusão das alças do cordão ou da soma das bolsas verticais dos quatro quadrantes do útero (AFI) é usada na prática. Revisão recente da literatura sugere que ou a AFI ou a bolsa vertical maior única pode ser usada como medida objetiva.[23] O líquido amniótico reduzido identificado por qualquer método está associado a um resultado fetal ruim,[20-22] e o parto deverá ser considerado, assumindo-se uma idade gestacional razoável. Se apenas uma bolsa vertical for medida, um valor menor do que 3 cm na maior bolsa é uma indicação para o parto.

Na gestação pós-termo, ou naquela complicada por restrição grave de crescimento, o declínio do volume de líquido pode ser de até um terço por semana, recomendando-se a avaliação até duas vezes por semana. A avaliação de líquido amniótico e de NST é a conduta inicial indicada em gestações de alto risco, sendo adequada para a maioria das mulheres. A morte fetal anteparto dentro de uma semana após uma NST reativa pode ocorrer nos casos com AFI inferior a 5.[24] É bem possível para um feto com NST reativa e bons movimentos fetais ir a óbito repentinamente na presença de oligoidrâmnio acentuado (**Fig. 7-3A-C**). A causa pode ser compressão do cordão umbilical. A maioria dos centros hoje reconhece que, para gestações de alto risco com suspeita de redução de volume de líquido amniótico (p.ex., IUGR, pós-termo etc.), é recomendável realizar uma estimativa desse volume. Um diagrama esquemático incorporando AFI e NST como avaliação de primeira linha é mostrado na **Figura 7-4**.

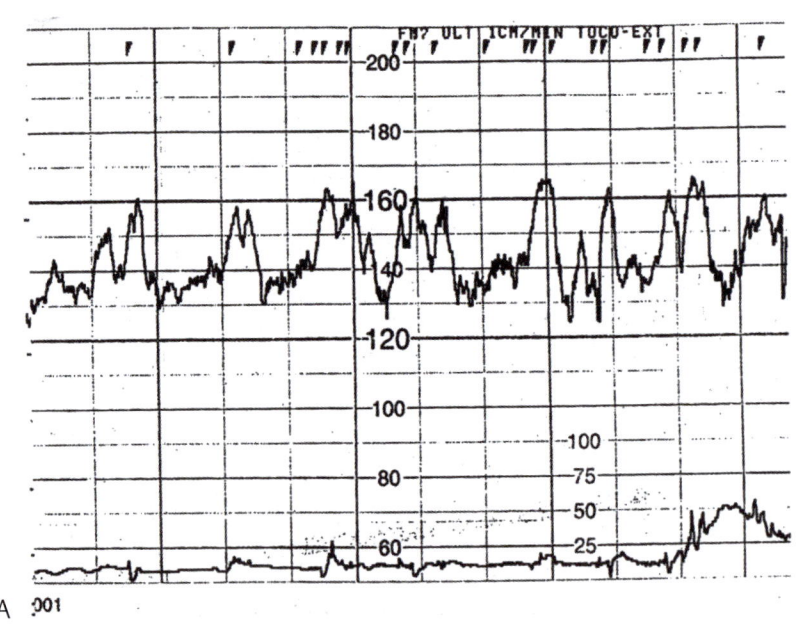

Figura 7-3. (**A**) NST em feto pós-maduro: observados variabilidade e movimentos fetais; *(Continua.)*

VIGILÂNCIA FETAL PRÉ-NATAL 99

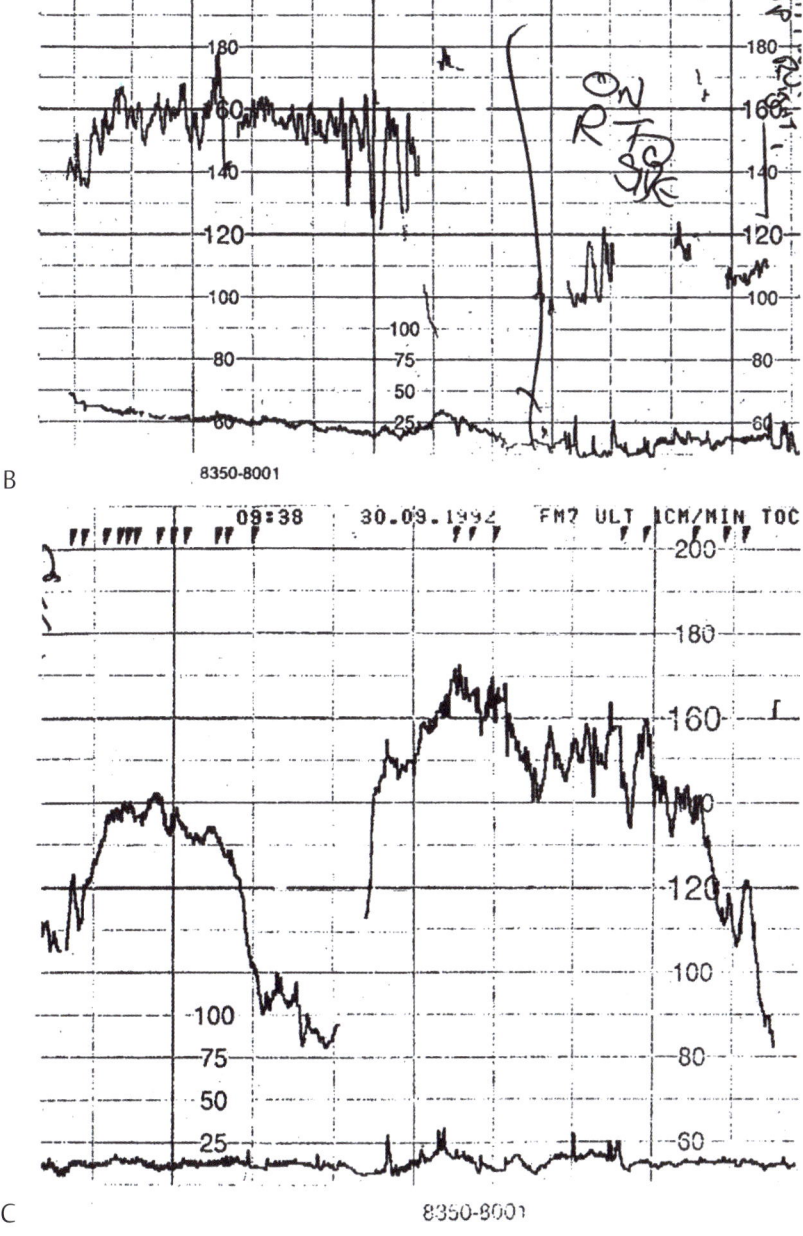

Figura 7-3. *(Continuação)* (**B**) desacelerações agudas; (**C**) bradicardia e morte fetal em poucos minutos.

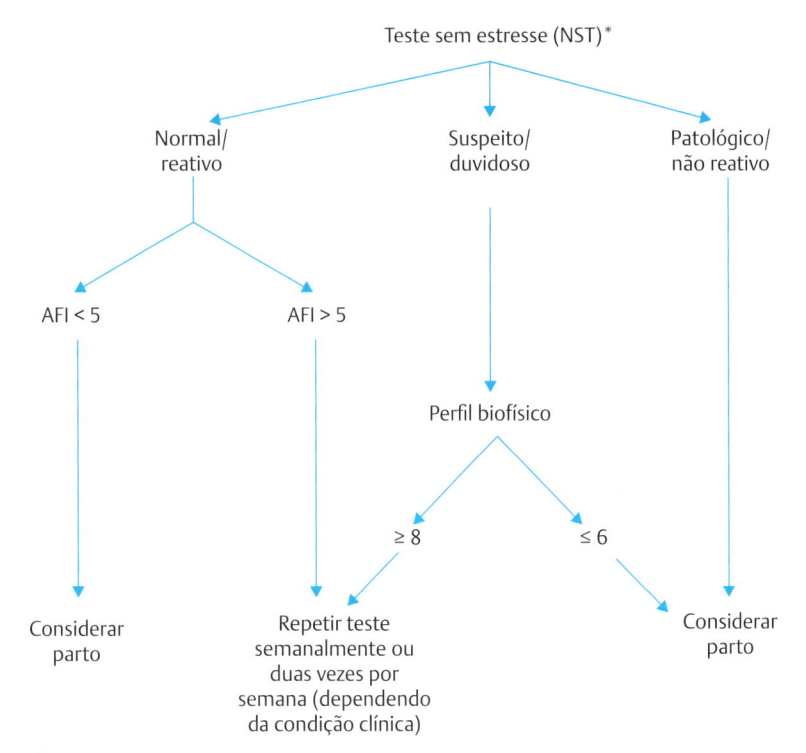

```
                        Teste sem estresse (NST)*
                                   │
        ┌──────────────────────────┼──────────────────────────┐
        ▼                          ▼                          ▼
    Normal/                    Suspeito/                  Patológico/
    reativo                    duvidoso                   não reativo
        │                          │                          │
   ┌────┴────┐                     ▼                          │
   ▼         ▼               Perfil biofísico                 │
 AFI < 5   AFI > 5                 │                          │
   │         │               ┌─────┴─────┐                    │
   │         │               ▼           ▼                    │
   │         │              ≥ 8         ≤ 6                   │
   ▼         ▼               ▼           ▼                    ▼
Considerar  Repetir teste              Considerar
  parto     semanalmente ou              parto
            duas vezes por
            semana (dependendo
            da condição clínica)
```

AFI – Índice de Líquido Amniótico
* Repetir NST e AFI semanalmente, ou com mais frequência, de acordo com a situação clínica. Em situações pré-termo, testes adicionais (p. ex., dopplerfluxometria) podem ajudar.

Figura 7-4. Sugestão para monitorização fetal no pré-natal em gestações de alto risco.

DOPPLERFLUXOMETRIA

Às vezes, não é possível indicar o parto de um feto em risco com um quadro de hipóxia progressiva em razão da prematuridade. Existem dificuldades na interpretação da NST em gestações prematuras. A dopplerfluxometria de artéria umbilical, aorta fetal, artéria cerebral média e ducto venoso pode apresentar informações complementares úteis para indicar o momento do parto nessas circunstâncias. Inicialmente, observa-se resistência aumentada na artéria umbilical, seguida de resistência reduzida na artéria cerebral média. Com o aumento do comprometimento, o Doppler na artéria umbilical pode mostrar ausência ou reversão do fluxo final diastólico. Com esse fluxo ausente, se a maturidade não representar um grande desafio, o parto poderá ser realizado. Se o prolongamento da gestação for necessário, a avaliação adicional com CTG computadorizada ou Doppler do ducto venoso poderá ser valiosa, com preferência para o Doppler de ducto venoso com base no resultado dos ensaios com avaliação em longo prazo.[25] Se houver reversão do fluxo diastólico final na artéria umbilical, ou o fluxo do ducto venoso ou a CTG computadorizada não atingirem os critérios definidos, então haverá indicação para o parto.

Avaliação Biofísica Fetal

A resposta fetal à hipóxia não ocorre aleatoriamente, essa resposta é iniciada e regulada por reflexos complexos e integrados do sistema nervoso central do feto. Estímulos que regulam as características biofísicas do movimento fetal, respiração e tônus surgem de sítios diferentes no cérebro. Existe alguma evidência de que a primeira atividade física a se desenvolver é o tônus fetal desde oito semanas de gestação. É também a última a cessar seu funcionamento em caso de hipóxia progressiva.[26] Os movimentos fetais aparecem com nove semanas, e a respiração fetal, com 20 semanas. A atividade da FHR amadurece por último, por volta de 28 semanas, e é a primeira a ser atingida pela hipóxia. Na hipóxia, as características da FHR são as primeiras a se tornarem alteradas, seguidas de alterações nos movimentos respiratórios, redução dos movimentos do corpo e dos membros e, finalmente, perda do tônus fetal.

A avaliação de mais de um parâmetro biofísico para se analisar a saúde fetal foi sugerida, mas pode não ser necessária se a NST for reativa e a avaliação do líquido amniótico for normal. A avaliação do perfil biofísico fetal inclui a análise dos movimentos fetais, do tônus, dos movimentos respiratórios e do volume de líquido amniótico por ultrassom e NST, e um escore de 2 ou 0 deve ser dado para cada item, não há um escore intermediário.[27] Quando o resultado da NST for não reativo, e isso é mais comum no período pré-termo, poderá ser útil avaliar o perfil biofísico fetal. Um escore de 8 a 10 indica um feto em boas condições. Novos testes deverão ser feitos em intervalos regulares, dependendo do nível de risco. Quando houver situações nas quais o comprometimento possa evoluir mais rapidamente, como na gestação prolongada, no IUGR e na ruptura prematura das membranas, será melhor efetuar os testes duas vezes por semana. Se o escore for 6, a reavaliação deverá ser feita dentro de 4-6 horas, e deverá ser tomada uma decisão com base no novo escore. Quando o perfil biofísico for ≤ 2 em uma ocasião ou ≤ 4 em duas ocasiões, com intervalo de 6-8 h, o parto deve ser indicado, se houver maturidade, e boa chance de sobrevivência.[28] A avaliação complementar com Dopplerfluxometria poderá ser considerada se a prematuridade exigir uma espera para indicação do parto, mesmo que o tempo de espera indicado seja de apenas alguns dias. Existem relatos de bom resultado perinatal com o uso do perfil biofísico em gestações classificadas de alto risco[29] e em gravidez prolongada.[30]

Um perfil biofísico modificado em que somente os parâmetros de ultrassom são avaliados (sem NST) foi considerado igualmente confiável.[31] Em virtude do tempo e da *expertise* necessários para realizar um perfil biofísico, muitos centros executam uma NST e uma avaliação de líquido amniótico. A classificação biofísica deverá ser reservada para as unidades de medicina fetal e nos protocolos de pesquisa.

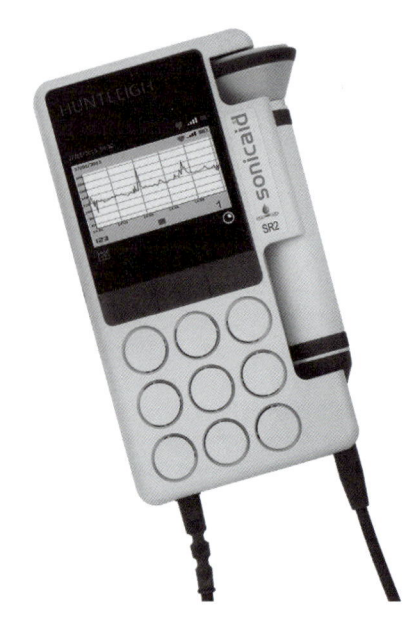

Figura 7-5. Monitor Doppler manual digital com traçado cardíaco. *(Cortesia de Huntleig/ Sonicaid.)*

Avaliação Do Feto em Ambulatório Com Instalações Limitadas

Um Doptone manual com tela digital fornecerá uma FHR basal. Novos aparelhos com Doppler fornecem CTG em tela com LED, sendo possível identificar acelerações e desacelerações da FHR (**Fig. 7-5**).

Em geral, a NST é usada para fins diagnósticos e não tem valor comprovado como teste de triagem. A capacidade do teste para identificar uma alteração depende da indicação. Uma NST normal indica saúde/bem-estar fetal. Entretanto, no caso de uma disfunção placentária crônica, ocorre uma adaptação fetal, e a NST é normal (reativa) e não indica o grau de redução da função placentária. Por isso, o valor prognóstico de uma NST normal depende da situação clínica.

ILUSTRAÇÕES DE CASOS

A CTG pode não ser normal por várias outras causas que não a hipóxia: arritmias cardíacas, bloqueio cardíaco, anormalidade cerebral (congênita ou adquirida), anormalidade cromossômica, anestesia, efeitos medicamentosos e infecção.

Hipóxia

Um IUGR grave pode ocorrer no período pré-termo. As desacelerações têm sido descritas como um aspecto normal da CTG nas gestações pré-termo. Existe redução da variabilidade, e as acelerações apresentam uma amplitude mais

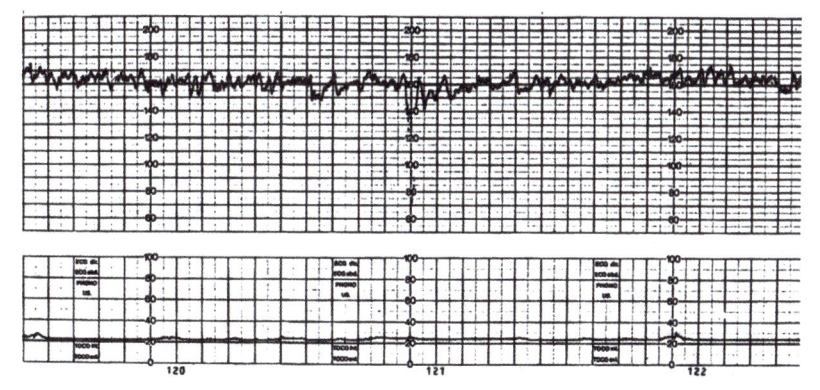

Figura 7-6. CTG em bebê pré-termo – acelerações de baixa amplitude e desacelerações curtas e nítidas.

baixa na CTG pré-termo (**Fig. 7-6**); entretanto, desacelerações de maior amplitude não ocorrem normalmente. No período pré-termo, as desacelerações curtas e agudas < 15 s podem ser vistas. Elas são observadas frequentemente com mudança de estado de sono para o estado ativo e podem aparecer imediatamente após as acelerações. Quando desacelerações maiores ocorrem, a situação clínica deverá ser considerada. A **Figura 7-7** é de um caso de IUGR

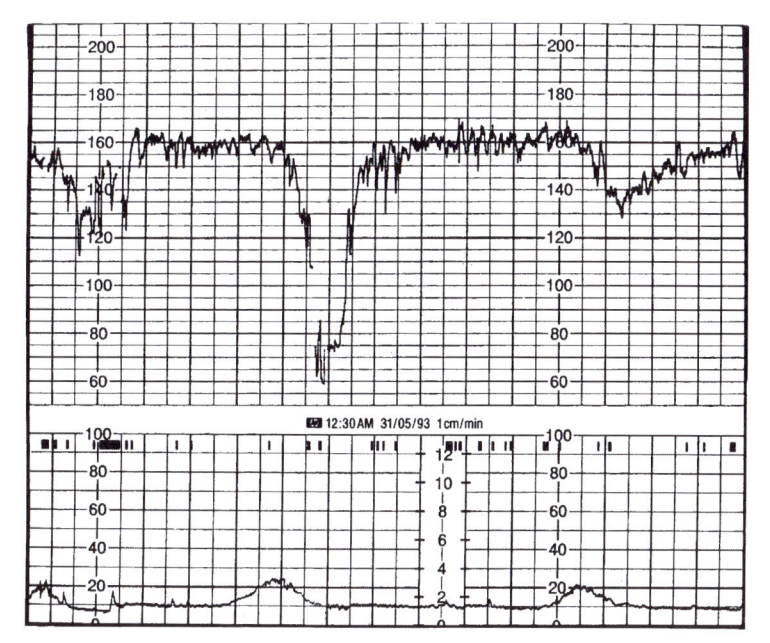

Figura 7-7. NST em um caso de IUGR grave, oligoidrâmnio, poucos movimentos fetais, movimento e dopplerfluxometria materna e fetal alterada.

grave, em gestação de 25 semanas. Havia oligoidrâmnio, redução dos movimentos fetais e Dopplerfluxometria fetal e materna muito anormais. Em razão da estimativa de peso fetal muito baixa e de gestação de prematuridade extrema, o casal, com recomendação do obstetra, optou pela conduta conservadora. O feto foi a óbito no útero três dias depois.

Se a estimativa de peso fosse maior e a gestação estivesse mais avançada, o parto teria sido apropriado. Não haveria garantia de que o bebê já não estivesse prejudicado; entretanto, haveria boa chance de uma boa evolução em uma unidade com cuidados intensivos neonatais adequados.[31] Deixar que ocorra a morte intrauterina não é eticamente justificável, quando o peso e a idade gestacional são razoáveis.

Arritmias Cardíacas

A arritmia fetal pode originar um traçado anormal, embora o feto não seja hipotóxico. A **Figura 7-8A** foi obtida de um caso no qual a enfermeira obstétrica auscultou taquicardia fetal na clínica de pré-natal. Ela observou que a paciente era uma multípara de baixo risco e que o feto apresentava um bom crescimento e movimentos fetais ativos. Isso foi confirmado pela ultrassonografia, após encaminhamento para um hospital. Vinte horas mais tarde a CTG foi repetida e estava essencialmente inalterada. A recomendação foi encaminhamento para uma unidade especializada, onde um diagnóstico de taquicardia supraventricular fetal foi feito, indicando-se administração de digoxina numa dose duas vezes a do adulto. A ecocardiografia fetal estava normal. A **Figura 7-8B** foi registrada no dia seguinte. A gestação evoluiu até o trabalho de parto normal, a CTG intraparto foi normal, e ocorreu o nascimento de um bebê sadio duas semanas depois. O bebê tinha coração estruturalmente normal e nenhum problema adicional com o ritmo cardíaco. A **Figura 7-9** é de um caso similar, mas a observação de taquicardia supraventricular foi feita no início do trabalho de parto. Apesar de ter sido considerada, não foi feita a administração de digoxina porque o fármaco não teria efeito antes do nascimento. Os movimentos fetais estavam presentes durante todo o trabalho de parto. O líquido amniótico era claro, e a paciente, de baixo risco. A CTG permaneceu inalterada durante as 6 horas de trabalho de parto até o segundo estágio. Nesse momento, os aspectos se alteraram, possivelmente por causa da estimulação vagal com a descida da cabeça. Embora tecnicamente imperfeita, parece ter sido uma frequência normal, com variabilidade e desacelerações de segundo estágio (**Fig. 7-9B**). Após o nascimento, o bebê apresentou frequência cardíaca normal, sem outros problemas!

Bloqueio Cardíaco

Este pode ser completo ou parcial, e contínuo ou intermitente. A ausência ocasional de batimentos é frequente e sem significado; eles geralmente não interferem no traçado nem persistem após o nascimento. Um caso de lúpus eritematoso sistêmico com bloqueio cardíaco fetal é apresentado na **Figura 4-27**.

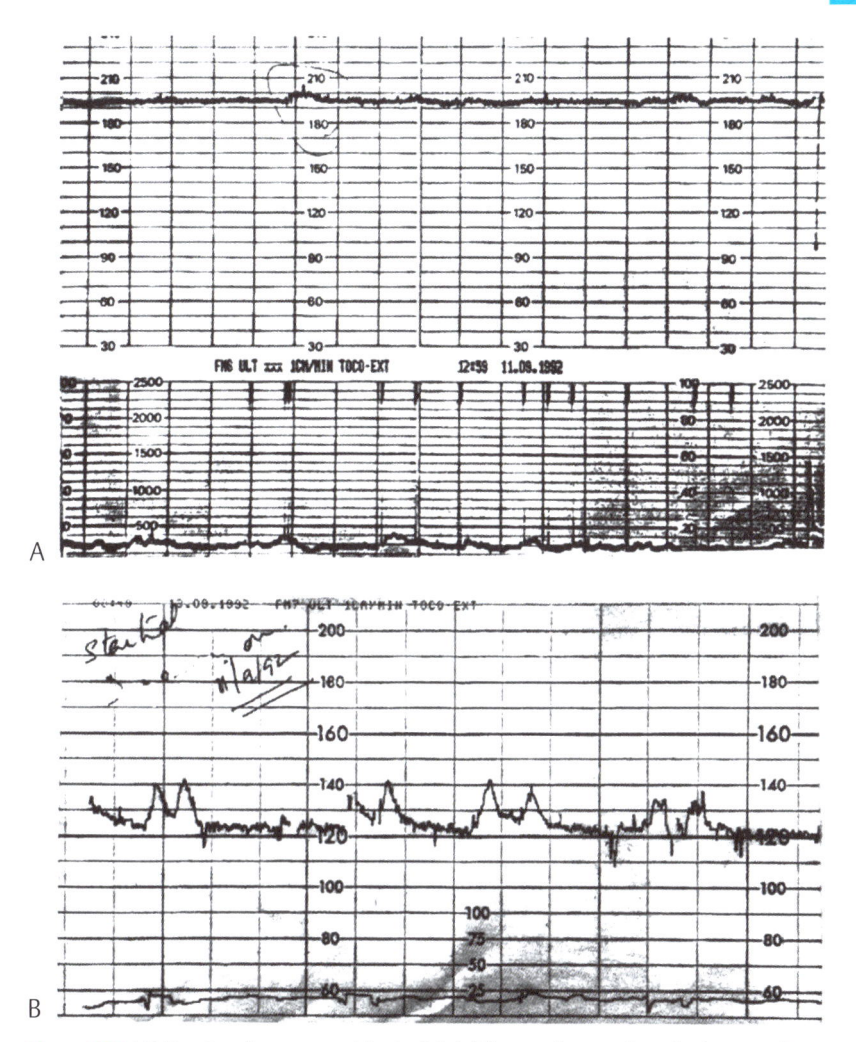

Figura 7-8. (**A**) Taquicardia supraventricular fetal; (**B**) reversão para frequência normal após administração materna de digoxina.

ANORMALIDADES CEREBRAIS – ADQUIRIDAS

Os mecanismos fisiológicos que controlam o coração fetal exigem a integridade do sistema nervoso central.

Um traçado de CTG anormal sem acelerações ou desacelerações e com uma variabilidade marcadamente reduzida foi registrado na avaliação de uma gestante de alto risco, que estava recebendo medicamento anti-hipertensivo e apresentou uma parada súbita dos movimentos fetais (**Fig. 7-10A**). O crescimento fetal era adequado, e o volume de líquido amniótico era normal no ultrassom. Durante um exame de ultrassom prolongado não foi observado

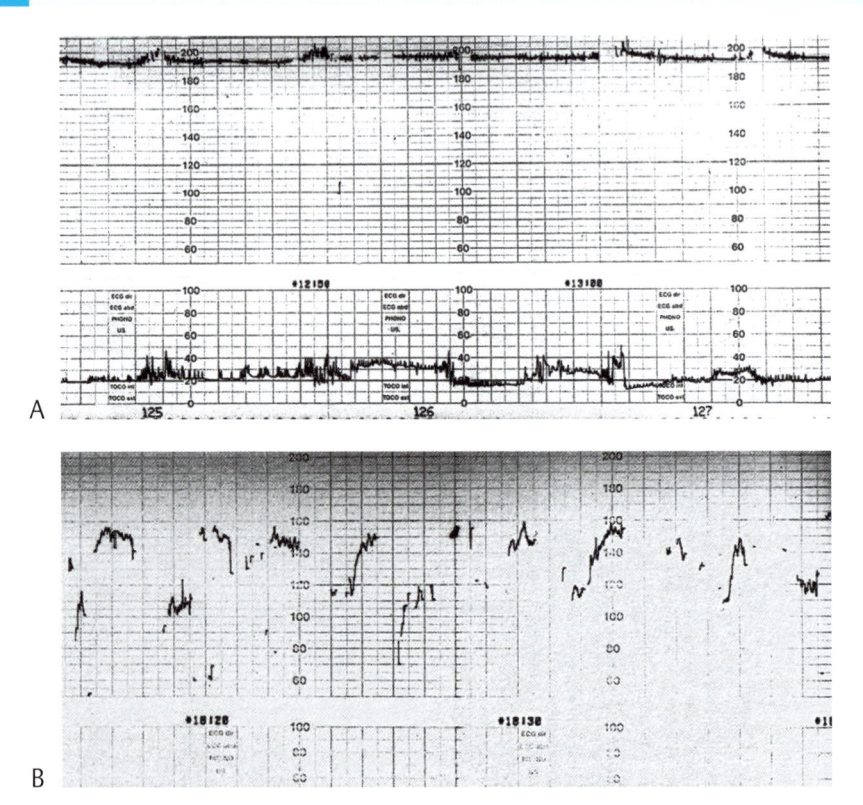

Figura 7-9. (**A**) Taquicardia supraventricular diagnosticada em trabalho de parto; (**B**) reversão para frequência cardíaca normal com desacelerações no segundo estágio do trabalho.

movimentos fetais. Foram visualizados o estômago em colapso e a bexiga atônica dilatada, com evidências de hemorragia cerebral grave (Fig. 7-10B). Em virtude dos achados incomuns, foram solicitadas amostragem do sangue fetal da veia umbilical para cariotipagem, hematologia fetal e triagem para citomegalovírus. A gasometria do sangue fetal estava normal, e a hemoglobina fetal era de 8 g/dL, consistente com hemorragia intracraniana. Enquanto se aguardava o resultado do cariótipo, o feto não se mexeu e foi a óbito 24 horas após o procedimento. O exame *post-mortem* confirmou a hemorragia cerebral. Esse feto com "dano cerebral" grave não estava hipóxico, e o prognóstico era muito ruim. A mãe aceitou e compreendeu o resultado. Ela já tinha tido uma criança viva. A hemorragia intracraniana pode ocorrer em casos de trombocitopenia autoimune ou quando a paciente está em tratamento com warfarin. Quando a CTG se torna anormal apesar do bom crescimento do feto e do volume satisfatório de líquido amniótico, essas causas incomuns devem ser consideradas antes de se decidir sobre o nascimento. O parto não melhora o resultado neonatal nessas situações. Na síndrome da transfusão feto-fetal, quando um dos fetos vai a óbito, o "segundo feto" pode sofrer as consequências das súbitas alterações

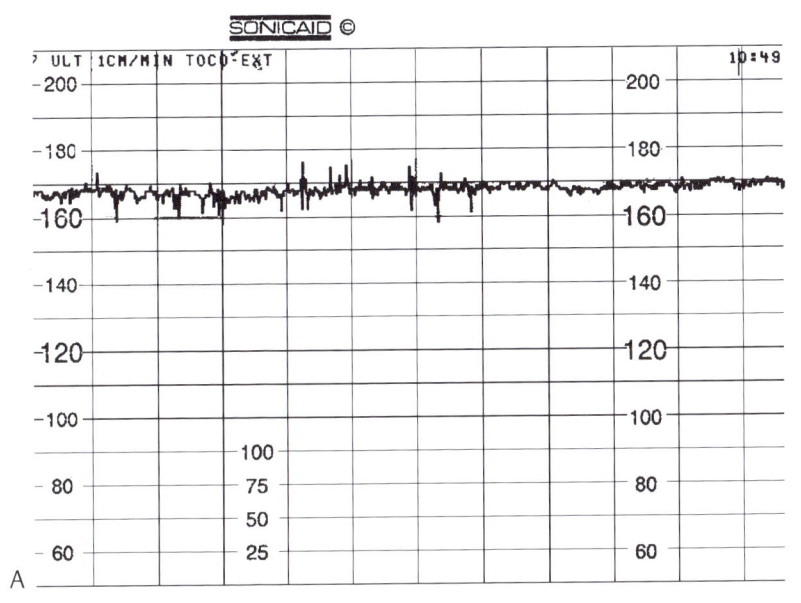

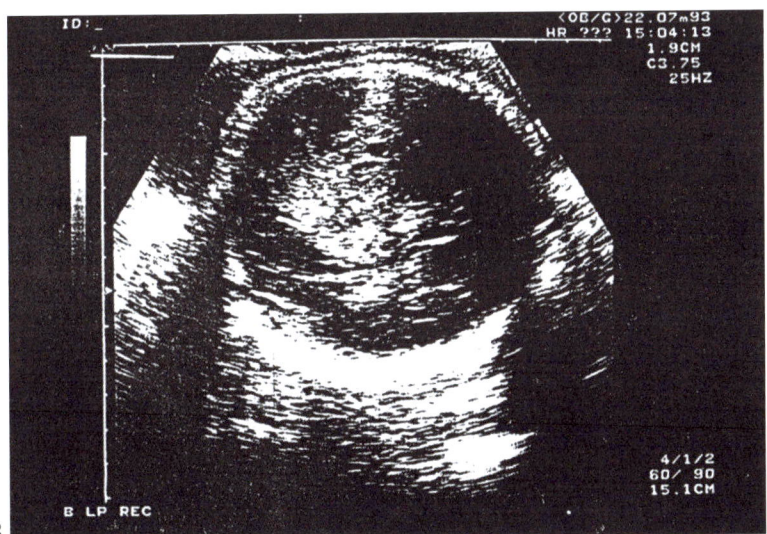

Figura 7-10. (**A**) CTG com "padrão silente" (variabilidade basal < 5 bpm), sem acelerações ou desacelerações; (**B**) ultrassom mostrando evidências de hemorragia intracerebral fetal.

hemodinâmicas que podem afetar o cérebro e então se manifestar como uma CTG não reativa. Nenhuma alteração na gasometria na amostragem de sangue fetal ou alteração morfológica ultrassônica evidente no cérebro é observada imediatamente, mas pode ocorrer uma vacuolização cerebral.

Anormalidades Cerebrais – Congênitas

A inabilidade de manter uma frequência cardíaca basal uniforme (**Fig. 7-11A**) pode ser devida ao dano cerebral hipóxico grave ou pode estar associada à grave malformação cerebral. Se o feto for ativo, conforme indicado pelos movimentos fetais, é pouco provável que seja hipóxico, e a causa do traçado deverá

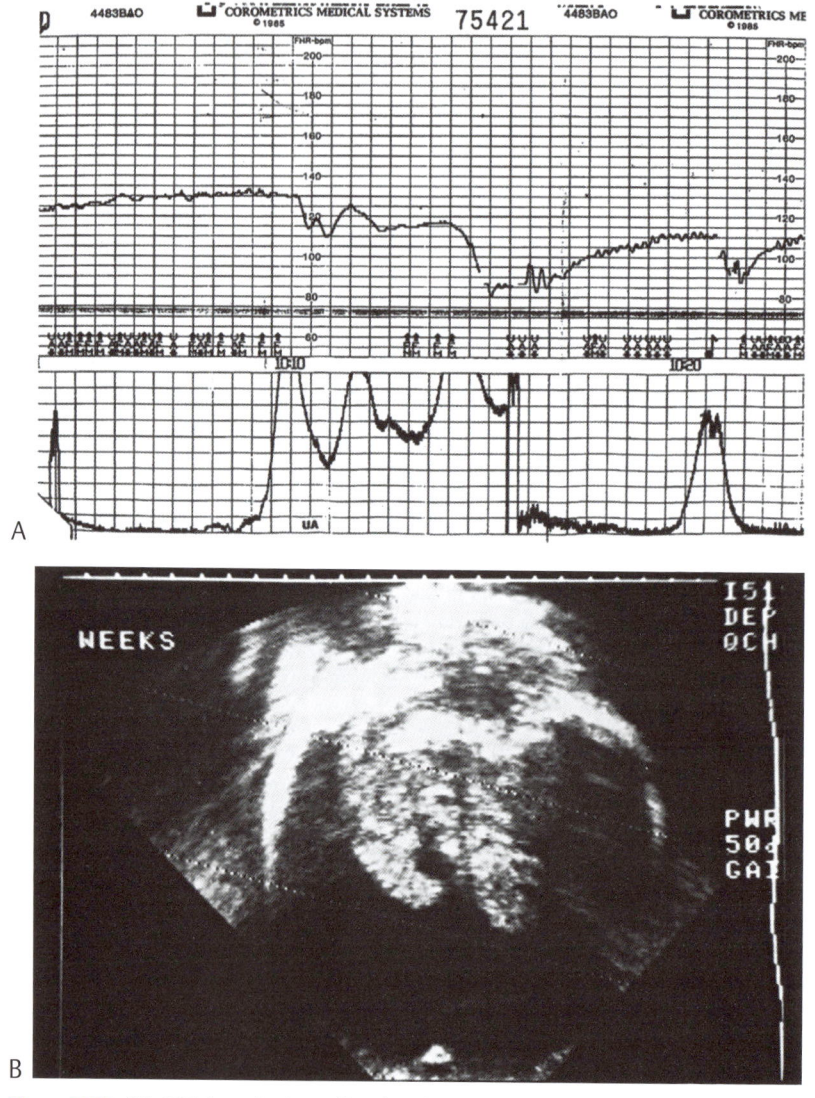

Figura 7-11. (**A**) CTG: frequência cardíaca basal instável, mas com muitos movimentos fetais; (**B**) varredura de ultrassom mostrando feto com holoprosencefalia.

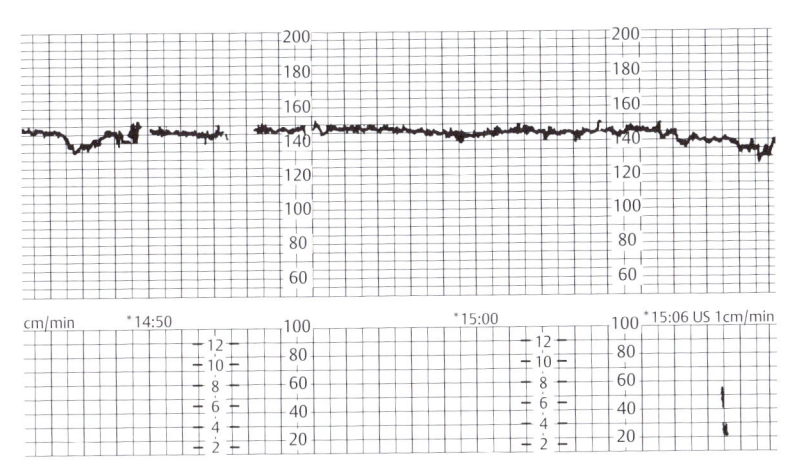

Figura 7-12. CTG com variabilidade basal insatisfatória, sem acelerações e com desacelerações isoladas. Incongruência dos testes de bem-estar fetal; cariótipo anormal.

ser buscada com mais investigação. A patologia associada foi a holoprosencefalia, mostrada pelo exame com ultrassom (Fig. 7-11B).

ANORMALIDADE CROMOSSÔMICA

Uma paciente multípara de 39 anos foi encaminhada de outro hospital com feto de tamanho adequado para a idade gestacional, movimentos fetais reduzidos e bom volume de líquido amniótico, mas com CTG anormal (Fig. 7-12). Os estudos de dopplerfluxometria materno e fetal foram normais. Observou-se leve redução do comprimento do fêmur e hidronefrose discreta. O nascimento foi adiado até que o resultado do cariótipo de uma amostra do sangue fetal fosse conhecido. O feto foi a óbito no útero, um dia antes do resultado, mostrando síndrome de Down. A mãe tinha recebido informações e aconselhamento sobre essa forte possibilidade e solicitou que o bebê não nascesse sem o resultado do cariótipo.

Em fetos com anormalidades cromossômicas, especialmente trissomias, a via neural central pode estar desorganizada, resultando em CTG anormal,[32] embora o crescimento fetal, o volume do líquido amniótico e os movimentos fetais possam ser normais. Nas trissomias 13 e 18, pode haver restrição de crescimento, com volume aumentado de líquido amniótico. Em vários desses casos, a CTG mostra uma frequência basal normal, mas com variabilidade reduzida, poucas acelerações ou ausentes e desacelerações isoladas. O desenvolvimento neural desorganizado pode se manifestar, após o nascimento, como retardo mental.

Resultados incongruentes da função fetal indicam a necessidade de investigações complementares.

ANEMIA FETAL

Este quadro pode mostrar um padrão sinusoidal ou similar e é discutido no Capítulo 11.

Anestesia

O feto fica anestesiado assim como a mãe! A eliminação dos fármacos ocorre mais lentamente no feto do que na mãe. Uma multípara com fratura da tíbia e gestação de 29 semanas necessitou de anestesia geral para inserir um pino e uma placa. Uma CGT realizada duas horas após a indução de anestesia no retorno da sala de cirurgia mostrou diminuição acentuada da variabilidade e ausência de acelerações (Fig. 7-13A). O residente com pouca experiência suspeitou de hipóxia e considerou a necessidade de interrupção da gravidez. O exame confirmou um feto de bom tamanho e volume razoável de líquido amniótico. O consultor recomendou repetir a CTG duas horas mais tarde

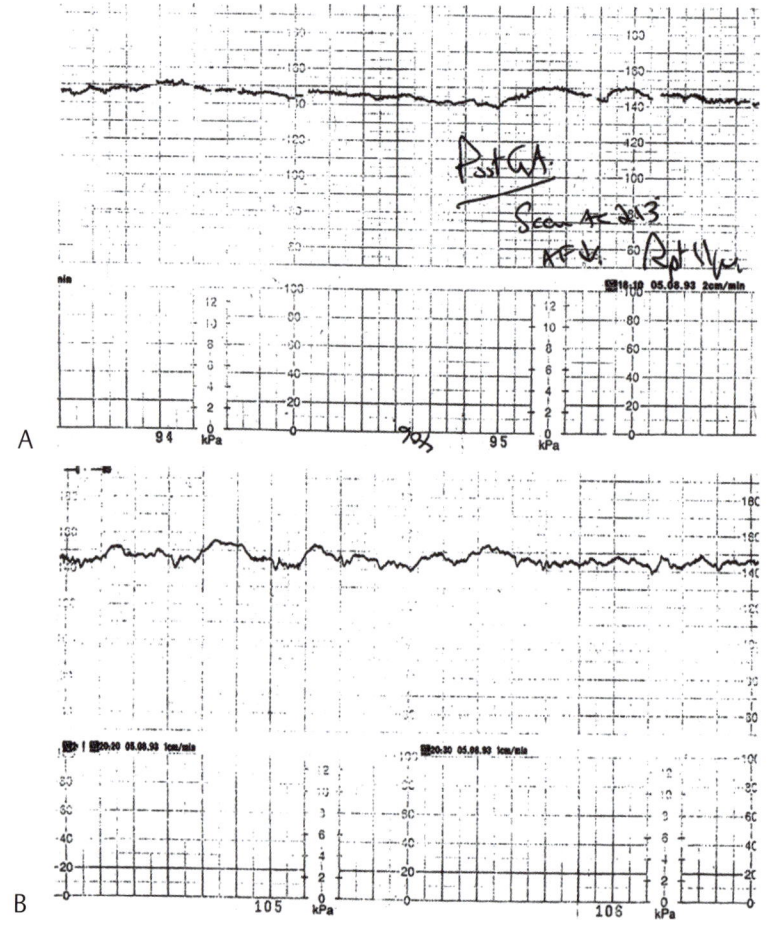

Figura 7-13. (**A**) CTG realizada duas horas depois da indução da anestesia; sem acelerações e variabilidade reduzida; (**B**) CTG quatro horas após indução da anestesia; *(Continua.)*

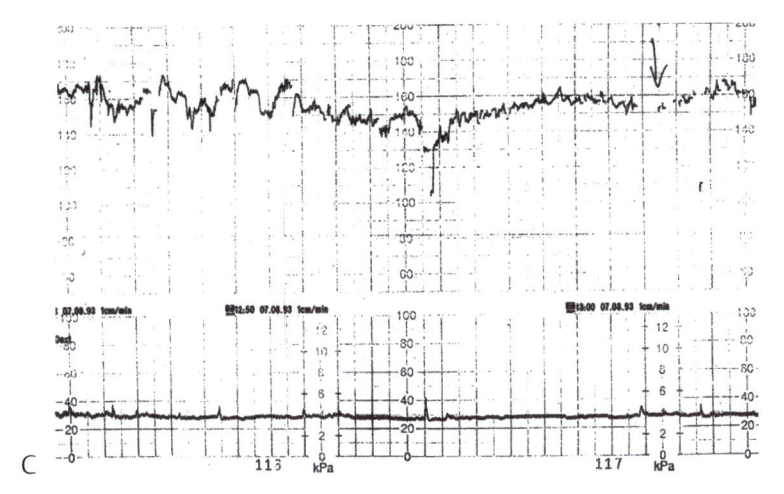

Figura 7-13. *(Continuação)* (**C**) 24 horas mais tarde – traçado reativo após passar o efeito da anestesia.

(**Fig. 7-13B**) e de novo 24 horas depois (**Fig. 7-13C**). A gestação progrediu normalmente sem qualquer outra complicação.

Efeitos Medicamentosos

Sedativos, tranquilizantes, anti-hipertensivos e outros fármacos que atuam no sistema nervoso central tendem a reduzir a amplitude das acelerações e suprimir a variabilidade. Nessas situações, outras formas de vigilância se tornam necessárias. A terapia anti-hipertensiva não afeta a atividade fetal. Os corticosteroides administrados para estimular a maturidade pulmonar fetal também podem reduzir a variabilidade por 24-48 horas.

Infecções

Uma taquicardia fetal associada a uma infecção materna é motivo de preocupação. O mecanismo pode ser causado diretamente pela infecção fetal ou pode ser a resposta secundária do feto em decorrência de passagem transplacentária de pirógenos ou de metabólitos adrenérgicos. Quando a taquicardia fetal ocorre com taquicardia materna em virtude de uma infecção materna do trato urinário, ela geralmente se resolve com tratamento antimicrobiano. Entretanto, quando a taquicardia fetal persiste por um período de tempo considerável, o feto pode não ser capaz de tolerar essa situação. A consideração do cenário clínico deve sugerir a probabilidade de uma infecção fetal. A preservação da variabilidade e da reatividade sugere um feto resiliente.

Se houver variabilidade reduzida e ausência de acelerações com ou sem desacelerações, o risco de doença fetal deve ser considerado. A mãe foi internada com doença sistêmica e gestação de 33 semanas e taquicardia. Assumindo-se o

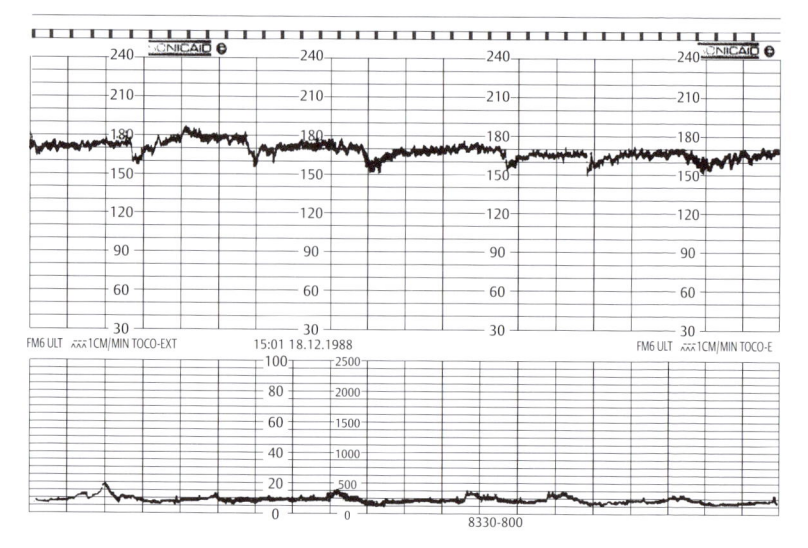

Figura 7-14. Traçado ominoso (terminal) – infecção por *Listeria*.

diagnóstico de infecção do trato urinário, foi prescrita cefalosporina. O traçado mostrou taquicardia com variabilidade acentuadamente reduzida e desacelerações discretas (**Fig. 7-14**). A condição da mãe não melhorou, nem o traçado cardíaco do feto. A ruptura das membranas mostrou líquido amniótico tinto de mecônio, e por isso foi indicada uma cesariana. O bebê foi a óbito em algumas horas, por listeriose congênita; ele estava significativamente infectado. Isso se reflete no traçado cardíaco fetal gravemente anormal.

A doença materna e o mecônio em gestação pré-termo sugerem possível infecção por *Listeria*.

A suspeita do diagnóstico, culturas de sangue e tratamento com ampicilina poderiam ter levado a um resultado melhor.[33]

Em casos de ruptura prematura das membranas, a presença de taquicardia no traçado de CTG, a ausência de acelerações e a variabilidade reduzida sugerem o risco aumentado de infecção, mesmo na ausência de sinais clínicos.

GESTAÇÃO PROLONGADA

Esta é uma indicação comum para avaliação em muitos hospitais. A revisão das informações do ciclo menstrual e das medidas deverá ser feita cuidadosamente pelo médico, quando a gestação atingir 41 semanas. A CTG pode estar normal, mas todo cuidado será necessário para confirmar o bem-estar fetal na unidade de avaliação. A **Figura 7-3** foi obtida na unidade de avaliação em um caso no qual a maturidade era de 42 semanas e 5 dias. Dois dias antes, a maior bolsa de líquido amniótico era de 3,2 cm, e a CTG estava reativa. No dia da avaliação, a CTG foi a primeira investigação a ser realizada. Os movimentos

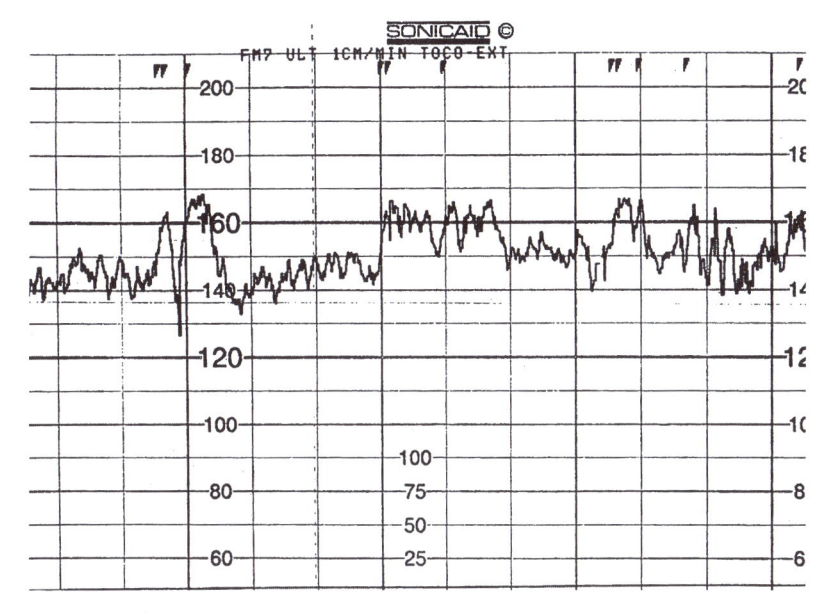

Figura 7-15. Óbito intrauterino, de um feto pós-termo, no dia seguinte.

fetais foram observados no traçado, e os primeiros sete minutos mostraram boa variabilidade, embora com frequência levemente aumentada. Desacelerações profundas se seguiram, e a paciente foi transferida para a sala de parto. Na sala de anestesia, 20 minutos após o final do traçado, o ultrassom mostrou uma bradicardia terminal. Foi tomada a decisão de não se indicar o nascimento, e o coração parou após minutos de observação. A avalição do bebê não apresentava outras alterações no exame *post-mortem*. Novamente, o quadro sugere possível compressão do cordão consequente a oligoidrâmnio. Em outro caso, em que o óbito uterino ocorreu 24 horas após uma CTG em gestação pós-madura (Fig. 7-15), a CTG era normal, e uma única bolsa mais profunda de líquido amniótico tinha 2 cm. Desde esse caso, temos realizado medição de AFI durante a avaliação.

A avaliação do líquido amniótico deverá fazer parte integral da avaliação do bem-estar fetal.

Referências

1. NHS England. Saving babies' lives. Online. Available: https://www.england.nhs.uk/wp-content/uploads/2016/03/saving-babies-lives-car-bundl.pdf [Accessed: 10.08.16].
2. Royal College of Obstetricians and Gynaecologists (RCOG). The investigation and management of the small-for-gestational-age fetus. Green-top Guideline No. 31.2nd edn Feb 2013; minor revisions Jan 2014. London: *RCOG*. Online.

Available: https://www.rcog.org.uk/globalassets/documents/guidelines/gtg_31.pdf [Accessed: 10.08.16].
3. Growth charts. Gestation Network. Online. Available: http://www.gestation.net/growthcharts.htm [Accessed: 10.08.16].
4. National Health Service (NHS). Grow-AC. Antenatal charts – for antenatal plotting of fundal height and estimated fetal weight. Online. Available: http://www.perinatal.nhs.uk/growth/grow%20documentation.pdf [Accessed: 10.08.16].
5. Royal College of Obstetricians and Gynaecologists (RCOG). Reduced fetal movements. Green-top Guideline No. 57, February 2011. Online. Available: https://www.rcog.org.uk/globalassets/documents/guidelines/gtg_57.pdf [accessed 10.08.16].
6. Grant A, Elbourne D, Valentin L, et al. Routine formal fetal movement counting and risk of antepartum late death in normally formed singletons. *Lancet* 1989;2(8659):345-9.
7. Sadovsky E, Yaffe H, Polishuk WZ. Fetal movements in pregnancy and urinary oestriol in prediction of impending fetal death in utero. *Isr J Med Sci* 1974;10:1096-9.
8. Sadovsky E, Yaffe H. Daily fetal movement recordings and fetal prognosis. *Obstet Gynecol* 1973;41:845–50.
9. Sadovsky E. Monitoring fetal movements: a useful screening test. *Cont Obstet Gynaecol* 1985;25:123–7.
10. Sadovsky E, Rabinowitz R, Yaffe H. Decreased foetal movements and foetal malformations. *J Foetal Med* 1981;1:62-4.
11. Fong YS, Kuldip S, Malcus P, et al. Assessment of fetal health should be based on maternal perception of clusters rather than episodes of fetal movements. *J Obstet Gynaecol Res* 1996;22:299-304.
12. Stanco LM, Rabello Y, Medearis AL, et al. Does Doppler-detected fetal movement decrease the incidence of nonreactive non-stress tests? *Obstet Gynecol* 1993;82:999-1003.
13. Patrick J, Carmichael L, Laurie C, et al. Accelerations of the human fetal heart rate at 38 to 40 weeks' gestational age. *Am J Obstet Gynecol* 1984;148:35-41.
14. International Federation of Obstetrics and Gynaecology (FIGO). Guidelines for the use of fetal monitoring. *Int J Gynecol Obstet* 1987;25:159-67.
15. Ayres-de-Campos D, Spong CY, Chandraharan E, for the International Federation of Obstetrics and Gynaecology (FIGO). FIGO consensus guidelines for the use of fetal monitoring: cardiotocography. *Int J Gynecol Obstet* 2015;131(1):13–24. Online. Available: http://www.ijgo.org/article/S0020-7292(15)00395-1/pdf [Accessed: 10.08.16].
16. Kubli F, Boos R, Ruttgers H, et al. Antepartum fetal heart rate monitoring and ultrasound in obstetrics. In: Beard RW, editor. Royal College of Obstetricians and Gynaecologists (RCOG) Scientific Meeting. London: *RCOG*; 1977. p. 28-47.
17. Schifrin BS, Foye G, Amato J, et al. Routine fetal heart rate monitoring in the antepartum period. *Obstet Gynecol* 1979;54:21-5.
18. Keagan KA, Paul RH. Antepartum fetal heart rate monitoring: non-stress test as a primary approach. *Am J Obstet Gynecol* 1980;136:75-80.
19. Flynn AM, Kelly J, Mansfield H, et al. A randomised controlled trial of non-stress antepartum cardiotocography. *Br J Obstet Gynaecol* 1982;89:427-33.
20. Chamberlain PF, Manning FA, Morrison I, et al. Ultrasound evaluation of amniotic fluid (vol. 1). The relationship of marginal and decreased amniotic fluid volumes to perinatal outcome. *Am J Obstet Gynecol* 1984;150:245-9.

21. Crowley P, O'Herlihy C, Boylon P. The value of ultrasound measurement of amniotic fluid volume on the management of prolonged pregnancies. *Br J Obstet Gynaecol* 1984;91:444-5.
22. Morris RK1, Meller CH, Tamblyn J, et al. Association and prediction of amniotic fluid measurements for adverse pregnancy outcome: systematic review and meta-analysis. *BJOG* 2014;121(6):686-99. http://dx.doi.org/10.1111/1471-0528.12589.
23. Sande JA1, Ioannou C, Sarris I, et al. Reproducibility of measuring amniotic fluid index and single deepest vertical pool throughout gestation. *Prenat Diagn* 2015;35(5):434-9. http://dx.doi.org/10.1002/pd.4504.
24. Anandakumar C, Biswas A, Arulkumaran S, et al. Should assessment of amniotic fluid volume form an integral part of antenatal fetal surveillance of high risk pregnancy? *Aust N Z J Obstet Gynaecol* 1993;33:272-5.
25. Lees CC, Marlow N, van Wassenaer-Leemhuis A, Arabin B, et al. 2 year neurodevelopmental and intermediate perinatal outcomes in infants with very preterm fetal growth restriction (TRUFFLE): a randomised trial. *Lancet* 2015;385(9983):2162-72. http://dx.doi.org/10.1016/S0140-6736(14)62049-3.
26. Vintzileos AM, Fleming AD, Scorza WE, et al. Relationship between fetal biophysical activities and cord blood gas values. *Am J Obstet Gynecol* 1991;165:707-12.
27. Manning FA, Platt LD, Sipos L. Antepartum fetal evaluation: development of a biophysical profile. *Am J Obstet Gynecol* 1980;136:787-90.
28. Manning FA, Morrison I, Harman CR, et al. Fetal assessment based on fetal biophysical profile scoring: experience in 19 221 referred high risk pregnancies. *Am J Obstet Gynecol* 1987;157:880-4.
29. Johnson JM, Hareman CR, Lange IR, et al. Biophysical scoring in the management of postterm pregnancy: an analysis of 307 patients. *Am J Obstet Gynecol* 1986;154:269-73.
30. Eden RD, Seifert LS, Koack LD, et al. A modified biophysical profile for antenatal fetal surveillance. *Obstet Gynecol* 1988;71:365-9.
31. Drew JH, Kelly E, Chew FTK, et al. Prospective study of the quality of survival of infants with critical reserve detected by antenatal cardiotocography. *Aust N Z J Obstet Gynaecol* 1992;32:32-5.
32. Navot D, Mor-Yosef S, Granat M, et al. Antepartum fetal heart rate pattern associated with major congenital malformations. *Obstet Gynecol* 1983;63:414-7.
33. Buchdahl R, Hird M, Gibb D, et al. Listeriosis revisited: the role of the obstetrician. *Br J Obstet Gynaecol* 1990;97:186-9.

CAPÍTULO 8

AVALIAÇÃO NA SALA DE ADMISSÃO PARA O PARTO POR CARDIOTOCOGRAFIA OU POR AUSCULTA COM SONAR DOPPLER

Sabaratnam Arulkumaran • *Donald Gibb*

A diretriz do NICE de 2014 "Cuidados intraparto para mulheres saudáveis e seus bebês" determina (itens 1.4.6-1.4.10): "Auscultar a frequência cardíaca fetal no primeiro contato com a mulher em trabalho de parto e em cada avaliação posterior. Auscultar a frequência cardíaca fetal por, pelo menos, 1 minuto imediatamente após uma contração e fazer o seu registro. Palpar o pulso materno para diferenciar entre frequência cardíaca materna e frequência cardíaca fetal. Registrar acelerações e desacelerações, se percebidas. Não realizar cardiotocografia na admissão para pacientes de baixo risco em pródromos ou no início de trabalho de parto em qualquer local de nascimento como parte da avaliação inicial."[1] O estudo Birthplace UK (2011) mostrou uma incidência de natimortos após início do trabalho de parto de 0,22/1.000, de morte neonatal na primeira semana de vida de 0,28/1.000 e de encefalopatia neonatal de 1,6/1.000.[2] Com incidências tão baixas de resultados adversos, o número de pacientes que precisam ser estudadas deve ser de várias centenas, e, com base nos estudos disponíveis, não temos dados suficientes para afirmar que a CTG de admissão não deverá ser realizada. Na Suécia, onde a frequência de óbito fetal intraparto é muito baixa, a CTG de admissão é feita de rotina. Somos da opinião de que a escolha deva ser dada à mãe após se fornecer a ela as informações disponíveis, incluindo o fato de que não se conhecem os benefícios dessa prática e de que existe um risco de aumento de intervenções obstétricas.

A morbidade e mortalidade fetais são maiores em parturientes de alto risco com hipertensão, diabetes, crescimento intrauterino restrito e outros fatores de risco. Um número maior de óbitos antes do parto é observado nesse grupo. Em gestações que chegam ao termo, a morbidade e a mortalidade devidas a eventos no trabalho de parto ocorrem com frequência semelhante entre as gestantes classificadas como de baixo risco comparadas com aquelas classificadas como de alto risco, com base em uma classificação tradicional de risco.[3,4] Isso pode ser porque casos de alto risco como os de crescimento intrauterino restrito, podem ter sido perdidos durante os cuidados de pré-natal. Para resolver isso, temos de voltar nossa atenção para uma melhor triagem durante o período pré-natal e no início do trabalho de parto. Como declarado antes, a FHR deve ser auscultada na admissão e a cada 15 minutos, durante

1 minuto, após uma contração no primeiro estágio do trabalho de parto e a cada 5 minutos ou após cada contração no segundo estágio do trabalho de parto. Durante a ausculta, podemos determinar a frequência cardíaca fetal (FHR) basal, mas outros aspectos dessa FHR, como variabilidade, presença de acelerações e desacelerações, são mais difíceis de observar e quantificar, a menos que as recomendações a seguir sobre ausculta sejam seguidas.

AVALIAÇÃO NA ADMISSÃO POR AUSCULTA ("AUSCULTA INTELIGENTE")

Se precisarmos limitar nossa prática de ausculta, poderá ser útil usar um Doptone (sonar Doppler), de modo que a mãe e seu companheiro possam ouvir. Na admissão, deve-se perguntar sobre quando a mãe percebeu os movimentos fetais pela última vez e anotar esse momento. A FHR basal deve ser avaliada e registrada. Com a permissão materna, a enfermeira obstétrica ou o médico poderão colocar a mão no abdome materno e pedir que a parturiente informe quando sentir os movimentos do bebê. O cuidador poderá observar se existe uma sincronia entre a informação materna e a percepção objetiva dos movimentos, e nesse momento a ausculta fetal deverá mostrar um aumento da frequência cardíaca de 15 batimentos ou mais, pois as acelerações são esperadas com os movimentos fetais. A palpação continuada do útero deve mostrar a presença de contrações, e a FHR deverá ser auscultada. A presença ou ausência de desacelerações deverá ser notada. Se for possível auscultar uma aceleração associada aos movimentos fetais, e se nenhuma desaceleração ocorrer durante a contração ou logo após, então o examinador poderá reconfortar a mãe assegurando o bem-estar fetal. As observações subsequentes poderão ser realizadas conforme as recomendações – auscultar a cada 15 minutos, durante 1 minuto, logo após uma contração, no primeiro estágio e após cada 5 minutos no segundo estágio. A monitorização não tecnológica pode ser feita durante a assistência a partos domiciliares acompanhados por enfermeira obstétrica ou por obstetras competentes usando esse modo de avaliação.

A Figura 4-31 mostra uma CTG, feita na admissão, com traçado patológico de um feto com grave complicação. A ausculta após uma contração feita por um obstetra treinado (indicada por pontos pretos) mostrou frequência cardíaca "normal" de 150 batimentos por minuto (bpm).

A variabilidade da linha de base não é audível sem o uso de recursos.

Os aspectos que indicam saúde fetal são presença de acelerações, variabilidade normal e a ausência de desacelerações no fim das contrações (isto é, desacelerações variáveis tardias e atípicas).

Um teste feito na admissão (AT) deverá ser capaz de identificar um feto comprometido ou com alta probabilidade de comprometimento no trabalho de parto em uma gestante aparentemente de baixo risco. Esse teste de admissão pode ser realizado por uma CTG ou por ausculta "inteligente".

O AT por CTG é um registro eletrônico contínuo de FHR, feito imediatamente na admissão, que dá uma impressão melhor da condição fetal, em comparação com a simples ausculta. Em muitos hospitais, a monitorização

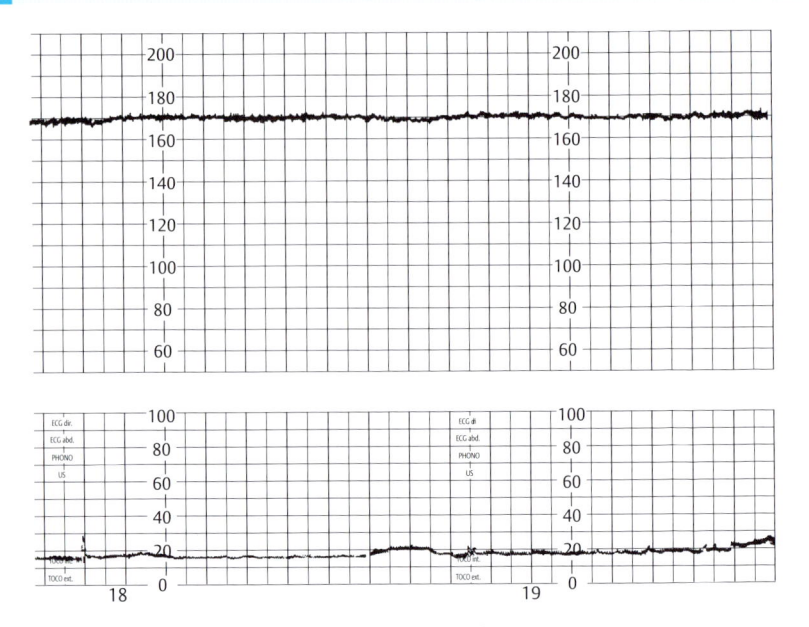

Figura 8-1. Teste anormal de admissão sem contrações.

eletrônica é realizada, porém mais tarde, depois da admissão. Pode haver um tempo de espera por leito, camisola, observações gerais a serem anotadas e outras questões administrativas a serem resolvidas. Na maioria dos casos, a mãe que caminha para a sala de parto é totalmente sadia e sua principal preocupação é ter um bebê sadio. Um AT pode identificar aquelas que já estão em risco com um padrão ominoso, mesmo sem contrações (**Fig. 8-1**). Naquelas com FHR normal ou suspeita, o estresse das contrações uterinas em trabalho de parto precoce pode provocar as alterações anormais da FHR (**Fig. 8-2**). Essas alterações podem ser sutis e difíceis de identificar por ausculta. Uma revisão cuidadosa pode revelar FSH reduzida e feto com crescimento restrito nesses casos. Nessas condições, a CTG na admissão pode ser considerada como um teste de desafio de ocitocina natural.

ENSAIOS SOBRE CARDIOTOCOGRAFIA DE ADMISSÃO

No Kandang Kerbau Hospital, em Singapura, um ensaio cego para avaliação de AT foi conduzido com 1.041 parturientes de baixo risco.[5] Um traçado de FHR foi obtido após cobrir a tela digital da FHR e o papel de registro e desligando-se o volume, de modo que a enfermeira obstétrica da pesquisa não tivesse nenhuma informação sobre o que o traçado da FHR estava mostrando. O transdutor foi ajustado com base na luz de sinal verde de um monitor fetal (Hewlett-Packard 8040 ou 8041), que indica boa qualidade de sinal e bom traçado. O traçado, que foi feito durante 20 minutos imediatamente após a

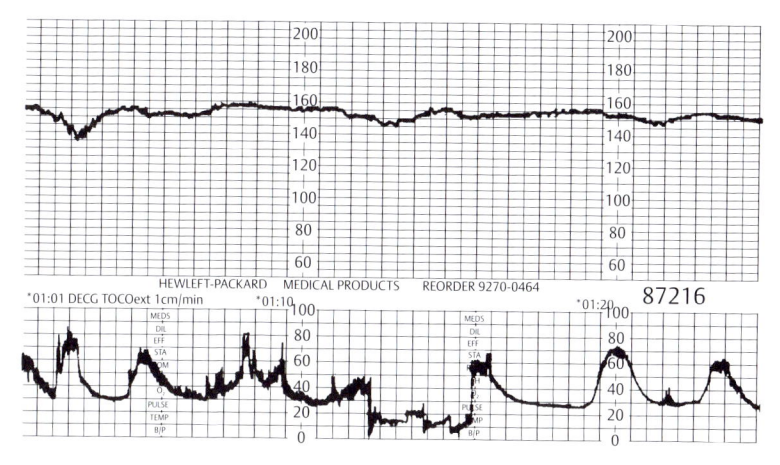

Figura 8-2. O estresse das contrações está sempre presente em um teste de admissão.

admissão, foi guardado em um envelope selado para análise posterior. As pacientes representavam uma população de baixo risco com base nos fatores de risco e por isso foram enviadas à sala de parto de baixo risco para cuidados por ausculta intermitente. Esse ensaio foi aceito pelo comitê de ética do departamento porque a prática normal na época era não realizar monitorização eletrônica nas pacientes de baixo risco.

Para esse ensaio, um traçado de FHR normal reativo foi definido como um registro com frequência e variabilidade normais, duas acelerações de 15 batimentos acima da frequência basal, com duração de 15 segundos e sem desacelerações. Um traçado "suspeito" ou "questionável" foi definido pela ausência de acelerações e variabilidade reduzida (< 5 bpm), presença de desacelerações, taquicardia ou bradicardia basal. Um traçado foi classificado como "ominoso" quando mais de um aspecto anormal estava presente ou se havia desacelerações variáveis atípicas repetidas ou desacelerações tardias. Para avaliar os desfechos, o "sofrimento fetal" foi definido pela presença de alterações graves da FHR que levaram à indicação de cesariana ou parto por fórceps, ou por um recém-nascido com escore de Apgar < 7 aos 5 min após parto espontâneo (Tabela 8-1).

Entre as mulheres que apresentaram AT com padrão ominoso (*n* = 10), 40% desenvolveram sofrimento fetal em comparação com 1,4% (13 de 982) naquelas com AT reativo. Dessas 13 que desenvolveram sofrimento fetal após AT reativo, dez apresentaram sofrimento fetal mais de 5 horas após o AT. Entre as três gestantes que apresentaram sofrimento fetal em menos de 5 horas, uma apresentou prolapso do cordão (o bebê nasceu por cesariana em boas condições), e os outros dois fetos tinham menos de 35 semanas de gestação. Eles apresentaram escores baixos de Apgar 3 e 4 horas após o AT, mas precisaram de mínimos cuidados de reanimação. Entre as gestantes com AT ominoso,

Tabela 8-1. Resultados de Teste de Admissão em Relação à Incidência de "Sofrimento Fetal"

	TESTE DE ADMISSÃO	ANGÚSTIA FETAL
Reativo	n = 982 (94,3%)	13 (1,4%)
Duvidoso	n = 49 (4,7%)	5 (10,0%)
Ominoso	n = 10 (1,0%)	4 (40,0%)§

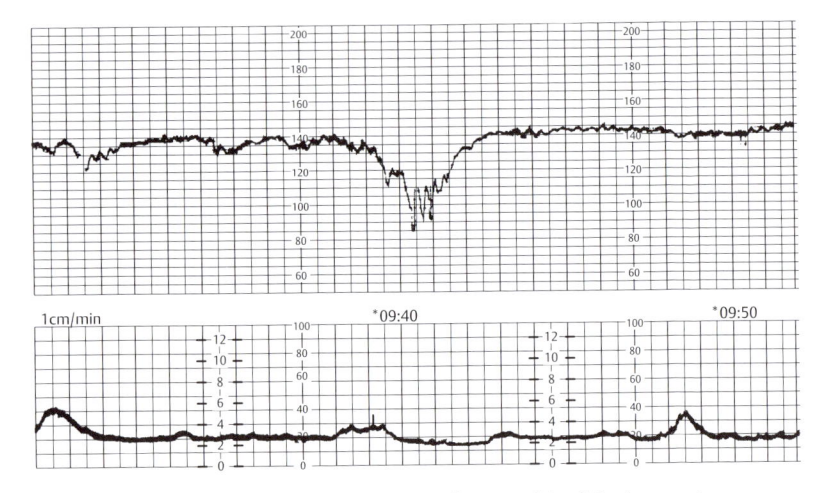

Figura 8-3. Teste de admissão enganoso em um feto que foi a óbito intraparto.

houve um natimorto recente, sem malformação, com peso ao nascer adequado para a idade gestacional a termo. A enfermeira obstétrica estava preenchendo o gráfico de FHR, mostrando uma frequência de 140/min, a cada 20 minutos durante duas horas, quando não pôde mais ouvir a FHR. O traçado do teste é mostrado na **Figura 8-3**. Não houve dúvida de que as informações da enfermeira obstétrica estavam corretas; mas, infelizmente, ela não conseguiu ouvir a variabilidade reduzida e as desacelerações discretas, que são aspectos ominosos, embora a frequência basal fosse normal.

Exceto nos casos de eventos agudos, o AT é um bom teste preditivo da condição fetal no momento da admissão e durante as poucas horas seguintes de trabalho de parto em fetos de baixo risco. Se o AT for normal e reativo, um quadro de hipóxia de desenvolvimento gradativo pode ser identificado pela ausência de acelerações e pelo aumento gradual da FHR basal. O aumento da frequência pode ser identificado no momento da ausculta intermitente ou na monitorização eletrônica. A **Figura 8-4A-F** apresenta alterações sequenciais em um trabalho de parto de 8 horas mostrando aumento gradual de FHR com ausência de acelerações e variabilidade reduzida. Sabemos que, se um feto com crescimento normal e com líquido amniótico claro e traçado reativo desenvolver

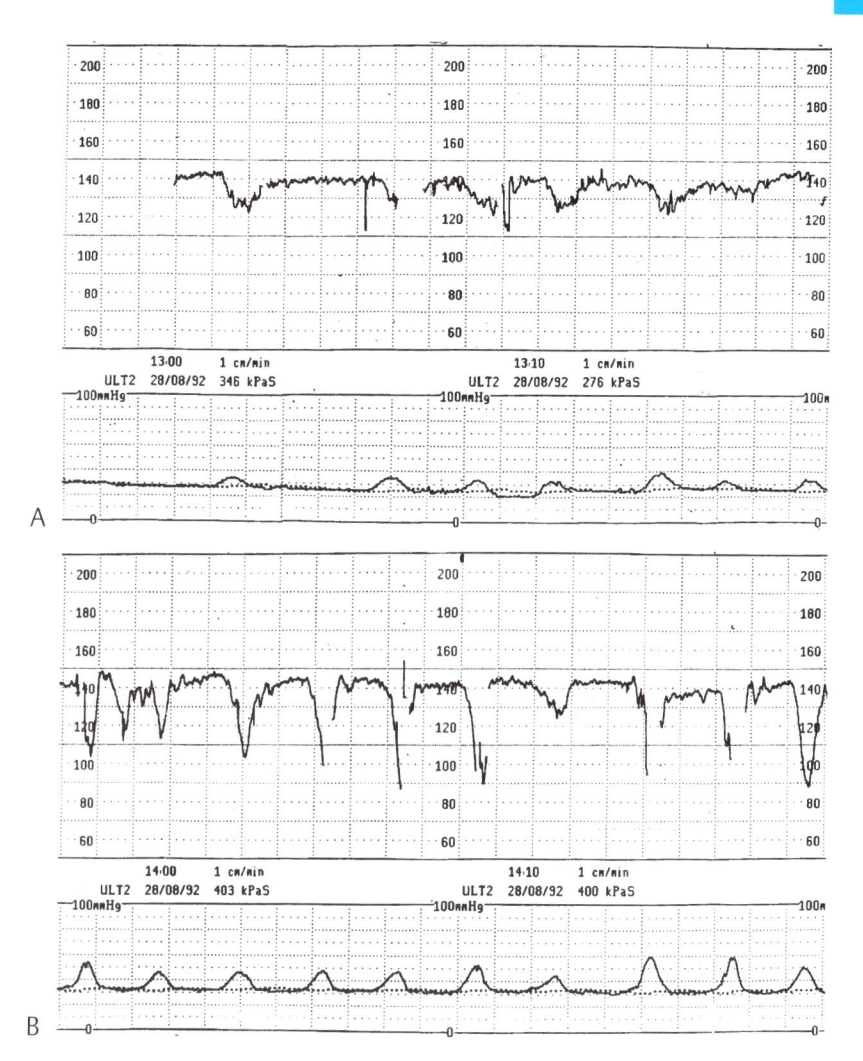

Figura 8-4. (**A-F**) CTGs sequenciais mostrando evolução para alterações anormais. (*Continua.*)

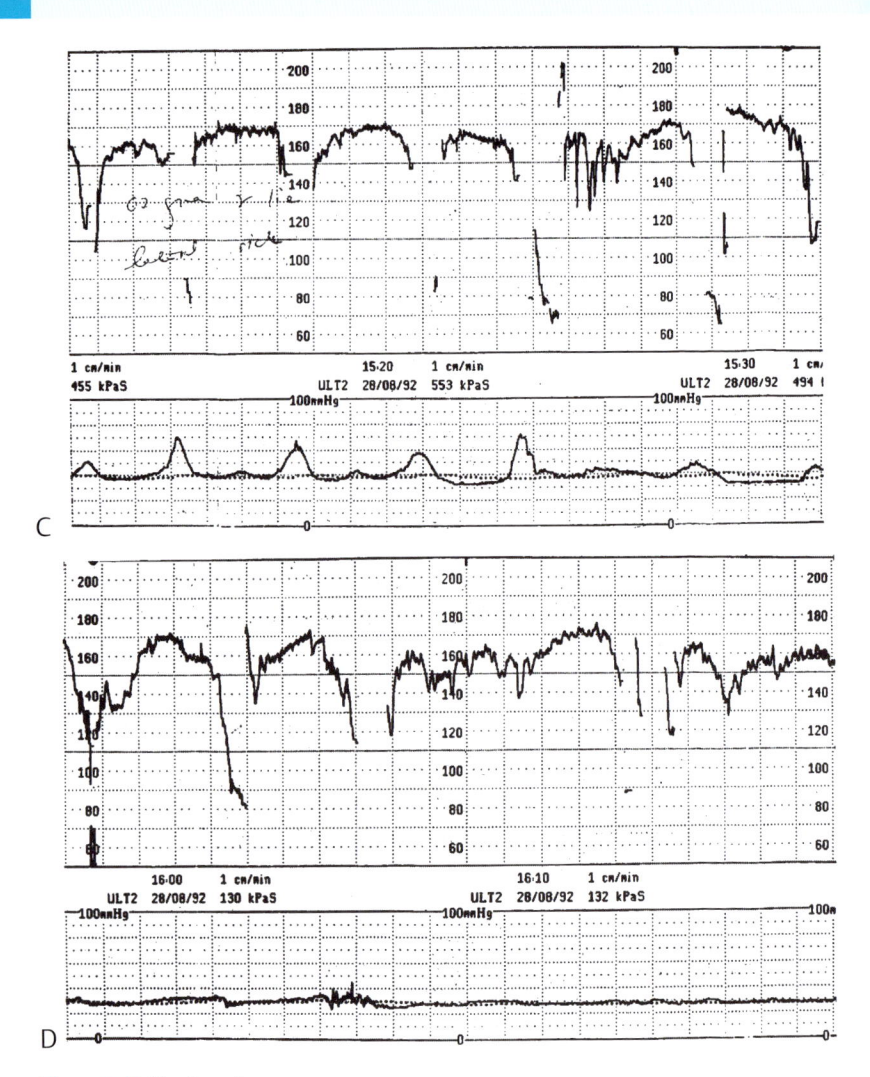

Figura 8-4. *(Continua.)*

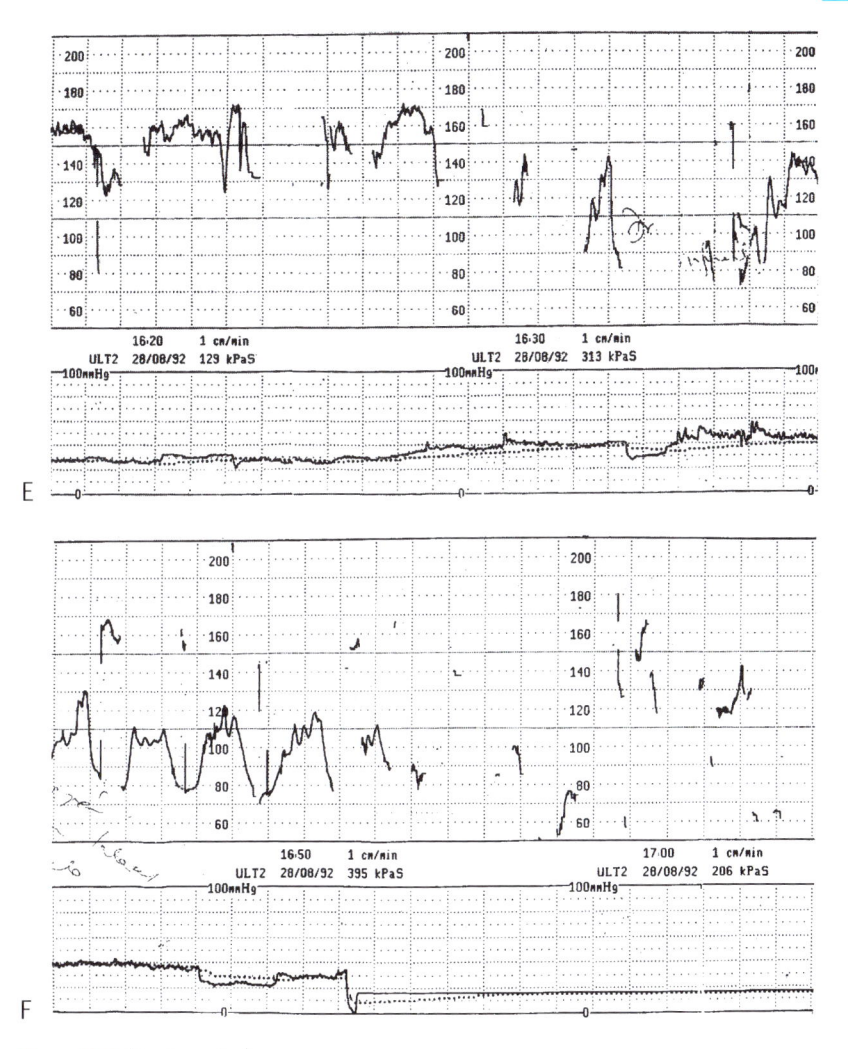

Figura 8-4. *(Continuação.)*

um padrão anormal de FHR, levará algum tempo para que essas alterações de FHR desenvolvam um quadro de acidose. Existe uma estimativa de que, nessa condição, o tempo para desenvolvimento de acidose para 50% dos bebês seria de 115 minutos nos casos com desacelerações tardias repetidas, 145 minutos com desacelerações variáveis repetidas e 185 minutos com traçado uniforme.[6] Portanto, pode-se assumir com segurança que, se o AT foi reativo, é razoável realizar ausculta intermitente. Em algumas instituições, uma monitorização eletrônica é feita também durante 20 minutos, e a cada 2-3 horas, nas gestantes em trabalho de parto de baixo risco, para assegurar o bem-estar fetal.

ENSAIOS CONTROLADOS RANDOMIZADOS SOBRE TESTES DE ADMISSÃO

Uma revisão sistemática recente de três ensaios controlados randomizados (*n = 11.259*) e 11 ensaios de observação *(n = 5.831)* sugere que não há evidência para indicar o teste de admissão de trabalho de parto.[7] Os dois grandes ensaios controlados randomizados[8,9] não mostraram qualquer benefício em termos de resultados neonatais.

Nas pacientes com CTG de admissão, o índice de analgesia epidural estava aumentado (risco relativo [RR] 1,35; 95% intervalo de confiança [CI] 1,1-1,4), assim como a incidência de monitorização eletrônica fetal continuada (EFM) (RR 1,3;95% CI 1,2-1,5) e de amostragem de sangue fetal (FBS) (RR 1,3; 95% CI 1,1-1,5). A taxa de parto operatório foi igual nos dois grupos, e isso pode ter sido devido ao maior número de amostragem de sangue do escalpo fetal realizado nas que tinham a CTG de admissão. O estudo de Dublin[9] contribuiu com 8.580 do total de 11.259 casos para essa metanálise.[7] No estudo de Dublin,[9] a presença de líquido amniótico claro era pré-requisito para entrar no estudo. Para atingir esse requisito, foi realizada a ruptura artificial das membranas com dilatação cervical média de 1,2 cm. Essa pode não ser uma prática aceitável em muitos centros. Acreditamos que este último ensaio influenciou o resultado da metanálise. Houve índices mais altos de EFM contínua e incidência mais alta de FBS, e isso pode ser porque, nesse ensaio, 32% das CTGs de admissão foram consideradas suspeitas ou anormais – uma porcentagem inesperadamente alta para pacientes em início de trabalho de parto com líquido amniótico claro. Apesar da ausência de evidência para indicar CTG de admissão, ela é realizada em muitas unidades e a CTG não é descontinuada. Acreditamos que isso se deva à falta de confiança na interpretação da CTG ou à escassez de enfermeiras obstétricas para manter cuidados individuais, incluindo ausculta, a cada 15 minutos, como recomendado pelo NICE.[1]

OUTROS TESTES DE ADMISSÃO

O índice de líquido amniótico (AFI) e os índices de Dopplerfluxometria da artéria umbilical para avaliar o bem-estar fetal no início do trabalho de parto precoce foram avaliados como testes de triagem úteis para diagnóstico de sofrimento fetal em trabalho de parto.[10,11] Entretanto, esses testes precisam de equipamento dispendioso e *expertise* comparados com uma CTG de admissão.

AVALIAÇÃO DE VOLUME DE LÍQUIDO AMNIÓTICO

A mortalidade e a morbidade perinatais estão aumentadas na presença de volume reduzido de líquido amniótico no parto.[12,13] Uma medida semiquantitativa reprodutível de volume de líquido amniótico em início de trabalho de parto poderia ser usada como adjunto a uma CTG de admissão para classificar um feto como de alto ou baixo risco.[14] Em um estudo envolvendo 120 gestantes em início de trabalho de parto, foi demonstrado que a medida da profundidade vertical de duas bolsas de líquido amniótico, por ultrassom, poderia ser fácil e rapidamente obtida pela equipe médica e de enfermeiras obstétricas e que os resultados eram facilmente reprodutíveis.[15] Foi demonstrado que a profundidade de duas bolsas de líquido amniótico acima de 3 cm apresenta uma alta sensibilidade e alto valor preditivo para prever ausência de sofrimento fetal grave no primeiro estágio do trabalho. Nesse ensaio, seis pacientes apresentaram um lago com profundidade vertical inferior a 3 cm; quatro delas realizaram uma cesariana no primeiro estágio do trabalho em razão de sofrimento fetal; e em três dos bebês o pH do cordão foi < 7,2. Nenhuma das gestantes com volume de líquido amniótico superior a 3 cm precisou de parto cesariano por sofrimento fetal. Em um estudo com 1.092 gestações de feto único,[16] o volume de líquido amniótico foi "quantificado" medindo-se o AFI pela técnica dos quatro quadrantes.[17] Um AFI inferior a 5 no início do trabalho de parto, mesmo na presença de CTG de admissão normal, foi associado a índices de parto operatório mais altos em virtude de sofrimento fetal, baixos escores de Apgar, aumento da necessidade de ventilação assistida e índice mais alto de admissão em unidades neonatais de terapia intensiva. Quando a CTG de admissão era suspeita, um AFI superior a 5 esteve associado a melhor resultado obstétrico comparado com aqueles com AFI inferior a 5. O AFI baixo inferior a 5 pode indicar hipóxia incipiente e sofrimento por compressão do cordão, ou declínio gradual de oxigenação com a evolução das contrações em trabalho de parto, e pode estar associado a um mau resultado.

DOPPLERFLUXOMETRIA DE ARTÉRIA UMBILICAL

A velocimetria Doppler de artéria umbilical tem sido usada como teste de admissão. Entretanto, os estudos têm demonstrado um baixo valor preditivo de sofrimento fetal no trabalho de parto, em uma população de baixo risco.[10,18] Um ensaio de maior abrangência com 1.092 pacientes mostrou que a velocimetria Doppler na admissão tem pouco valor na presença de uma CTG de admissão normal. Entretanto, em casos com CTG de admissão suspeita, a velocimetria Doppler normal esteve associada a menos partos operatórios por sofrimento fetal, melhores escores de Apgar e menos necessidade de ventilação assistida ou admissão nas unidades neonatais de cuidados intensivos.[16]

RELAÇÃO ENTRE RECÉM-NASCIDOS A TERMO COM PREJUÍZO NEUROLÓGICO E OS RESULTADOS DE TESTE DE ADMISSÃO

Há controvérsias quanto ao valor da EFM contínua e mais controvérsias em relação a um teste de admissão. Exceto quanto às informações relacionadas a padrões agudos ou terminais de bradicardia prolongada ou de desacelerações prolongadas de grande amplitude e duração, há pouca informação sobre a relação dos padrões de FHR e dano neurológico a termo[19,22] além de algumas observações de dano neurológico e não reatividade,[23-25] especialmente, na presença de mecônio. Em uma investigação que incluiu 48 recém-nascidos de gestação única a termo com dano neurológico, foram analisados os achados da

FHR de admissão e os padrões de FHR 30 minutos antes do parto.[26] Os achados dessa investigação são mostrados nas Tabelas 8-2 e 8-3.

Com base nos dados das Tabelas 8-2 e 8-3 fica claro que os fetos com AT reativo (acelerações) apresentam algumas características antes ou quando se inicia o processo de hipóxia: todos exibirão desacelerações (100%); quase todos apresentarão variabilidade reduzida (93%) e taquicardia (93%). O único caso no qual a FHR não excedeu 160 bpm mostrou um aumento na frequência basal de 25% e desacelerações, que puderam ser captados na ausculta, permitindo uma tomada de ação. Por outro lado, se o AT for não reativo, há o aparecimento de novas características, com o progresso do trabalho de parto, que são variáveis e sutis, sendo difícil o reconhecimento por ausculta intermitente. Isso acontece porque o dano hipóxico pode ter ocorrido, causando a incapacidade de resposta fetal. Naqueles com AT não reativo, quase 82% apresentaram desacelerações no AT, e 64% apresentaram variabilidade reduzida (inferior a 5 bpm), e muitos (82%) apresentaram frequência basal normal. O fato de que um feto hipóxico pode ter frequência basal normal e desacelerações discretas inferiores a 15 bpm em um traçado não reativo, quando a variabilidade é inferior a 5 bpm, não é amplamente conhecido (Fig. 8-3).

Tabela 8-2. Achados de FHR na Admissão de Recém-Nascidos a Termo com Dano Neurológico Categorizados de Acordo com a Reatividade da FHR[26]

PADRÃO DE FHR NA ADMISSÃO ATÉ 120 MIN	REATIVO (*n* = 15)	NÃO REATIVO (*n* = 33)
Variabilidade de FHR (média)	14 (93%)	12[a] (36%)
Desacelerações	2 (13%)	27 (82%)
Taquicardia	0 (0%)	6 (18%)

[a] $p < 0,001$.

Tabela 8-3. Padrão de FHR nos Últimos 30 Minutos Antes do Nascimento Categorizado de Acordo com o Padrão de FHR na Admissão[26]

PADRÃO DE FHR NA ADMISSÃO NOS ÚLTIMOS 30 MINUTOS ANTES DO NASCIMENTO	REATIVO (*n* = 15)	NÃO REATIVO (*n* = 33)
Variabilidade de FHR (média)	1 (7%)	11[a] (33%)
Desacelerações	15 (100%)	5 (15%)
Taquicardia	14 (93%)	9[b] (27%)

[a] $P < 0,05$.
[b] $P < 0,001$.

Todos os fetos que exibiram AT reativo apresentaram desacelerações e um aumento gradual da FHR basal sugestivos de hipóxia fetal em desenvolvimento. Não é difícil identificar esse aumento da FHR basal na ausculta (ver **Fig. 13-6A-J**). Um ensaio randomizado comparou o resultado obstétrico de um grupo com ausculta intermitente e CTG de 20 minutos a cada duas horas após o teste de admissão com outro grupo em que foi feita EFM contínua.[27] O resultado obstétrico, avaliado por parto operatório, escores de Apgar baixos e admissão na unidade neonatal, foi o mesmo nos dois grupos. O intervalo entre a admissão na sala de parto e a primeira anormalidade de FHR detectada foi o mesmo nos dois grupos. Esse achado reafirma que a ausculta da FHR é confiável para identificar alterações que indicam "sofrimento fetal", se o AT mostrou um traçado reativo. Por outro lado, se o traçado foi não reativo com padrão silente (variabilidade inferior a 5) por mais de 90 minutos, com desacelerações discretas ou ausentes, o feto poderá já estar comprometido ou com probabilidade de ficar comprometido. Uma ação deverá ser adotada para se estabelecer o estado acidobásico por FBS, ou o parto deverá ser considerado. A falha na tomada de decisão pode levar ao óbito fetal (**Fig. 8-5A-J**). É difícil saber se o feto já está hipóxico ou acidótico, ou se está sofrendo de outro insulto (p. ex., infecção, lesão cerebral por causa de hemorragia etc.), a menos que o estado acidobásico seja conhecido antes ou após o parto.

Os fetos com hipóxia podem ter uma frequência basal normal, mas sem acelerações, padrão silente (variabilidade inferior a 5) e desacelerações discretas (amplitude inferior a 15 batimentos) (ver **Fig. 8-3**). Esse feto pode não suportar o esforço do trabalho de parto e ir a óbito dentro de 1-2 horas da admissão. A **Figura 8-6A-D** mostra um traçado de teste de admissão com frequência basal de 140 bpm. Com o progresso do trabalho de parto, houve maior redução da variabilidade (inferior a 5 batimentos) sem aumento na frequência basal, e a morte fetal ocorreu em 40 minutos. Parece haver alguma dificuldade na identificação da frequência basal correta, e alguns podem considerar a linha básica como sendo de 120 com acelerações. A observação cuidadosa da variabilidade reduzida permite verificar que a frequência basal correta era de 140 bpm com desacelerações.

PLANEJANDO O MANEJO

Um teste de admissão ajuda no planejamento dos cuidados subsequentes durante o trabalho de parto. Parturientes em alto risco ou parturientes com testes de admissão suspeitos ou anormais deverão ter EFM contínua durante todo o trabalho de parto. Um teste de admissão normal é uma segurança que nos permite encorajar a mobilização sem necessidade adicional de realizar EFM por 3-4 horas ou até que sinais do fim do primeiro estágio do trabalho de parto sejam aparentes. Mesmo no segundo estágio um traçado de poucos minutos de EFM após uma contração deverá ser suficiente nas parturientes de baixo risco. Posições alternativas de parto, imersão na água em trabalho de parto e preparações para nascimento na água podem ser preparadas com mais confiança.

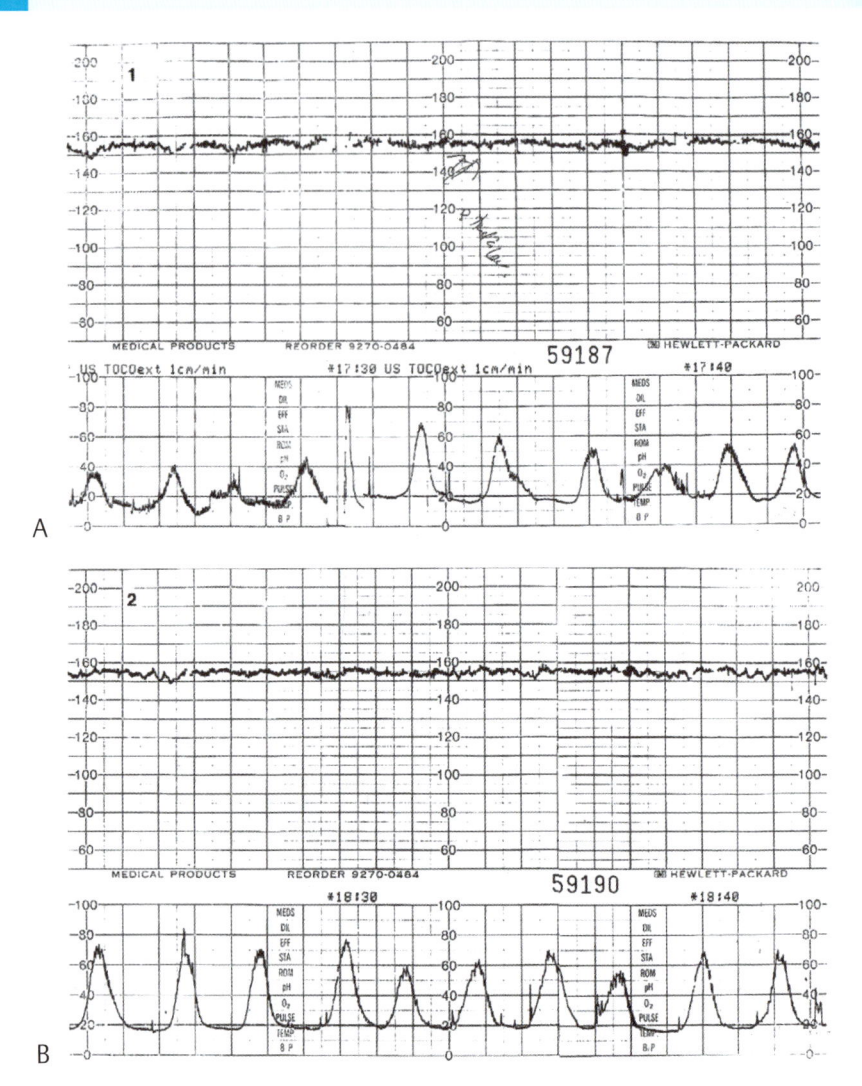

Figura 8-5. (A-J) Um traçado com variabilidade reduzida durante > 90 min é anormal, especialmente na presença de desacelerações discretas em um traçado não reativo. São mostrados traçados sequenciais até a morte do feto. *(Continua.)*

AVALIAÇÃO NA SALA DE ADMISSÃO PARA O PARTO POR CARDIOTOCOGRAFIA... 129

C

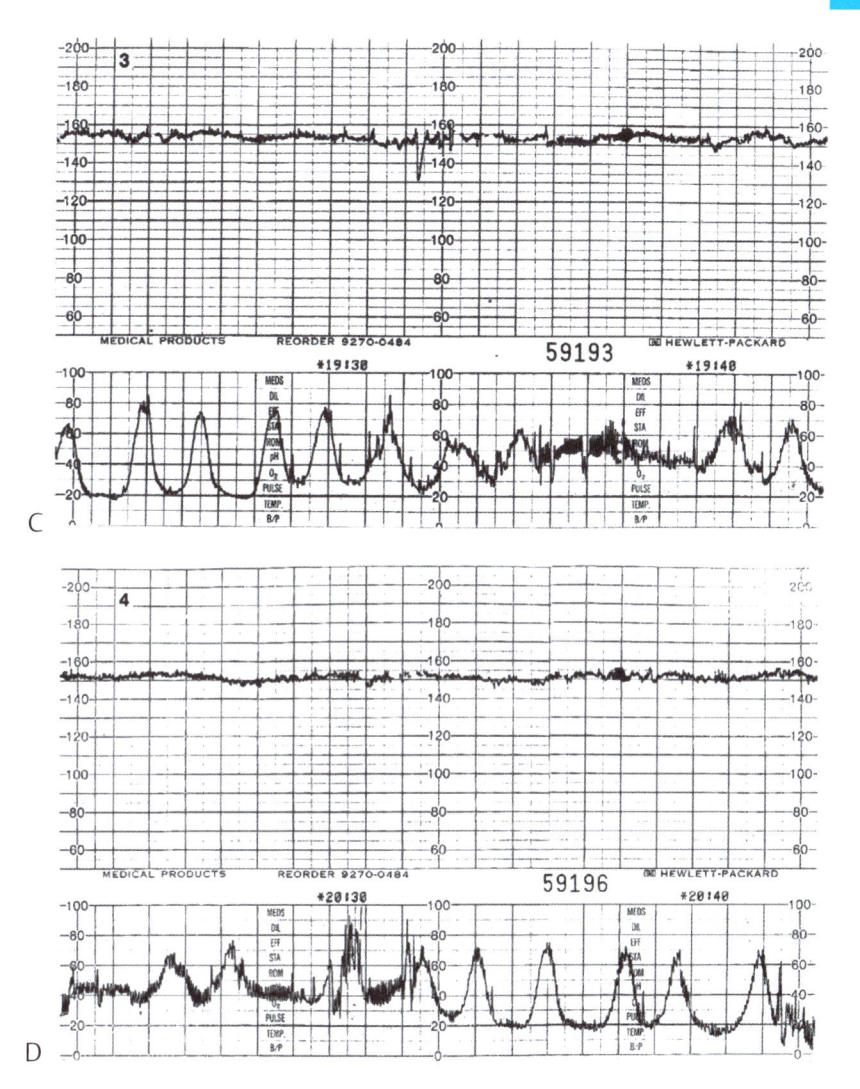

D

Figura 8-5. *(Continuação.)*

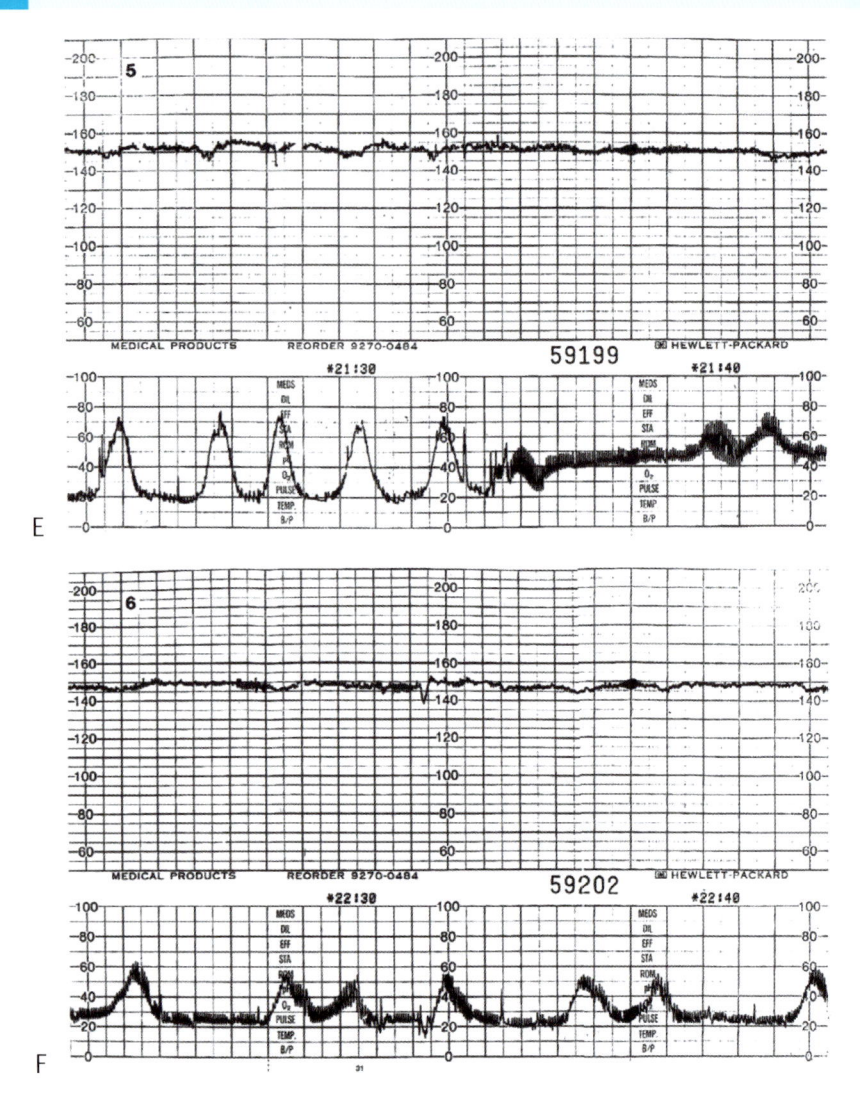

Figura 8-5. *(Continuação.)*

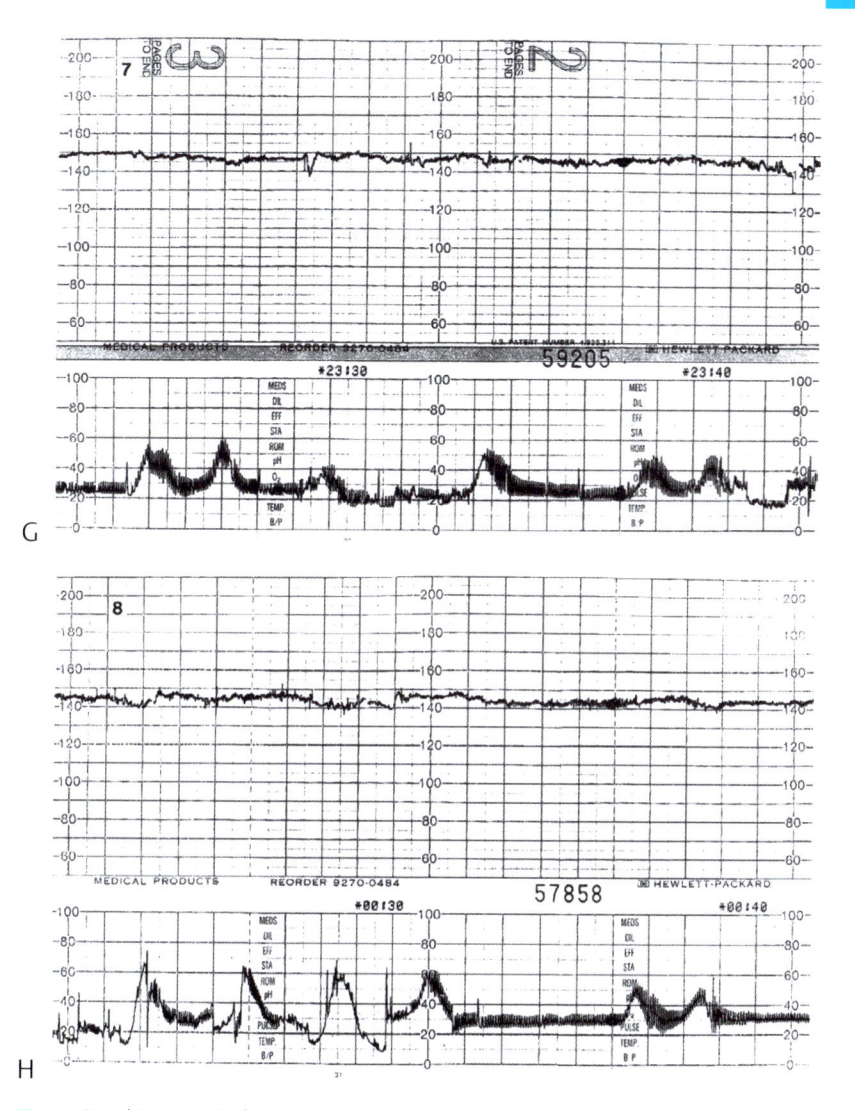

AVALIAÇÃO NA SALA DE ADMISSÃO PARA O PARTO POR CARDIOTOCOGRAFIA... 131

Figura 8-5. *(Continuação.)*

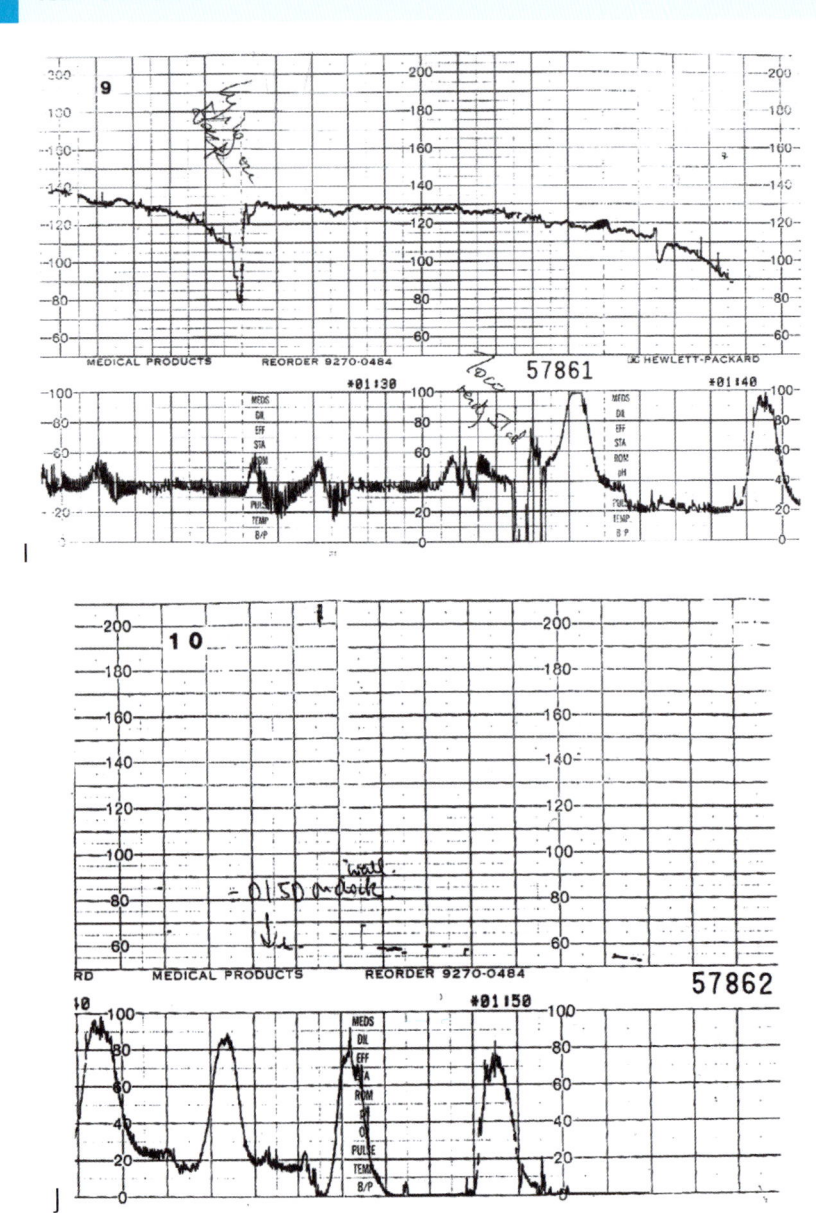

Figura 8-5. *(Continuação.)*

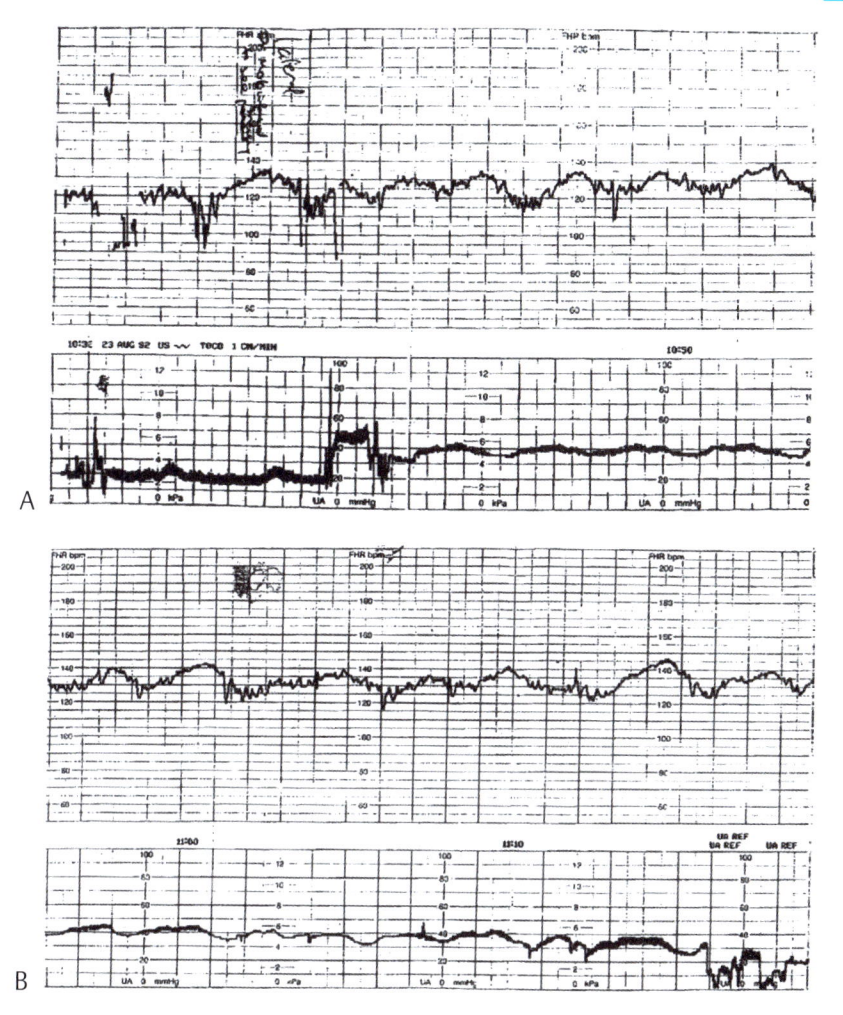

AVALIAÇÃO NA SALA DE ADMISSÃO PARA O PARTO POR CARDIOTOCOGRAFIA... 133

Figura 8-6. (**A-D**) Traçado não reativo com FHR basal normal, padrão silente e desacelerações discretas. Morte fetal súbita com 50 minutos de internação. *(Continua.)*

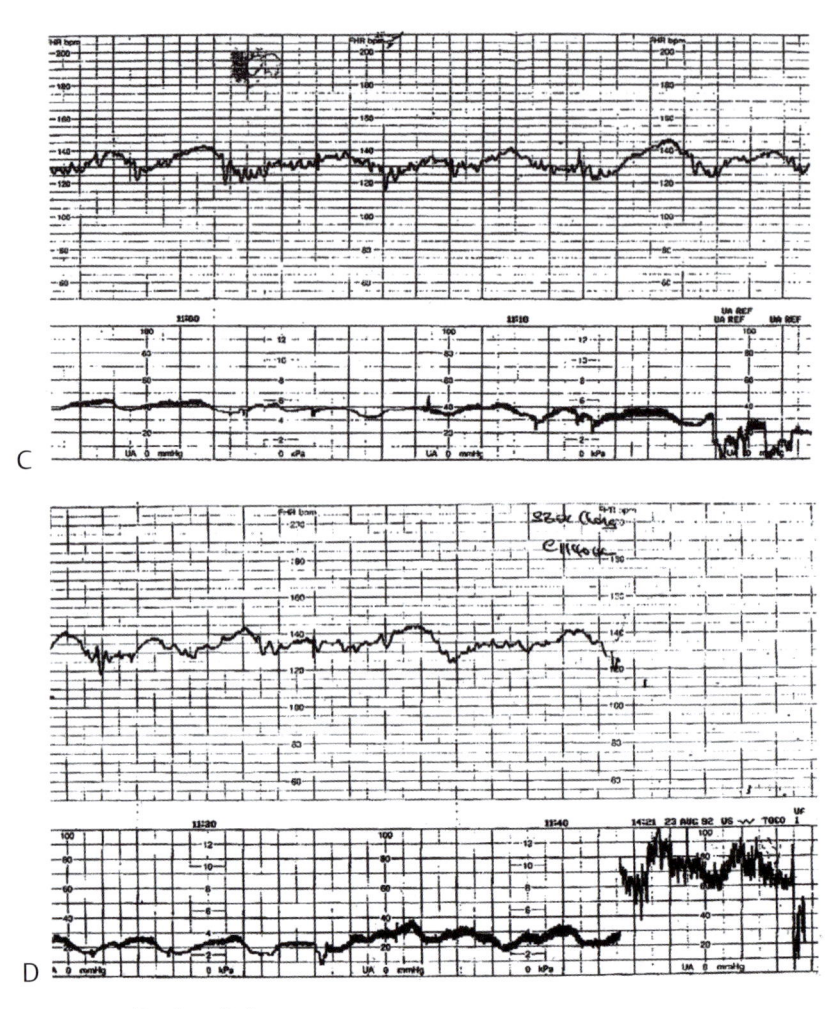

Figura 8-6. *(Continuação.)*

A escassez de papel impõe disciplina, exigindo consideração cuidadosa. Um AT seguido de monitorização no fim do primeiro estágio e no segundo estágio, o momento do maior esforço, parece apropriado.

QUANTO DEVE DURAR UM TESTE DE ADMISSÃO?
Um AT deverá durar o tempo necessário até mostrar normalidade. Isso implica numa consideração em relação ao estado de sono fetal e de movimentos fetais ativos. Se duas acelerações, frequência normal e variabilidade normal são visualizadas nos primeiros 5 minutos, isso é muito tranquilizador. É tranquilizador se duas ou mais contrações são percebidas durante esse tempo, pois isso mostra a ausência de sinais de sofrimento fetal durante as contrações. Se o início da EFM coincidir com uma fase quiescente fetal, a observação deve ser mantida até que o feto desperte. A maioria dos ATs deverá durar de 15-30 minutos. Entretanto, se a mãe com traçado normal em 5 minutos apresentar interesse para deambulação e trabalho de parto natural, não deverá ser monitorizada indevidamente. As enfermeiras obstétricas podem ficar mais seguras adotando esses princípios e usando um Doptone manual e, se necessário, uma impressora conectada.

Os pais devem ter a chance de escolha, como sempre; entretanto, o provedor escolhido pode ter dificuldade para oferecer um aconselhamento informado que permita escolhas verdadeiramente informadas. Parece-nos que a única pergunta que se deveria fazer aos pais seria: "Vocês gostariam que nós verificássemos se seu bebê está bem?".

A EFM deve ser apropriada: nem muito nem pouco.

Referências
1. National Institute for Health and Care Excellence (NICE). Intrapartum care for healthy women and their babies. *NICE Clinical Guideline* 3 December 2014;190. Online. Available https://www.nice.org.uk/guidance/cg190/resources/intrapartum-care-forhealthy- women-and-babies-35109866447557 [Accessed: 10.08.16].
2. Birthplace in England Collaborative Group. Perinatal and maternal outcomes by planned place of birth for healthy women with low risk pregnancies: the Birthplace in England national prospective cohort study. *BMJ* 2011;343:d7400.
3. Hobel CJ, Hyvarinen MA, Okada DM, et al. Prenatal and intrapartum high risk screening. 1. Prediction of the high risk neonate. *Am J Obstet Gynecol* 1973;117:1-9.
4. Arulkumaran S, Gibb DMF, Ratnam SS. Experience with a selective intrapartum fetal monitoring policy. *Singapore J Obstet Gynecol* 1983;14:47-51.
5. Ingemarsson I, Arulkumaran S, Ingemarsson E, et al. Admission test: a screening test for fetal distress in labour. *Obstet Gynecol* 1986;68:800-6.
6. Fleischer A, Schulman H, Jagani N, et al. The development of fetal acidosis in the presence of an abnormal fetal heart rate tracing. I. The average for gestation age fetus. *Am J Obstet Gynecol* 1982;144:55-60.
7. Bix E, Reiner LM, Klovning A, et al. Prognostic value of the labour admission test and its effectiveness compared with auscultation only: a systematic review. *Br J Obstet Gynaecol* 2005;112:1595-604.

8. Mires G, Williams F, Howie P. Randomised controlled trial of cardiotocography versus Doppler auscultation of fetal heart at admission in labour in low risk obstetric population. *BMJ* 2001;322:1435-98.
9. Impey L, Reynolds M, MacQuillan K, et al. Admission cardiotocography: a randomised controlled trial. *Lancet* 2003;361(9356):465-70.
10. Malcus P, Gudmundson S, Marsal K, et al. Umbilical artery Doppler velocimetry as a labour admission test. *Obstet Gynecol* 1991;77:10-6.
11. Sarno APJ, Ahn MO, Brar H, et al. Intrapartum Doppler velocimetry, amniotic fluid volume and fetal heart rate as predictors of subsequent fetal distress. *Am J Obstet Gynecol* 1989;161:1508-11.
12. Chamberlain PF, Manning FA, Morrison I, et al. Ultrasound evaluation of amniotic fluid (vol. 1). The relationship of marginal and decreased amniotic fluid volumes to perinatal outcome. *Am J Obstet Gynecol* 1984;150:245-9.
13. Crowley P, O'Herlihy C, Boylon P. The value of ultrasound measurement of amniotic fluid volume on the management of prolonged pregnancies. *Br J Obstet Gynaecol* 1984;91:444-5.
14. Chauchan SP, Washburne JF, Magann EF, et al. A randomized study to assess the efficacy of the amniotic fluid index as a fetal admission test. *Obstet Gynecol* 1995;86:9-13.
15. Teoh TG, Gleeson RP, Darling MR. Measurement of amniotic fluid volume in early labour is a useful admission test. *Br J Obstet Gynaecol* 1992;99:859-60.
16. Chua S, Arulkumaran S, Kurup A, et al. Search for the most predictive tests of fetal well-being in early labour. *J Perinat Med* 1996;24:199-206.
17. Phelan JP, Ahn MO, Smith CV, et al. Amniotic fluid index measurements during pregnancy. *J Reprod Med* 1987;32:601-4.
18. Chan FY, Lam C, Lam YH, et al. Umbilical artery Doppler velocimetry compared with fetal heart rate monitoring as a labor admission test. *Eur J Obstet Gynecol Reprod Biol* 1994;54:1-6.
19. Keegan KAJ, Waffarn F, Quilligan EJ. Obstetric characteristics and fetal heart rate patterns of infants who convulse during the newborn period. *Am J Obstet Gynecol* 1985;153:732-7.
20. Van der Merwe P, Gerretsen G, Visser G. Fixed heart rate pattern after intrauterine accidental decerebration. *Obstet Gynecol* 1985;65:125-7.
21. Menticoglou SM, Manning FA, Harman CR, et al. Severe fetal brain injury without evident intrapartum trauma. *Obstet Gynecol* 1989;74:457-61.
22. Schields JR, Schifrin BS. Perinatal antecedents of cerebral palsy. *Obstet Gynecol* 1988;71:899-905.
23. Leveno KJ, William ML, De Palma RT, et al. Perinatal outcome in the absence of antepartum fetal heart rate acclerations. *Obstet Gynecol* 1983;61:347-55.
24. Devoe LD, McKenzie J, Searle NS, et al. Clinical sequelae of the extended nonstress test. *Am J Obstet Gynecol* 1985;151:1074-8.
25. Brown R, Patrick J. The non-stress test: how long is long enough? *Am J Obstet Gynecol* 1981;141:646-51.
26. Phelan JP, Ahn MO. Perinatal observations in forty-eight neurologically impaired term infants. *Am J Obstet Gynecol* 1994;171:424-31.
27. Herbst A, Ingemarsson I. Intermittent versus continuous electronic fetal monitoring in labour. *Br J Obstet Gynaecol* 1994;101:663-8.

AVALIAÇÃO DAS CONTRAÇÕES UTERINAS

Donald Gibb ▪ *Sabaratnam Arulkumaran*

CAPÍTULO 9

Contrações efetivas (a *força*) são um pré-requisito essencial para o trabalho de parto vaginal. O progresso do trabalho de parto, evidenciado por dilatação do colo do útero e descida da apresentação, representam a avaliação final das contrações. Durante o trajeto através do canal vaginal (a *passagem*), o feto sofre a pressão das contrações e é impulsionado por elas. O fluxo sanguíneo materno para o espaço uteroplacentário fica interrompido quando a pressão intrauterina (IUP) excede a pressão do fluxo de sangue para a área retroplacentária, a qual pode ser de 30-45 mmHg em virtude da função das artérias espiraladas. Um feto com bom crescimento e com boa reserva placentária suporta as contrações como um "estresse normal" e não exibe alteração na frequência cardíaca fetal (FHR). Um feto comprometido pode exibir alterações com esse estresse, e a redução do volume sanguíneo retroplacentário causada pelas contrações pode se manifestar como desacelerações tardias. Em um feto normal, o estresse pode ser ocasionado pela compressão do cordão umbilical, que se apresenta com desacelerações variáveis. A presença de desacelerações variáveis atípicas indica compressão do cordão umbilical associada à redução do volume sanguíneo retroplacentário (p. ex., desacelerações variáveis atípicas com recuperação tardia, ou uma combinação de desacelerações variáveis e tardias). O uso de ocitocina ou prostaglandinas é indicado expressamente para aumentar as contrações; quando esses medicamentos são usados para induzir o trabalho de parto, o feto geralmente apresenta algum fator de risco. Nessas circunstâncias, é necessário um cuidado especial com as contrações e com a monitorização da FHR continuamente.

REGISTRO

O método mais comum de avaliação das contrações é pela colocação da mão na parede abdominal sobre a superfície anterior do fundo uterino. Isso possibilita a observação da duração e frequência das contrações. Uma impressão subjetiva da força é obtida. Isso é completamente adequado se realizado intermitentemente no trabalho de parto normal de baixo risco.

Monitorização contínua das contrações uterinas é realizada usando-se tocografia externa. O transdutor do cardiotocógrafo (Fig. 9-1) é um dispositivo de pressão que detecta movimentos para frente e mudança no contorno

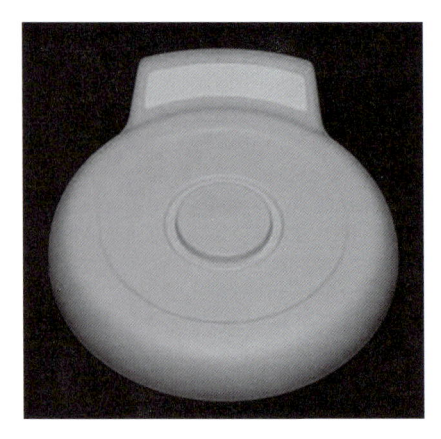

Figura 9-1. Transdutor cardiotocográfico externo (Hewlett-Packard 8040). *(Cortesia de Hewlett-Packard).*

da parede abdominal, em virtude da alteração no formato do útero causada pela contração; esse dispositivo registra continuamente o que a mão sente intermitentemente. O transdutor é colocado sem a aplicação de gel na parede abdominal anterior, próximo do fundo uterino, e fixado com uma cinta elástica. É importante ajustar a pressão da cinta para conforto e para garantir um registro adequado. Os transdutores dos cardiotocógrafos atualmente disponíveis são mantidos na posição com um adesivo em vez de cinta, evitando uma sensação de restrição. Esses transdutores também não têm fio, permitindo que a mãe se movimente livremente. Obesidade e inquietude materna

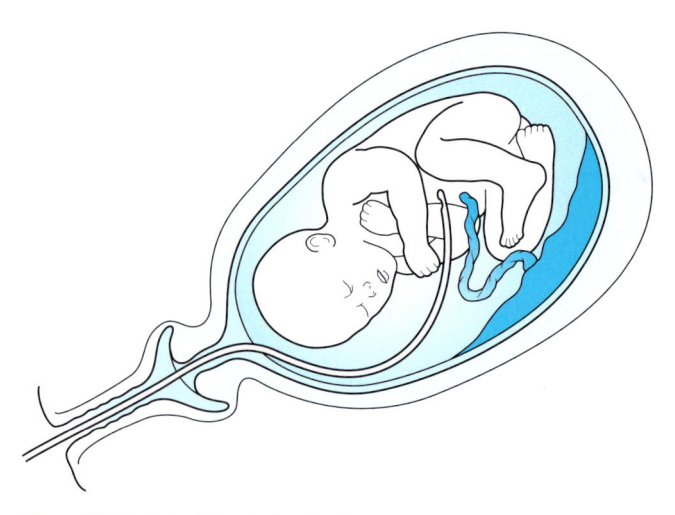

Figura 9-2. Cateter intrauterino *in situ.*

podem comprometer o registro das contrações uterinas; nesses casos, e em outras situações clínicas, a palpação de contrações uterinas pode ajudar, ou pode ser usado um cateter intrauterino para a medida da IUP (**Fig. 9-2**). A medida da IUP é o método mais eficaz para o registro de contrações, obtendo-se uma medida bastante precisa da força em milímetros de mercúrio (mmHg) ou quilopascal (kPa).[1] Com o desenvolvimento da tecnologia, vários dispositivos descartáveis estão disponíveis – por exemplo, o cateter Intran II (**Fig. 9-3**) (Utah Medical Products, Utah). A **Figura 9-4** mostra a mudança no registro em uma mãe obesa, observada após conversão de uma tocografia externa para interna ao longo de um período de 20 minutos.

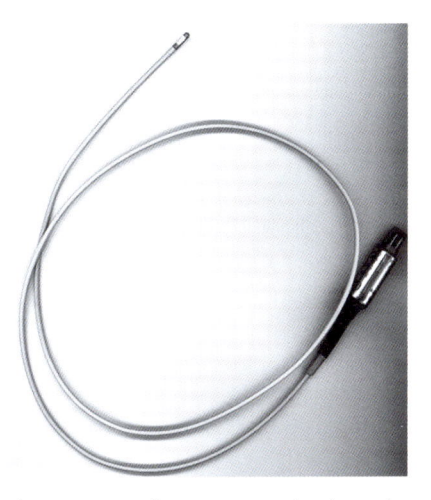

Figura 9-3. Cateter Gaeltec com transdutor na ponta. *(Gaeltec Ltd., Escócia.)*

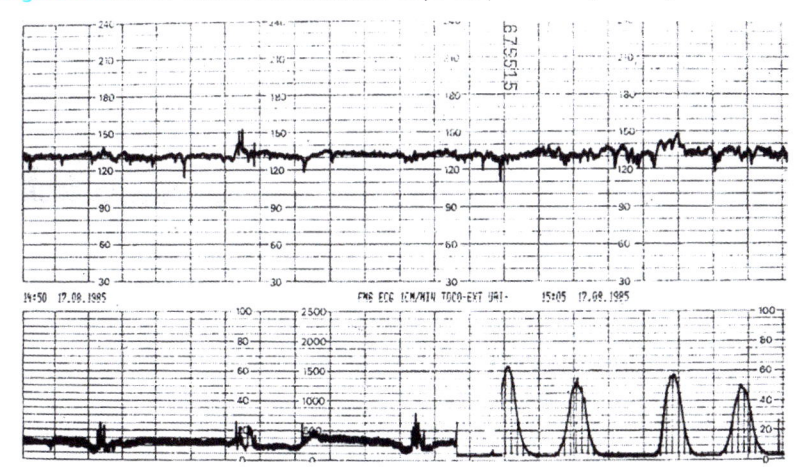

Figura 9-4. Traçado na tocografia externa seguido pelo registro interno.

MEDIDA

A medida mais relevante das contrações no trabalho de parto é seu resultado: dilatação do colo do útero e descida da apresentação resultando em parto vaginal espontâneo. A qualidade das contrações presentes é muito variável. Uma simples avaliação da frequência das contrações (número por 10 minutos), a duração média (em segundos) e uma impressão subjetiva da força (fraca, moderada ou forte) geralmente é suficiente. O método de registro é visto no partograma (ver Fig. 2-3). Quando a monitorização da IUP está sendo feita, há a possibilidade de maior precisão. Em 1957, Caldeyro-Barcia e colegas sugeriram, para as unidades de Montevidéu, o uso da pressão média multiplicada pela frequência.[2] Em 1973, Hon e Paul introduziram o conceito da área de contração sob a curva: unidades da atividade uterina.[3] Em 1977, Steer introduziu a área de contrações ativas sob a curva: quilopascal segundos por 15 minutos.[4] Um sistema simples baseado no Sistema Internacional de Unidades (SI) foi considerado e recomendado pelo Royal College of Obstetrics and Gynaecologists Working Party on Cardiotocograph Technology.[5]

As unidades apropriadas para a quantificação da IUP estão especificadas na Tabela 9-1, e as unidades apropriadas para medida da atividade total ao longo de um período de tempo estão especificadas na Tabela 9-2. O período recomendado de medida é de 15 minutos.

Terminologia consistente é essencial.

Tabela 9-1. Unidades para a Quantificação da Pressão Intrauterina	
Pressão média de contração ativa (MCAP)	kPa
Pressão basal média	kPa
Frequência média da contração	Número por 10 min
Duração média das contrações	Segundos
Pressão ativa média (MAP): soma da MCAP dividida pelo tempo	kPa

Tabela 9-2. Unidades para Medida da Atividade Total ao longo de um Período de Tempo	
Pressão integral ativa (API)	kPa
Pressão integral média (BPI)	kPa
Número de contrações por período	
Duração total das contrações	Segundos
Proporção do tempo ativo	Por cento

APLICAÇÃO CLÍNICA

Quais são as indicações para cardiotocografia contínua? Em geral, a cardiotocografia externa contínua é realizada quando a monitorização contínua da FHR está sendo realizada. Essa é uma abordagem prática pragmática; entretanto, é uma abordagem que ignora a lógica de que a indicação para cada uma é específica, embora possam estar relacionadas. Se o padrão da FHR for normal e o progresso do trabalho de parto for normal, então a cardiotocografia contínua não fornecerá informações úteis adicionais, e a mulher poderá ser poupada do desconforto da cinta do cardiotocógrafo. No entanto, quando o padrão do coração fetal ou o progresso do trabalho de parto se tornam anormais, já haveria uma informação disponível sobre as contrações preexistentes, e isso é importante. Portanto, a monitorização usando os dois canais – da frequência cardíaca e das contrações – é padrão. Sempre que a frequência cardíaca for anormal ou o progresso do trabalho de parto for anormal e necessitar de algum tratamento, existirá a necessidade de registro contínuo da contração.

A Figura 9-5 exibe um teste na admissão, realizado em uma mulher com contrações. Embora o traçado cardiotocográfico sugira contrações regulares e frequentes, a mulher não estava sentindo dor e não entrou em trabalho de parto naquele dia. O transdutor do cardiotocógrafo pode detectar contrações localizadas que não estejam se propagando através do útero, isso pode ser observado com acentuada irregularidade na Figura 9-6.

O diagnóstico de trabalho de parto não é estabelecido com o cardiotocógrafo.

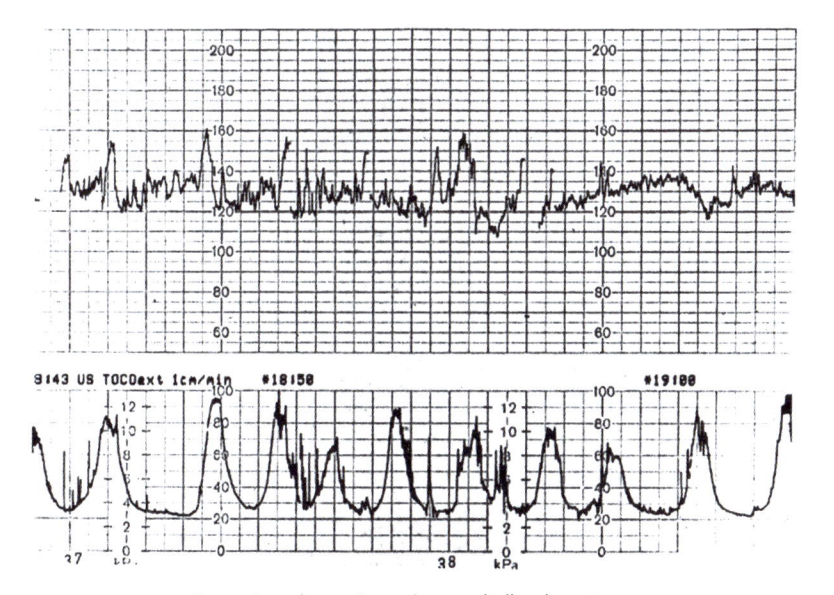

Figura 9-5. Contrações registradas – não está em trabalho de parto.

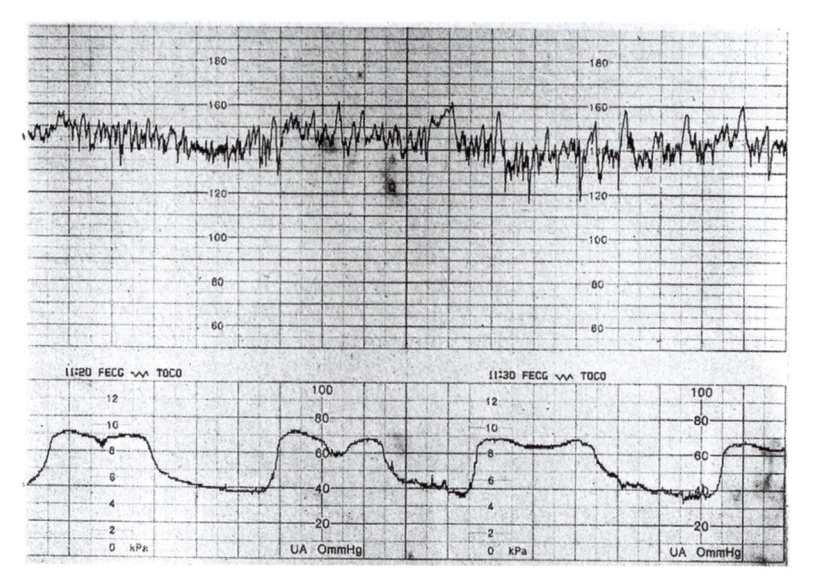

Figura 9-6. Contrações registradas – não está em trabalho de parto.

Quais são as indicações para cardiotocografia interna usando um cateter de IUP? Exceto nos casos de obesidade materna ou inquietude, a cardiotocografia externa apresenta informações suficientes para se interpretar um traçado cardíaco fetal anormal. O manejo das contrações representa outro problema. Se não ocorrer progressão do trabalho de parto no caso de indução ou de correção de um trabalho de parto lento (**Fig. 2-3**), então a informação mais completa derivada do cateter de IUP poderá ser útil.[6] No entanto, dados disponíveis sugerem que, na maioria das situações, a dose de infusão de ocitocina pode ser calculada usando-se as informações de frequência e duração das contrações registradas pelo cardiotocógrafo externo.[7,8] A obesidade e inquietude maternas, a nuliparidade e um feto em variedade de posição occipotoposterior com evolução lenta do trabalho de parto podem representar uma exceção, e, nesses casos, pode ser necessária uma alta dose de infusão de ocitocina.

Trabalho de parto em apresentação pélvica, que atualmente é muito incomum, e trabalho de parto com uma cesariana prévia representam complicações específicas. Alguns obstetras não praticam parto vaginal de um feto em apresentação pélvica. Entre os médicos que fazem o parto pélvico, geralmente há relutância no uso de ocitocina, se o progresso do trabalho de parto é lento. A preocupação está relacionada com o risco de uma desproporção feto-pélvica que, portanto, representa um sinal para se interromper o trabalho de parto com a realização de uma cesariana. Entretanto, é possível que as contrações fracas sejam decorrentes da apresentação pélvica. Se a avaliação completa da proporção fetopélvica exibir características favoráveis e as contrações forem fracas, então a estimulação do parto com ocitocina poderá ser realizada com segurança. A informação adicional derivada de um cateter de IUP pode ser útil sob essas circunstâncias.

Uma lógica similar se aplica ao progresso deficiente do trabalho de parto em uma mulher com cesariana prévia. No entanto, existe a preocupação adicional da integridade da cicatriz uterina. Ruptura ou deiscência da cicatriz cirúrgica pode não se manifestar com dor, sensibilidade, sangramento vaginal ou alteração no pulso e na pressão arterial materna, ou pode manifestar esses sinais algum tempo após o evento. As alterações na FHR ou na atividade uterina podem ser um sinal precoce de ruptura cicatriz uterina.[9,10] A **Figura 9-7** apresenta um caso em que a recolocação do cateter mostrou um traçado cardiotocográfico aceitável, apesar da deiscência da cicatriz. Provavelmente, o cateter substituído estava em uma bolsa loculada de pressão normal. Em alguns centros, existe uma ligação entre a indicação para a monitorização interna da FHR com um eletrodo e a monitorização da pressão interna com um

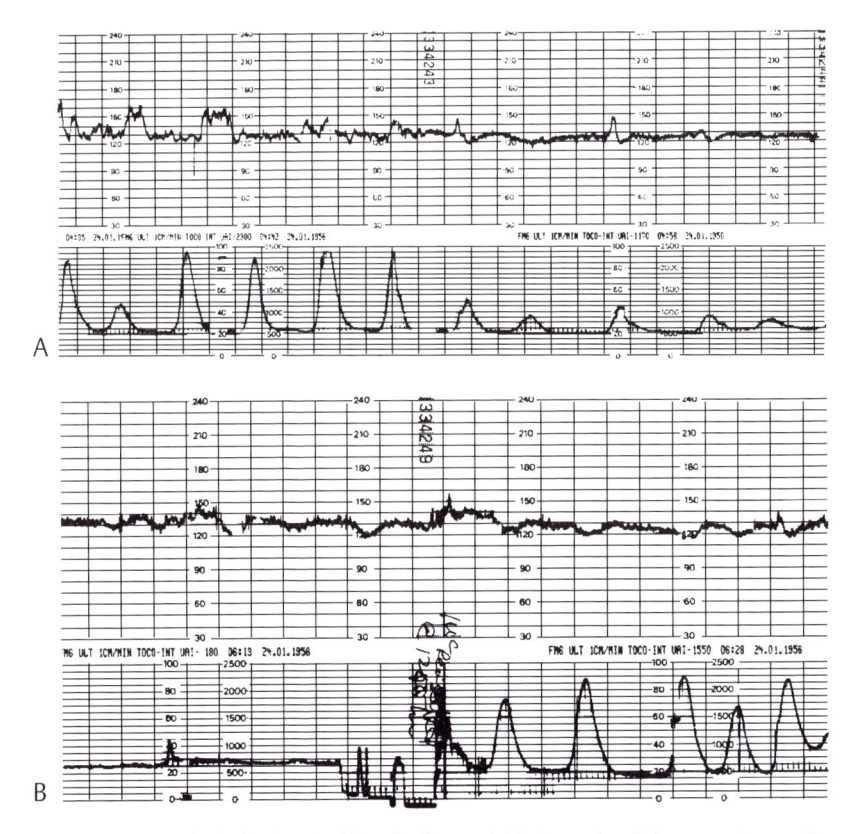

Figura 9-7. Deiscência da cicatriz: (**A**) redução na atividade uterina; (**B**) cateter de pressão intrauterina colocado em outra bolsa exibindo atividade uterina normal.

cateter de pressão. Não há uma lógica nisso, visto que cada método aborda questões distintas. O uso excessivo de monitorização interna é psicológica e fisicamente invasivo.

As indicações para mensuração da IUP são limitadas.

Hiperestimulação uterina e hipóxia fetal representam uma possibilidade real quando ocitócicos são usados, e, nesses casos, a monitorização eletrônica contínua da FHR é importante, e isso é discutido no Capítulo 10.

MONITORIZAÇÃO DAS CONTRAÇÕES NA INDUÇÃO DO TRABALHO DE PARTO COM O USO DE PROSTAGLANDINAS

É importante registrar as contrações uterinas e a FHR antes e logo após a inserção de pessários ou géis de prostaglandina (PG). A taxa de absorção da PG varia de mulher para mulher, dependendo do pH, da temperatura e umidade da vagina e da presença de infecção, inflamação ou abrasão na vagina. A rápida absorção pode provocar contrações tetânicas ou frequentes, as quais não são necessariamente dolorosas, mas podem causar alterações suspeitas/anormais na FHR, incluindo desaceleração prolongada que pode comprometer o feto, se uma rápida ação não for adotada. A ação pode ser a remoção do pessário de PG, se possível, e/ou o uso de agentes tocolíticos para suprimir as contrações uterinas.

MONITORIZAÇÃO DAS CONTRAÇÕES APÓS A VERSÃO CEFÁLICA EXTERNA

Um pequeno descolamento, resultando em irritabilidade uterina e alterações na FHR, pode ocorrer após a versão cefálica externa (ECV), sem muita dor, e, portanto, existe a necessidade de se monitorizar a FHR por 30-60 minutos após a ECV. Se for observada irritabilidade uterina com contrações muito frequentes (5 em 10 minutos), a FHR poderá se tornar anormal e, portanto, o registro deverá ser mantido até que as contrações diminuam ou desapareçam e o padrão da FHR seja normal.

MONITORIZAÇÃO DAS CONTRAÇÕES EM CASOS DE SUSPEITA DE DESCOLAMENTO DE PLACENTA

Na presença de características clínicas sugestivas de descolamento (ou seja, sangramento e/ou dor abdominal contínua com irritabilidade uterina), as contrações uterinas e a FHR devem ser monitorizadas. Deve-se levar em consideração um parto precoce quando o traçado da FHR não for satisfatório na presença de irritabilidade uterina e quando a maturidade fetal não for a preocupação principal. Na presença de irritabilidade uterina e de um padrão suspeito ou patológico da FHR, esta pode se deteriorar subitamente, resultando na necessidade de um parto de emergência.

A capacitação clínica e o aprendizado permanecem razões importantes para se dar a devida atenção às contrações. Nos EUA, e cada vez mais no Reino Unido, ocorrem muitos casos de ação judicial relacionados ao uso errôneo de ocitocina. A melhor compreensão do processo do trabalho de parto e das contrações deve ajudar a combater esse uso errôneo.[9,11]

Referências

1. Arulkumaran S, Yang M, Chia YT, et al. Reliability of intrauterine pressure measurements. *Obstet Gynecol* 1991;78:800-2.
2. Caldeyro-Barcia R, Sica-Blanco Y, Poseiro JJ, et al. A quantitative study of the action of synthetic oxytocin on the pregnant human uterus. *J Pharmacol Exp Ther* 1957;121(1):18-31.
3. Hon EH, Paul RH. Quantitation of uterine activity. *Obstet Gynecol* 1973;42:368-70.
4. Steer PJ. The measurement and control of uterine contractions. In: Beard RW, editor. The current status of fetal heart rate monitoring and ultrasound in obstetrics. London: Royal College of Obstetricians and Gynaecologists; 1977. p. 48-68.
5. Gibb DMF. Measurement of uterine activity in labour – clinical aspects. *Br J Obstet Gynaecol* 1993;110:28-31.
6. Arulkumaran S, Gibb DMF, Ratnam SS, et al. Total uterine activity in induced labour – an index of cervical and pelvic tissue resistance. *Br J Obstet Gynaecol* 1985;92:693-7.
7. Arulkumaran S, Chua S, Chua TM, et al. Uterine activity in dysfunctional labour and target uterine activity to be aimed with oxytocin titration. *Asia Oceania J Obstet Gynaecol* 1991;17:101-6.
8. Chua S, Kurup A, Arulkumaran S, et al. Augmentation of labor: does internal tocography produce better obstetric outcome than external tocography? *Obstet Gynecol* 1990;76:164-7.
9. Beckley S, Gee H, Newton JR. Scar rupture in labour after previous lower segment caesarean section: the role of uterine activity measurement. *Br J Obstet Gynaecol* 1991;98:265-9.
10. Arulkumaran S, Chua S, Ratnam SS. Symptoms and signs with scar rupture: value of uterine activity measurements. *Aust N Z J Obstet Gynaecol* 1992;32:208-12.
11. Gibb DMF, Arulkumaran S. Assessment of uterine activity. In: Whittle M, editor. Clinics in obstetrics and gynaecology. London: Baillière Tindall; 1987. p. 111-30.

OCITOCINA E ALTERAÇÕES NA FREQUÊNCIA CARDÍACA FETAL

Sabaratnam Arulkumaran ▪ Donald Gibb

A ocitocina é usada comumente para indução e estimulação do trabalho de parto. Muitos casos médico-legais estão associados ao uso errôneo desse medicamento. A ocitocina não tem uma influência direta sobre a frequência cardíaca fetal (FHR) ou no controle dos centros cardíacos no cérebro, como acontece com alguns anestésicos e medicamentos anti-hipertensivos. Sua influência é indireta, por meio do aumento da atividade uterina, grande parte em razão do aumento na frequência das contrações ou do tônus da pressão basal (hipertonia). O aumento na duração ou amplitude das contrações também pode resultar em alterações da FHR. As diretrizes do NICE, 2001, definiram hiperestimulação como mais de cinco contrações em 10 minutos (alguns artigos definem hiperestimulação como taquissistolia ou polissistolia), e quando está associada a alterações da FHR é definida como "síndrome de hiperestimulação".[1] Existe uma confusão acerca da terminologia, a qual é explicada por Oláh & Steer.[2] Eles não utilizam o termo "síndrome de hiperestimulação", preferem usar taquissistolia, hiperestimulação (quando Syntocinon está sendo usado) e hipertonia (quando há uma elevação do tônus basal). Concordamos com isso, pois entendemos que as alterações da CTG nesta situação não representam uma síndrome, como no caso da hiperestimulação ovariana, que é uma síndrome. Não concordamos com o uso da síndrome como descrito pelo NICE. A Figura 10-1 exibe uma bradicardia fetal provocada por contrações «tetânicas» ou sustentadas durante 3-4 minutos, causadas por hiperestimulação por ocitocina. Como o feto era saudável e apresentava uma FHR reativa normal anterior ao episódio, a bradicardia transitória retornou ao normal após redução da infusão de ocitocina e interrupção das contrações anormais.

A Figura 10-2 mostra bradicardia fetal devida à atividade uterina "hipertônica". O tônus basal se manteve elevado, em 15 mmHg, por 3 minutos, apesar das contrações regulares. O tônus basal elevado reduziu a perfusão na área retroplacentária, resultando em alterações da FHR, a qual retornou ao normal após a redução do tônus basal para níveis normais, restaurando a perfusão normal.

A Figura 10-3 exibe um traçado reativo com uma contração em 3 minutos. Uma infusão de ocitocina foi iniciada 10 minutos antes do início deste segmento, na velocidade de 1 mU/min. Isso provocou o aparecimento de desacelerações tardias e alterações observadas na última parte do traçado. O

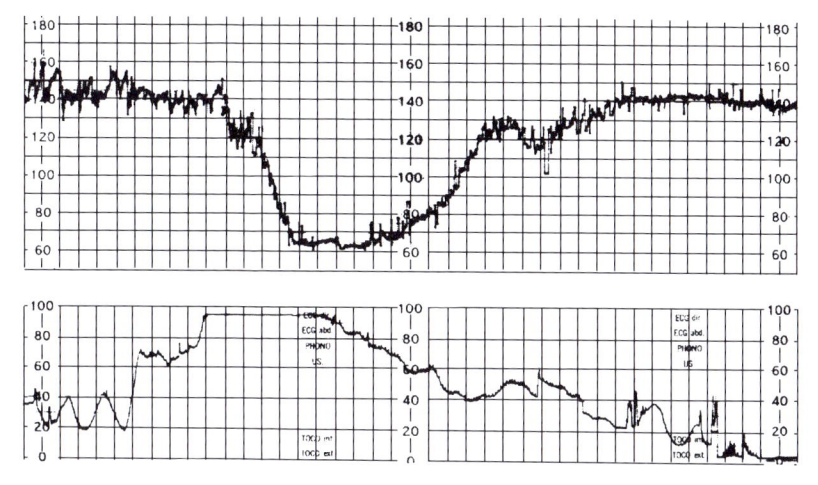

Figura 10-1. Contração sustentada e bradicardia.

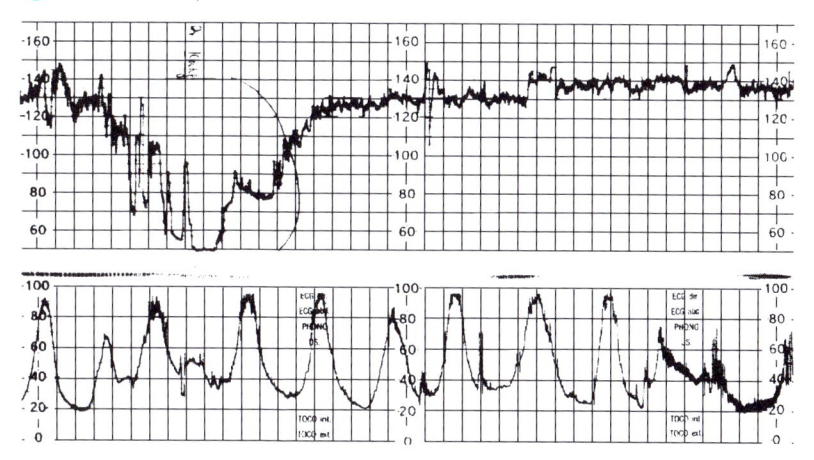

Figura 10-2. Contração hipertônica e bradicardia.

registro das contrações não mostra aumento na frequência ou duração das contrações, nem um aumento do tônus basal, mas mostra um aumento na amplitude das contrações. A suspensão da infusão resultou no retorno a um traçado normal da FHR.

As alterações na FHR associadas à infusão de ocitocina podem ser causadas pela compressão do cordão umbilical com as contrações, ou pela redução na perfusão placentária devida ao aumento da pressão intrauterina basal e ao aumento da frequência das contrações, interrompendo o suprimento sanguíneo para a placenta. A compressão da cabeça ou da região supraorbital do feto também pode causar desacelerações variáveis. A progressão da hipóxia pode ser observada pela deterioração da FHR. A queda do pH depende do padrão

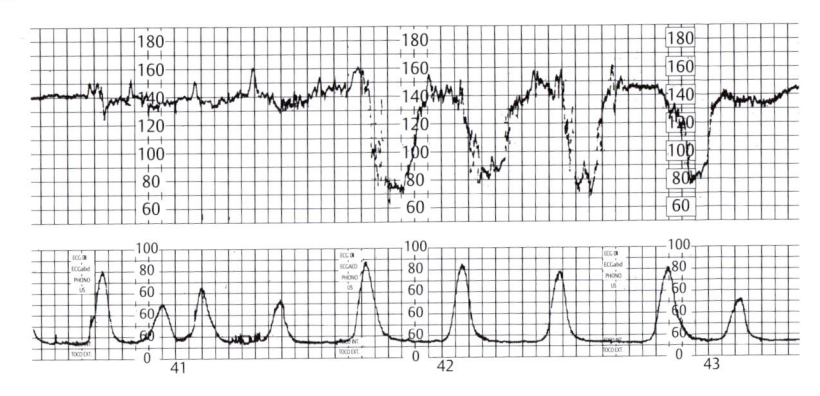

Figura 10-3. Traçado normal e desacelerações subsequentes com ocitocina.

de FHR observado e da reserva fisiológica do feto.[3] Um rápido declínio pode ocorrer em fetos pós-termo e fetos com crescimento intrauterino restrito, bem como naqueles com líquido amniótico reduzido com mecônio espesso, infecção ou sangramento intraparto. Felizmente, na maioria das pacientes que recebem ocitocina, as alterações graves da FHR não são encontradas, e a maioria das alterações, mesmo quando ocorrem, é transitória e se resolve espontaneamente, ou com redução da dose ou cessação transitória da infusão. É indicado realizar um traçado de cardiotocografia antes de se iniciar a ocitocina, para avaliar a boa saúde fetal, demonstrada por um resultado reativo normal da FHR; *se o traçado for patológico, então a ocitocina não deve ser usada,* pois pode provocar um agravamento do quadro de hipóxia fetal devido à redução da perfusão placentária associada ao aumento das contrações. Se um padrão patológico da FHR for observado em uma mulher que esteja recebendo ocitocina, a infusão deverá ser interrompida, ou reduzida, e a mulher deverá ser posicionada em decúbito lateral, para aumentar o retorno venoso materno e, consequentemente, seu débito cardíaco, a fim de aumentar a perfusão uteroplacentária. Inalação de oxigênio pela mãe e um *bolus* intravenoso de medicamentos tocolíticos para suprimir as contrações uterinas são fornecidos em alguns centros. Essa prática pode não ser necessária na maioria dos casos e, em outros, seu valor é controverso. Sabe-se que a ocitocina liga-se a receptores, e a redução de sua ação pela metade pode levar até 45 minutos após a interrupção da infusão de ocitocina. Em algumas situações, o emprego de uma dose de ataque de um tocolítico pode ser indicado, quando uma paciente apresentar um padrão grosseiramente anormal (patológico) da FHR.[4,5] A medida do pH do sangue fetal do escalpo não se justifica em uma paciente que esteja recebendo ocitocina, pois as alterações na FHR são iatrogênicas. Se o teste for realizado logo após uma bradicardia prolongada, ou após desacelerações ominosas, pode-se observar acidose, levando à realização de uma cesariana de emergência (**Fig. 10-4A**). Se uma amostra sanguínea fetal for obtida 30-40 minutos após a recuperação, o pH sanguíneo do escalpo fetal provavelmente será normal (**Fig. 10-4B**). Em

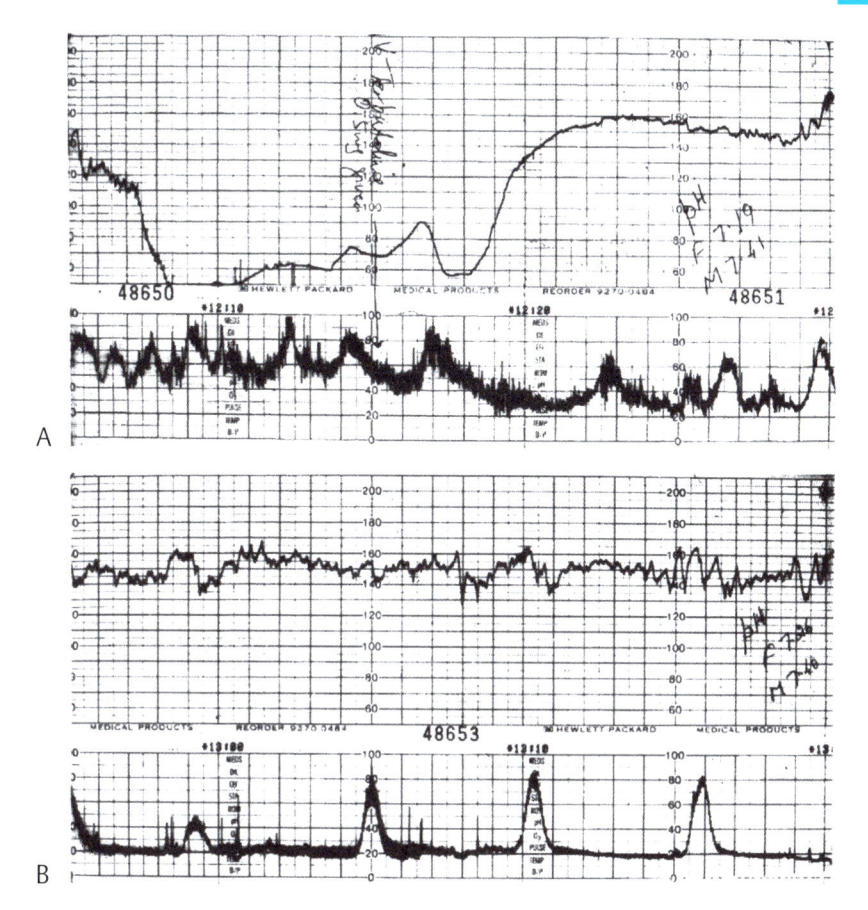

Figura 10-4. (**A**) Cardiotocografia: bradicardia com acidose; (**B**) reversão para pH normal.

muitas ocasiões, não há necessidade de medir o pH sanguíneo do escalpo fetal, e a infusão de ocitocina pode ser reiniciada após a normalização da FHR.

Existem controvérsias em relação ao tempo que se deve aguardar antes de reiniciar a infusão de ocitocina após ter sido interrompida por causa da detecção de anormalidade da FHR. Habitualmente, espera-se até que as características anormais desapareçam e o traçado reativo seja observado; no entanto, sabe-se que, embora o traçado seja normal, a bioquímica sanguínea fetal refletida no teste de sangue do escalpo ainda pode exibir um pH baixo, uma PCO_2 alta e uma PO_2 baixa. Um tempo adicional é necessário para que a bioquímica sanguínea normalize, o que ocorre rapidamente após a normalização da FHR. Observar o tempo necessário para que a FHR se torne normal após a interrupção da infusão de ocitocina e aguardar um período de tempo igual antes de reiniciar a infusão permitiria a normalização da bioquímica.

Duplicando o período de tempo dessa forma, antes de reiniciar a ocitocina, observamos pouca ou nenhuma alteração na FHR, em comparação com o reinício da ocitocina imediatamente após a normalização da FHR. Também é aconselhável reduzir pela metade a dose anterior, para diminuir a chance de hiperestimulação ou de alterações anormais da FHR. Considerando que a sensibilidade do útero à ocitocina aumenta com o progresso do trabalho de parto,[6] essa titulação cuidadosa pode evitar complicações como alterações anormais da FHR ou de hiperestimulação uterina. A atividade uterina aumentada no fim do primeiro estágio e no segundo estágio do trabalho de parto pode ser devida à liberação reflexa de ocitocina causada pela distensão do colo do útero e da parede superior da vagina (ou seja, o reflexo de Ferguson).[7]

A **Figura 10-5A** mostra as alterações anormais da FHR produzidas pela hiperestimulação por ocitocina. Mesmo com a interrupção imediata da infusão de ocitocina, leva aproximadamente 45 minutos para que a FHR retorne ao normal (**Fig. 10-5B**) e, portanto, é preciso aguardar um período de tempo suficiente para a recuperação. Embora seja aconselhável interromper a infusão de ocitocina logo que os padrões anormais de FHR forem observados, como desacelerações ou bradicardia, pode ser adequado reduzir a dose de ocitocina pela metade ou menos quando a FHR estiver normal, mas ainda houver atividade uterina anormal.

A **Figura 10-6A** mostra uma FHR reativa no início, mas desacelerações e taquicardia subsequentemente se desenvolvem em virtude do aumento da frequência das contrações. Na **Figura 10-6B**, a FHR se torna taquicárdica; na última parte do traçado, a dose de ocitocina foi reduzida para a metade, e o transdutor do cardiotocógrafo foi ajustado. Na **Figura 10-6C**, as contrações se tornaram menos frequentes, a FHR retornou para uma frequência basal normal seguida por um padrão reativo.

Em casos de falha de progresso do trabalho de parto, a ocitocina é iniciada para estimular as contrações uterinas. Isso pode ocasionar alterações na FHR, quando a dose é aumentada para alcançar a frequência ideal de contrações. Se a dose for reduzida, o padrão da FHR irá retornar ao normal, mas a atividade uterina cairá para níveis subótimos, sem progresso no trabalho de parto. Quando são encontradas alterações na FHR nesse tipo de situação, estas podem ser transitórias, e pode ser necessário interromper e reiniciar a ocitocina, ou reduzir a sua dose. No entanto, se ocorrerem alterações patológicas na FHR quando a ocitocina é recomeçada, apesar dessas tentativas, pode ser mais adequado fazer o parto por via abdominal. Em casos selecionados, pode-se aguardar e observar a evolução do trabalho de parto sem o uso de ocitocina. Uma alternativa seria interromper a ocitocina e obter uma amostragem de sangue fetal 20-30 minutos depois e, se o pH estiver normal, reiniciar a infusão de ocitocina e observar a ocorrência de qualquer aumento na frequência basal e/ou redução da variabilidade. Na ausência dessas alterações, ou se não ocorrer aumento da amplitude ou intensidade das desacelerações, uma avaliação cervical pode ser realizada para analisar o progresso após 1-2 horas.

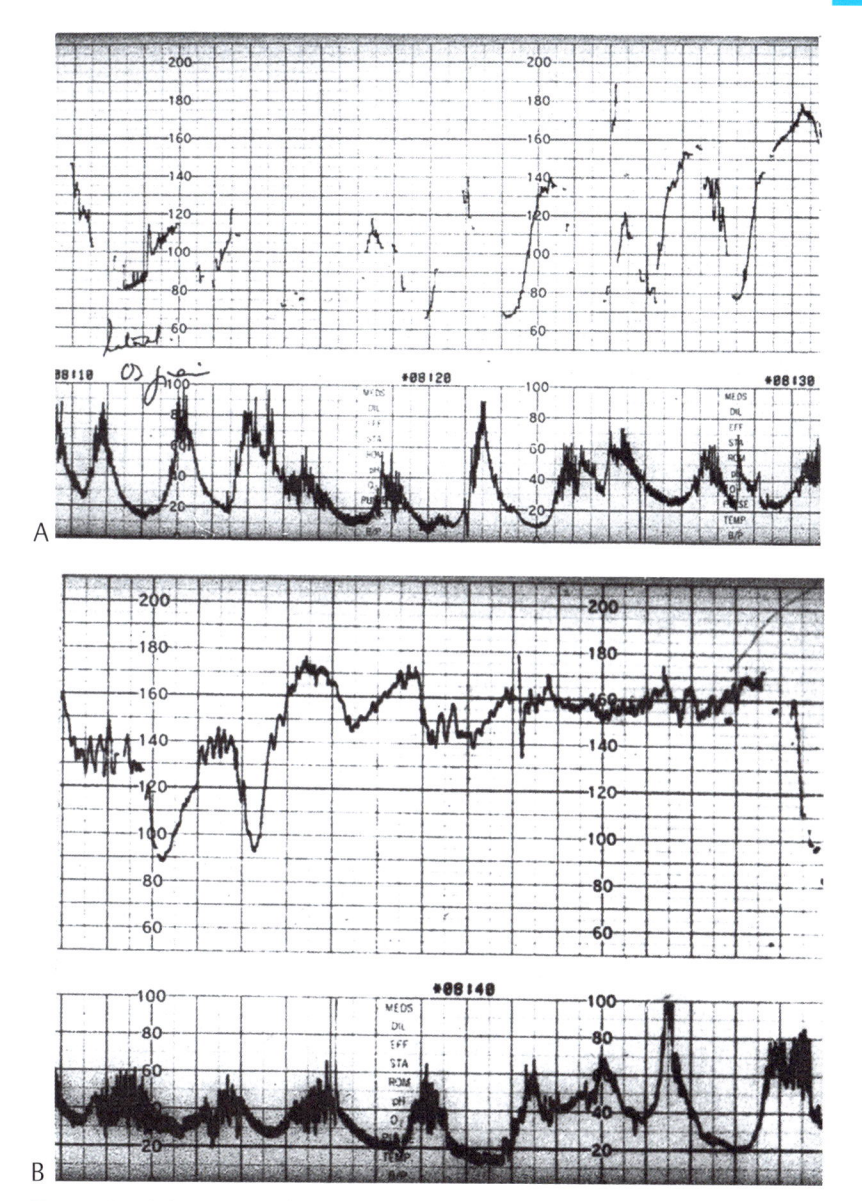

Figura 10-5. (**A**) Hiperestimulação e traçado anormal, seguido por (**B**) correção do traçado após interrupção da ocitocina.

Na ausência de progresso, pode ser apropriada uma cesariana. Se o progresso do trabalho de parto for adequado, uma nova medida do pH poderá ser realizada. A relação entre a velocidade de queda do pH e a velocidade de

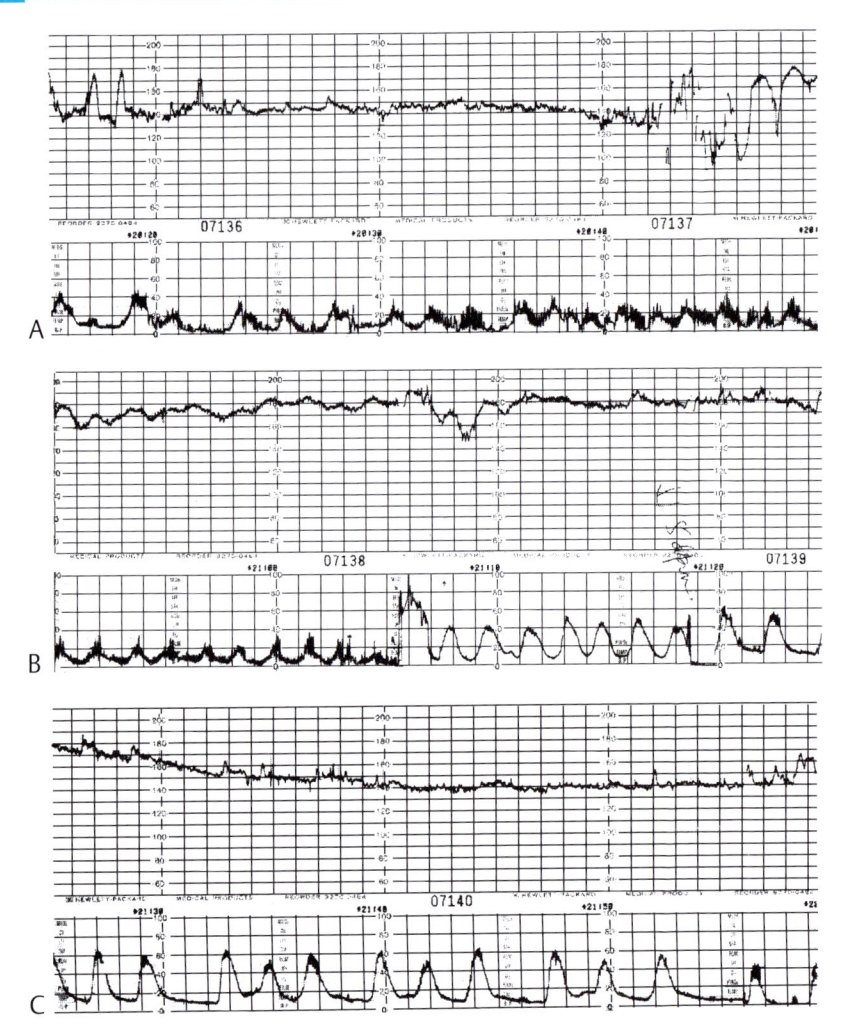

Figura 10-6. (**A**) Frequência aumentada das contrações: alterações no traçado; (**B**) taquicardia sustentada; (**C**) reversão para normal após redução da ocitocina.

progresso da dilatação cervical pode ser deduzida, permitindo decidir se é possível aguardar a evolução do parto, quando a estimativa de um pH ácido for improvável no momento previsto do parto. Obviamente, os planos devem ser alterados, caso haja uma piora no padrão da FHR.

Com experiência e confiança na interpretação da CTG, a realização de uma FBS pode não ser necessária. Deve-se verificar a dilatação cervical no momento de início da ocitocina. Monitorização contínua por CTG ajuda a observar as alterações da FHR. Se houver desacelerações e taquicardia e se houver redução na variabilidade ou se as desacelerações persistirem por um período de tempo maior do que o intervalo de frequência basal entre as desacelerações, nessa situação a infusão de ocitocina deve ser interrompida, e a dilatação cervical, avaliada. Se a evolução do trabalho de parto mostrar um progresso aceitável, pode-se esperar que o padrão da FHR retorne a um nível quase normal, para uma frequência basal pré-ocitocina, com um intervalo maior de frequência basal entre as desacelerações, para reiniciar a infusão de ocitocina e avaliar o progresso após algumas horas, ou se a CTG se tornar anormal. Se não houver progresso, ou se a evolução estiver muito lenta em relação ao momento em que a CTG anormal foi observada, deve-se considerar a interrupção da infusão de ocitocina e a realização de uma cesariana, ou recorrer à FBS, caso ainda se deseje manter a infusão de ocitocina. A interrupção e o reinício da ocitocina podem prolongar um pouco o trabalho de parto, mas o bebê deve nascer em boas condições.

No parto induzido, na ausência de desproporção, é necessária uma determinada quantidade de atividade uterina, de acordo com a paridade e com o escore de dilatação cervical, para que ocorra o parto vaginal. Considerando essas condições, é possível alcançar uma atividade uterina ótima, que não cause alterações na FHR, mas que seja adequada para causar uma dilatação cervical lenta, porém progressiva.[8] O trabalho de parto pode ser um pouco mais longo em razão do tempo necessário para desencadear contrações adequadas à realização do parto vaginal. No entanto, esse manejo necessita de equipamento e cateteres intrauterinos para calcular a atividade uterina, e pode não ser possível alcançar uma atividade uterina ótima sem alterações da FHR para realização de parto vaginal.

CONSIDERAÇÕES MÉDICO-LEGAIS

Oláh e Steer recentemente revisaram o uso e o abuso de ocitocina.[2] Eles enfatizaram que, embora seja reconhecido o valor do uso apropriado de ocitocina, seu abuso está implicado em muitos casos, com resultados adversos e com repercussões médico-legais.

As principais complicações relacionadas ao uso de ocitocina e às questões médico-legais são as seguintes:

- Monitorização inadequada da contração uterina.
- Baixa qualidade técnica do traçado da FHR.
- Interrupção precoce da monitorização da FHR ou das contrações uterinas antes do parto. Iniciar o uso de ocitocina na presença de fatores de risco maiores, p. ex., líquido amniótico meconial, evidência de corioamnionite ou suspeita de anormalidade no traçado ou um traçado de FHR anormal. Falha no reconhecimento da frequência de contrações uterinas > 5 em 10 minutos sem que tenha ocorrido aumento na infusão de ocitocina, e falha em reduzir ou interromper a infusão de ocitocina, logo que se observe um padrão patológico da FHR com desacelerações prolongadas e comprometimento fetal.
- Falha no reconhecimento de um padrão de contrações uterinas > 5 em 10 minutos, mesmo sem aumento da infusão de ocitocina, e falha em reduzir ou suspender a infusão de ocitocina, quando ocorrer um padrão patológico da FHR com desaceleração prolongada.

- Não usar tocolíticos, em alguns casos, para reduzir as contrações, pois pode haver demora para que o efeito das contrações induzidas pela ocitocina seja reduzido.
- Falha no reconhecimento de que uma desaceleração prolongada pode não apresentar recuperação, mesmo com a interrupção da ocitocina, se a FHR antes das desacelerações era suspeita ou anormal.
- Quando desacelerações prolongadas ocorrem, o monitor fetal pode registrar a "frequência cardíaca materna", mas isso pode não ser reconhecido pelo profissional. Pode ocorrer hipóxia fetal independente das ações tomadas prontamente para corrigir o processo, mas o profissional de saúde que assiste a paciente pode ser responsabilizado, se alterações prolongadas da FHR foram causadas por hiperestimulação uterina.
- A ocitocina deve ser usada com cautela quando há alterações da FHR, pois pode ocorrer agravamento do quadro. A indicação para o parto imediato deve ser considerada de forma especial, em vez de se estimular ou induzir o trabalho de parto.
- Na presença de mecônio espesso e líquido amniótico reduzido, o risco da síndrome da aspiração de mecônio é maior se estiverem presentes desacelerações tardias ou atípicas sugestivas de hipóxia, mesmo na ausência de acidose.
- Desacelerações no início do trabalho de parto ou desacelerações prolongadas com o uso de ocitocina podem ser um sinal de ruptura da cicatriz uterina iminente em uma mulher com cicatriz prévia.
- Se a FHR aparentemente apresentar acelerações, esse aspecto pode ser enganoso e representar de fato desacelerações, se a frequência não retornar para o nível basal e não apresentar um padrão cíclico de sono e de atividade com a continuação do registro por duas horas.

Referências

1. National Institute for Clinical Excellence (NICE). *Induction of labour. Clinical guidelines.* London: Royal College of Obstetricians and Gynaecologists; 2001.
2. Oláh KSJ, Steer PJ. The use and abuse of oxytocin. *TOG* 2015;17(4):267.
3. Arulkumaran S, Ingemarsson I. Appropriate technology in intrapartum fetal surveillance. In: Studd JWW, editor. *Progress in obstetrics and gynaecology.* Edinburgh: Churchill Livingstone; 1990. p. 127-40.
4. Ingemarsson I, Arulkumaran S, Ratnam SS. Single injection of terbutaline in term labor. 1. Effect on fetal pH in cases with prolonged bradycardia. *Am J Obstet Gynecol* 1985;153:859-65.
5. Ingemarsson I, Arulkumaran S, Ratnam SS. Single injection of terbutaline in term labor. 2. Effect on uterine activity. *Am J Obstet Gynecol* 1985;153:865-9.
6. Sica BY, Sala NL. Oxytocin. In: Caldeyro-Barcia R, Heller H, editors. Proceedings of an international symposium, London. Oxford: Pergamon Press; 1961. p. 127-36.
7. Ferguson JKW. A study of the motility of the intact uterus at term. *Surg Gynecol Obstet* 1941;73:359-66.
8. Arulkumaran S, Gibb DMF, Ratnam SS, et al. Total uterine activity in induced labour – an index of cervical and pelvic tissue resistance. *Br J Obstet Gynaecol* 1985;92:693-7.

MECÔNIO, INFECÇÃO, ANEMIA E SANGRAMENTO

Leonie Penna

CAPÍTULO 11

AUMENTO DO RISCO FETAL

Este capítulo revisará algumas circunstâncias clínicas específicas que aumentam o risco fetal de hipóxia intrauterina e resultado neonatal adverso. Essa associação significa que é necessário aumentar a vigilância na presença de qualquer anormalidade observada na cardiotocografia (CTG), e em algumas situações é preciso alterar o limiar para indicar uma intervenção.

MECÔNIO

A passagem de mecônio é comum, resultando em líquido amniótico meconial (MSAF) em aproximadamente 10% (varia de 7 a 22%) dos partos a termo.[1] Muitas vezes a passagem de mecônio é uma ocorrência fisiológica decorrente de contração peristáltica espontânea do intestino, que pode ocorrer na maturidade fetal, sem um evento adverso, como parte do comportamento fetal normal. A incidência de MSAF na 42ª semana é de, aproximadamente, 30%, e essa incidência diminui com a redução da idade gestacional e, portanto, da maturidade fisiológica.[1] Nas gestações prematuras, o mecônio é incomum (< 5% na 34ª semana).[2] Também há maior incidência de MSAF relatada nas gestações complicadas por colestase obstétrica, gastrosquise e patologias intestinais fetais.[3]

POR QUE O MECÔNIO É IMPORTANTE PARA O DESFECHO NEONATAL?

- O mecônio é um fator de risco independente para um desfecho neonatal desfavorável, com risco aumentado de paralisia cerebral em neonatos cujo mecônio é observado durante o trabalho de parto.[4]
- A passagem de mecônio pode ocorrer como resultado de estresse hipóxico; redução no oxigênio resulta em uma resposta adrenérgica com redistribuição de sangue para os órgãos essenciais e redução no suprimento sanguíneo para órgãos não essenciais, incluindo o intestino. Contrações peristálticas do intestino e relaxamento do esfíncter anal são respostas adrenérgicas que podem resultar na passagem de mecônio.
- O mecônio é ácido e, se entra nos pulmões do feto, causa uma pneumonite química e desconforto respiratório em uma condição chamada síndrome

da aspiração de mecônio (MAS). Hipertensão pulmonar pode ocorrer como uma complicação dessa condição.[5]
- O mecônio pode entrar nos pulmões se o feto apresentar movimentos agônicos (*gasping movements*) reflexos, que ocorrem em resposta à hipóxia aguda súbita, ou no estágio final de um quadro de hipóxia subaguda de desenvolvimento lento.[6]
- Em geral, aproximadamente 5% dos bebês nascidos de um parto complicado por MSFA desenvolvem MAS. A passagem de mecônio fisiológica pode resultar em MAS quando ocorre um evento hipóxico, provocando uma respiração agônica (*gasp*) no feto, mas o risco é maior com o mecônio espesso. A MAS é uma condição grave que causa morbidade e mortalidade significativas (responsável por, aproximadamente, 2% de toda a mortalidade perinatal no Reino Unido em 2007).[7]
- É reconhecido que mecônio espesso pode aumentar o risco de espasmo intrauterino do cordão umbilical, com resultante aumento no risco de hipoxemia e hipóxia.[8]
- O mecônio inibe a atividade fagocitária dos macrófagos no líquido amniótico e pode intensificar o crescimento bacteriano, elevando o risco de infecção intrauterina. Foi sugerido que a inflamação sistêmica fetal que ocorre na corioamnionite pode ser um fator importante no desenvolvimento de MAS nos fetos.[9]

Mecônio e Monitorização Fetal

Embora a maioria do mecônio seja fisiológica, sua associação com um resultado neonatal adverso significa que deve ser considerado como uma complicação potencial do trabalho de parto, sendo necessária uma revisão dos fatores de risco na gravidez e no trabalho de parto. A relação entre o mecônio e a infecção fetal é importante e frequentemente subestimada e deve ser considerada, se o padrão cardíaco fetal for anormal.

Historicamente, o mecônio foi classificado como:

- grau 1 – mecônio leve com volume normal de líquido amniótico (AF);
- grau 2 – líquido amniótico tinto de mecônio, mas com um volume adequado de AF;
- grau 3 – mecônio espesso com AF reduzido.

Como essas descrições são muito subjetivas, as classificações mais recentes sugerem o uso de apenas duas categorias:[10]

LEVE = contaminação com mecônio na presença de grandes volumes de AF.
- Mecônio leve geralmente ocorreu antes da ruptura de membranas e está presente no momento da ruptura espontânea de membranas ou da amniotomia. A presença de mecônio leve tem maior probabilidade de ser fisiológica, mas a possibilidade de estresse hipóxico e de infecção ainda deve ser considerada em todos os casos.
- Se uma mulher apresenta baixo risco para o desenvolvimento de infecção ou hipóxia, a ausculta intermitente (IA) pode ser recomendada. Em mulheres

que planejam o parto fora de uma unidade obstétrica (parto domiciliar ou unidades de parto), esse plano deve ser minuciosamente analisado, considerando-se a necessidade de transferência para a unidade obstétrica.[10]
- Em uma mulher com fatores de risco, ou quando as circunstâncias clínicas sugerirem menor probabilidade de que seja um evento fisiológico (gestações antes da 38ª semana), a monitorização por CTG deve ser recomendada.[10]
- Se a IA apresenta alguma anormalidade na frequência cardíaca fetal, incluindo a elevação da frequência basal (mesmo quando dentro dos limites normais), a conversão para a monitorização por CTG deve ser recomendada.[10]

ESPESSO = contaminação com mecônio na presença de um volume reduzido de AF, resultando em uma concentração muito maior do mecônio.
- Embora o mecônio espesso possa estar presente no momento da ruptura de membranas, geralmente ocorre durante o trabalho de parto. Mecônio espesso, em pequenos volumes de líquido, apresenta menor probabilidade de ser fisiológico e apresenta uma associação muito maior com a MAS,[11] sendo portanto necessária a revisão minuciosa de todos os fatores de risco maternos.
- Monitorização por CTG deve ser recomendada em todos os casos.[7]

Outras Decisões de Manejo

Em casos de ruptura de membranas pré-trabalho de parto (> 34 semanas), o mecônio é uma indicação para a indução imediata do trabalho de parto, em razão do maior risco de infecção associada ao mecônio e maior risco de comprometimento do bem-estar fetal.[12]

Se o traçado da CTG for normal (ver Capítulo 6), nenhuma ação adicional é necessária, mesmo na presença de mecônio espesso. Embora o mecônio seja um cofator para o desenvolvimento de infecção, não existem evidências de bom nível que demonstrem a melhora dos desfechos fetais com a administração de antibiótico em mulheres assintomáticas, não sendo, portanto, recomendada[13] – apesar disso, a revisão mais recente da Cochrane sobre o assunto concluiu que a administração de antibióticos pode reduzir a corioamnionite e recomendou que novas pesquisas sejam feitas nessa área.[14] Estudos para avaliação da amnioinfusão em trabalho de parto complicado por mecônio não demonstraram benefícios para o neonato, e, portanto, essa técnica não é recomendada.[15]

Se o traçado da CTG for suspeito, então a possibilidade de estresse hipóxico deve ser considerada. As decisões acerca do manejo devem ser individualizadas, mas dependerão da paridade, do estágio e do progresso do trabalho de parto, e do desejo dos pais de acordo com a percepção dos riscos envolvidos. Como o MSAF está associado a um risco de 1 em 20 de MAS, é fundamental que as mulheres e seus parceiros sejam incluídos na tomada de decisão quando existirem opções de manejo. As medidas para melhorar as condições intrauterinas, como o reposicionamento materno, a infusão de fluidos intravenosos (IV), a redução na dose de ocitocina e administração de antibióticos IV (na suspeita de infecção), devem ser realizadas sem atraso.

Se o traçado da CTG se tornar patológico, o risco de respiração agônica (*gasping*) fetal e MAS aumenta.[11] Isso é particularmente verdadeiro na ocorrência de desacelerações prolongadas. A combinação de mecônio espesso, sinais clínicos de infecção e uma CTG patológica é particularmente ameaçadora, e o parto imediato é indicado.

Existe um senso comum de que a amostragem de sangue fetal (FBS) não deve ser realizada na presença de mecônio espesso e de um traçado patológico, pois há um alto risco de hipóxia fetal e de MAS. O limiar para a FBS deve ser alterado, e a realização do parto é a melhor escolha em muitos casos. No entanto, se em todos os casos a FBS não for indicada, isso implica em risco materno associado à cesariana de emergência e, portanto, as decisões devem ser individualizadas. A FBS para um traçado patológico com mecônio antes de um parto instrumentado potencialmente difícil e em mulheres com uma alta expectativa de parto vaginal no futuro próximo são exemplos de situações em que a FBS pode ser o manejo apropriado.

Nem todos os fetos com hipóxia subaguda apresentam passagem de mecônio, e fetos que sofrem um evento hipóxico grave súbito, como ruptura uterina, podem não passar mecônio. Além disso, mesmo quando presente, o mecônio recente pode não ser visto, se a cabeça fetal estiver bem encaixada, como ocorre no segundo estágio do trabalho de parto. Portanto, a ausência de MSL na presença de um padrão anormal de frequência cardíaca fetal não deve ser considerada tão tranquilizante.

O líquido amniótico claro é tranquilizador. O mecônio recente e espesso em uma situação de alto risco é bastante preocupante.

Deve-se realizar uma tentativa para liberar líquido amniótico do espaço acima da apresentação em todos os casos com um traçado cardíaco fetal alterado. Isso pode ser feito por uma manobra que empurra gentilmente para cima a apresentação fetal. Se não houver o escoamento de líquido, a possibilidade de oligoidrâmnio e de potencial comprometimento fetal deve ser considerada.

INFECÇÃO

Infecção materna é comum durante o trabalho de parto, com uma taxa de 1-4% de trabalhos de parto complicados pela corioamnionite.[16] Infecção é um cofator importante no desenvolvimento de hipóxia, pois as evidências mostram que a infecção aumenta o risco de um resultado neonatal desfavorável.

POR QUE INFECÇÃO É IMPORTANTE PARA O RESULTADO NEONATAL?

- Corioamnionite clínica (e subclínica, baseada na histologia da placenta) durante o trabalho de parto é um fator de risco independente para resultados neonatais desfavoráveis, incluindo paralisia cerebral (CP).[17] Toxinas microbianas ou citocinas liberadas durante a infecção materna podem causar a "síndrome da resposta inflamatória fetal" (FIRS), com produção de citocinas pelo feto. A FIRS foi implicada como uma causa de leucomalácia periventricular cística e de CP, sem evidência de infecção direta no feto.[18]

- A corioamnionite clínica pode resultar em uma infecção neonatal com pneumonia, meningite ou septicemia generalizada. Infecção fetal intrauterina pode causar taquicardia fetal (a frequência cardíaca materna é normal), com aumento na taxa metabólica basal (BMR), com elevação das necessidades de oxigênio/energia para funções normais e risco de uma descompensação mais rápida do que ocorreria no feto não infectado com hipóxia.[19]
- Infecção materna causa dissociação da curva de oxigênio para a direita em virtude da redução da oferta de oxigênio para o feto decorrente de hipertermia, que provoca um quadro mais grave de hipoxemia e um risco maior de desenvolver hipóxia.

A pirexia materna de qualquer causa aumenta a temperatura fetal em virtude de redução na perda passiva de calor. A pirexia materna pode causar taquicardia fetal concomitante. Mesmo na ausência de infecção fetal, a pirexia e a taquicardia aumentam a BMR fetal e as necessidades de energia fetal (em adultos, ocorre um aumento na BMR de até 13% para cada grau de elevação na temperatura[20]). Isso aumenta as chances de uma hipoxemia causada por compressão intermitente do cordão umbilical resultando no desenvolvimento de hipóxia. Isso pode ocorrer no feto saudável, mas existe um risco maior em um feto que já está utilizando mecanismos de compensação para lidar com estresse, como na insuficiência placentária.

INFECÇÃO E MONITORIZAÇÃO FETAL

O fato de que uma lesão neurológica fetal pode ser secundária a uma infecção, e que a infecção pode reduzir o limiar para hipóxia e para lesão cerebral hipóxica, significa que a monitorização por CTG pode evitar a sobreposição de hipóxia intraparto no caso de infecção intrauterina. Por essas razões, a monitorização eletrônica fetal contínua é recomendada em qualquer trabalho de parto em que haja um risco significativo de infecção.[10,21]

Embora esta seja a recomendação padrão, o efeito da corioamnionite sobre os padrões da frequência cardíaca fetal é incerto, e nenhum padrão específico somente para corioamnionite foi identificado. O achado mais comum é taquicardia fetal causada por septicemia fetal ou como uma resposta aos agentes pirogênicos maternos que cruzam a placenta. Variabilidade reduzida e desacelerações do tipo variável foram relatadas em diversas séries pequenas de casos, mas não existe comprovadamente uma associação específica com a infecção.[22]

Fetos a termo com infecção intrauterina e padrões suspeitos na FHR apresentam um risco maior de desenvolver CP do que os fetos com apenas um fator de risco,[23] sugerindo que, se houver evidência de hipóxia na presença de infecção, é necessária uma rápida intervenção.

Geralmente, há receio de que a FBS na presença de infecção aumente o risco de infecção fetal por inoculação, que estase capilar secundária à septicemia possa produzir resultados errôneos, e que a associação da infecção com paralisia cerebral justifique o parto imediato, se houver suspeita de hipóxia. E essas considerações são citadas para não indicar a FBS e são mencionadas como razões para não se fazer isso. No entanto, não há evidências que confirmem essas preocupações, que são teóricas.

A adoção de uma política "sem FBS" na corioamnionite suspeita resultará em cesarianas desnecessárias, tanto em mulheres que não tenham infecção como naquelas com infecção e em que a CTG tenha sido falsamente sugestiva de hipóxia. Não há evidências de que o parto por cesariana irá mudar o resultado do neonato, mas pode estar associado a maior morbidade infecciosa na mãe.[24]

Fetos com infecção que desenvolvem hipoxemia apresentam um risco de piora rápida, desenvolvendo hipóxia grave e asfixia; portanto, no processo de decisão para realizar a FBS, a presença de outros fatores para o desenvolvimento de hipóxia, o progresso lento ou a presença de anormalidades cardíacas fetais na fase inicial do trabalho de parto (especialmente na primigesta) são fatores importantes contra a realização desse teste. Se não houver outros fatores de risco para hipóxia e o progresso do trabalho de parto mostrar uma boa evolução, então a FBS pode ser considerada. As evidências mostram que a FBS não é um procedimento rápido[25] e, na presença de infecção, deve ser realizada pelo clínico mais experiente disponível, e o procedimento deve ser suspenso (recorrendo-se à cesariana) se uma amostragem não for obtida em tempo hábil. Se a anormalidade na CTG persistir após um resultado normal da FBS, um novo teste (realizado em 30 minutos ou menos) deve ser obtido em virtude do risco de deterioração mais rápida nos casos de corioamnionite, e a cesariana é recomendada caso tenha ocorrido qualquer deterioração significativa no pH ou excesso de base.

OUTRAS DECISÕES DE MANEJO

Outras infecções podem causar efeitos diretos no coração fetal, causando alterações na CTG. Estas incluem infecções por micro-organismos como citomegalovírus (CMV) e *Listeria*;[26] nenhum padrão específico foi descrito, mas esses diagnósticos devem ser considerados na presença de uma CTG anormal sem outra explicação, especialmente se um histórico recente de enfermidade febril inespecífica ou de outros fatores de risco para infecção for observado. Variabilidade reduzida aparentemente não provocada, desacelerações e uma taquicardia sem outra explicação podem ser observadas na monitorização fetal.

Na septicemia materna grave, uma acidose metabólica materna pode se desenvolver como parte do processo patológico. Mesmo na ausência de infecção fetal ou de hipotensão materna, uma acidose materna não corrigida irá resultar em acidose fetal de desenvolvimento lento, em virtude da incapacidade da placenta de eliminar íons hidrogênio e lactato.[27] O traçado pode exibir redução na variabilidade e desacelerações não provocadas, sem taquicardia (**Fig. 11-1**). A correção da condição materna pode reverter a condição fetal, mas precisa ser realizada o mais rápido possível para evitar o risco de dano neurológico em longo prazo devido à acidose lática. Em gestações com feto viável, em que a condição materna é considerada suficientemente estável, o parto por cesariana de emergência deve ser considerado (**Fig. 11-2**).

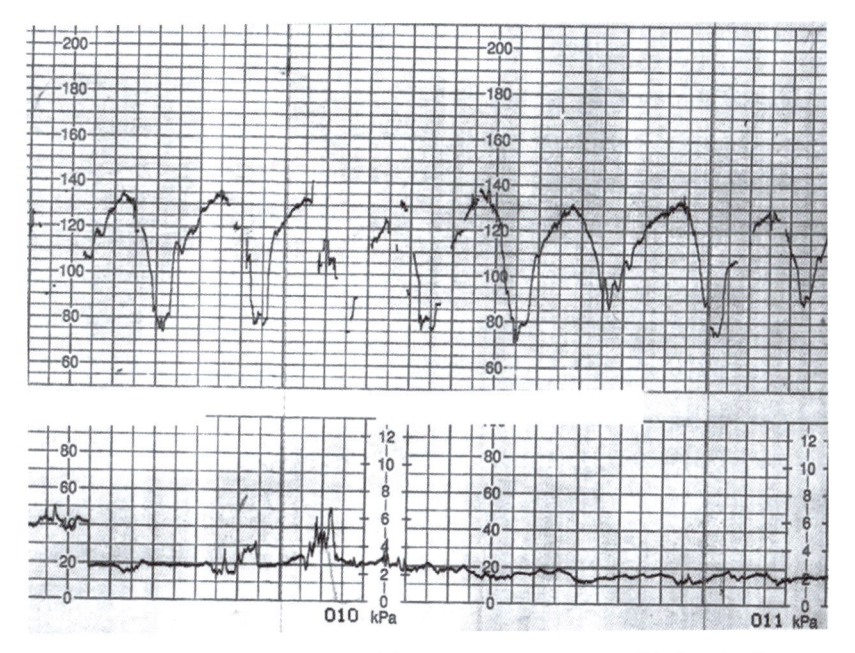

Figura 11-1. 37 semanas: acidose metabólica materna grave, secundária à peritonite causada por ruptura do apêndice. CS de emergência imediata (e apendicectomia) com bom resultado materno e neonatal.

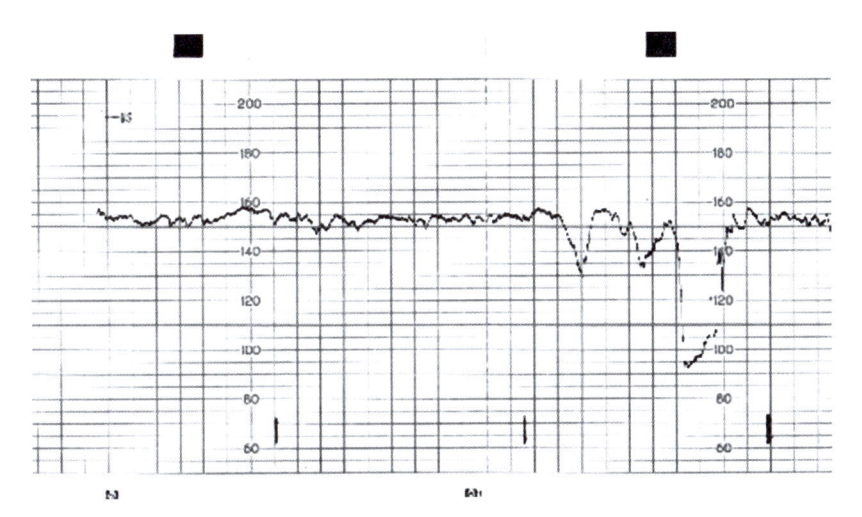

Figura 11-2. 34 semanas: na viagem recente aos EUA apresentou redução dos movimentos fetais. A ultrassonografia mostrou leve ascite. O parto foi por CS, com condições desfavoráveis ao nascimento. Exames confirmaram infecção fetal/neonatal por *Listeria*. O neurodesenvolvimento estava normal aos 5 anos de idade.

ANEMIA FETAL

Existem muitas razões pelas quais um feto pode desenvolver anemia na gravidez (Tabela 11-1), porém todas são raras.

Ocasionalmente, o risco pode ser antecipado pelo histórico materno, mas, na maioria dos casos, a anemia ocorre inesperadamente em razão da falta de detecção de fatores de risco ou de um evento imprevisível. Como a anemia fetal não tratada pode resultar em morte fetal ou em sobrevida com danos neurológicos, é fundamental que todos os clínicos estejam familiarizados com os padrões de frequência cardíaca fetal que podem indicar anemia.

Por Que a Anemia É Importante para o Resultado Neonatal?

- Anemia reduz a capacidade de transporte de oxigênio do sangue fetal, tornando a hipoxemia mais provável.
- Hemoglobina e bicarbonato plasmático são os principais tampões usados pelo feto para neutralizar os íons de hidrogênio e manter o pH extracelular dentro de um nível crítico, evitando efeitos no CNS e no sistema cardiovascular. Qualquer redução na hemoglobina irá diminuir a capacidade fetal de suportar até mesmo curtos períodos de metabolismo anaeróbio, e isso piora com o grau de anemia.
- Um feto com anemia crônica compensa a baixa da hemoglobina com uma circulação hiperdinâmica, mas, à medida que a anemia progride, isso resultará em insuficiência cardíaca e hidropsia fetal.[28]
- Um feto com perda sanguínea súbita está em "perigo duplo": primeiro, por ficar hipovolêmico em virtude da perda de volume sanguíneo circulante e, segundo, por perder a capacidade de tamponamento que lhe possibilita resistir a eventos hipóxicos menores.
- Alterações na frequência cardíaca fetal ocorrem somente quando a anemia grave está presente: portanto, uma ação imediata é necessária, quando existir suspeita de anemia, para assegurar um resultado favorável.

Tabela 11-1. Causas de Anemia Fetal

ANEMIA AGUDA (HIPOVOLÊMICA)	ANEMIA CRÔNICA (NORMOVOLÊMICA)
Qualquer hemorragia materno-fetal aguda, p. ex., descolamento de placenta, traumatismo abdominal	Infecções fetais, p. ex., CMV, parvovírus
Sangramento secundário a vasa prévia	Anemia hemolítica aloimune, p. ex., anticorpos anti-Rh ou outros anticorpos eritrocitários
Parto transplacentário (CS) no caso de placenta prévia	Síndromes genéticas, p. ex., anemia de Blackfan-Diamond, aneuploidia
TTTS aguda em gêmeos monocoriônicos	TTTS crônica em gêmeos monocoriônicos

CMV, citomegalovírus; CS, cesariana; TTTS, síndrome da transfusão feto-fetal.

Anemia e Monitorização Fetal

Um padrão sinusoidal do coração fetal na anemia fetal grave foi descrito, pela primeira vez, em 1972 e agora é aceito como patognomônico de anemia fetal,[29] se for um achado persistente na monitorização. A fisiopatologia subjacente ao padrão permanece enigmática, porém dois fatores estão presentes: alterações na atividade nervosa autonômica secundárias à hipóxia causada pela capacidade reduzida de transporte de oxigênio e alterações mediadas por barorreceptores devidas à hipovolemia.

O padrão sinusoidal não é observado em fetos com anemia leve e ocorre somente quando a hemoglobina está abaixo de 100 g/L.[30]

Existem dois tipos distintos de padrão sinusoidal; ambos exibem variabilidade reduzida:

- *Sinusoidal típico* é o padrão associado à anemia crônica (p. ex., doença de isoimunização Rh), em que não há redução do volume sanguíneo circulante, mas hemoglobina baixa. Na ausência de estresse hipóxico adicional, a frequência cardíaca fetal ficará nos limites normais e exibirá oscilações frequentes de baixa amplitude (5-10 bpm) a cada 3-5 por minutos (**Fig. 11-3**).
- *Sinusoidal atípico* é o padrão observado em uma anemia aguda, em que o feto está hipovolêmico e anêmico em virtude de perda de volume sanguíneo circulante. A frequência cardíaca fetal será taquicárdica e exibirá oscilações frequentes de grande amplitude (15-20 bpm), com alguma similaridade à variabilidade do padrão saltatório (**Fig. 11-4**).

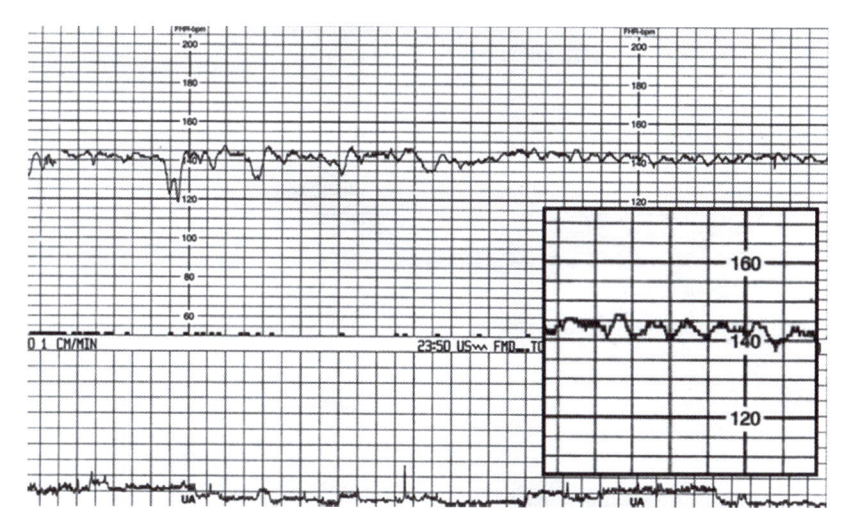

Figura 11-3. 32 semanas: internada com redução dos movimentos fetais. O traçado exibe um padrão sinusoidal típico em um feto com infecção por parvovírus; note a porção ampliada do traçado, a qual demonstra a redução acentuada da variabilidade com efeito em "muralha de castelo". Uma transfusão intrauterina foi realizada com resultado neonatal satisfatório.

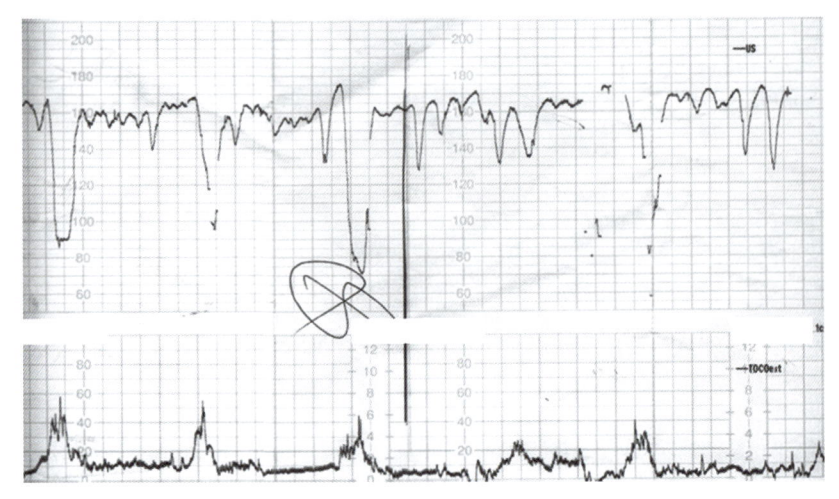

Figura 11-4. 39 semanas: internada com contrações e discreto sangramento vaginal após ruptura espontânea de membranas. O traçado exibe um padrão sinusoidal atípico (note a linha de base elevada). Os aspectos do traçado foram confundidos com infecção até a descompensação terminal. O parto foi por CS de emergência com o neonato em condições muito desfavoráveis e hemoglobina de 30 g/L, e morte neonatal precoce.

Muitos traçados de CTG podem mostrar curtos períodos de padrão do tipo sinusoidal, mas como o padrão sinusoidal verdadeiro não se autocorrige, pois a anemia fetal nunca é transitória (a recuperação é lenta, mesmo após a correção do fator causador), esses curtos períodos intercalados com um traçado normal não são significativos e, portanto, não representam uma causa de preocupação ou intervenção.

Um padrão pseudossinusoidal descreve um padrão que pode ser observado em fetos não anêmicos; o padrão não é persistente e foi atribuído à sucção digital fetal, sendo um achado no feto prematuro. O uso materno de opiáceos também pode causar alterações na CTG que podem ser confundidas com um padrão sinusoidal.

Outras Decisões De Manejo

Um feto com anemia significativa já está lidando com estresse em virtude da capacidade reduzida de transportar oxigênio, e qualquer estresse adicional que reduza a transferência gasosa fetal, como a presença de contrações normais, pode resultar em descompensação e rápido desenvolvimento de hipóxia. Portanto, o tratamento de um traçado sinusoidal persistente no trabalho de parto é um parto imediato por cesariana, com disponibilidade de unidades de ressuscitação neonatal avançada. Vasa prévia é uma condição rara, na qual os vasos sanguíneos fetais não protegidos estão presentes nas membranas amnióticas que estão sobre o colo do útero, com o risco de ruptura e hemorragia,

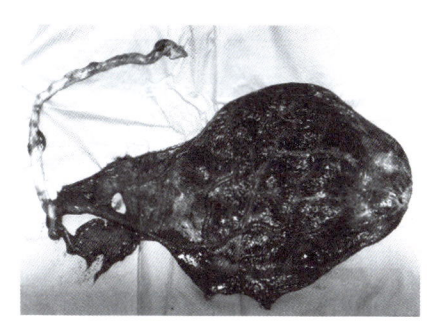

Figura 11-5. Placenta do feto da **Figura 11-4**. Inserção velamentosa do cordão e vaso fetal hemorrágico em uma vasa prévia não diagnosticada estavam claramente visíveis no exame.

no caso de ruptura das membranas.[31] A mortalidade neonatal pode ser de até 60%, mas o rápido reconhecimento do padrão sinusoidal atípico associado a um quadro de sangramento discreto, levando à indicação de parto urgente, melhora o resultado (Fig. 11-5).

Traçados sinusoidais (geralmente de padrão típico) também podem ser observados em mulheres fora do trabalho de parto e com redução dos movimentos fetais. Na ausência de um histórico de sangramento, deve ser solicitada com urgência a consultoria de especialista em medicina fetal. A dopplerfluxometria da artéria cerebral média (MCA) fetal permite confirmar uma anemia fetal, pois a velocidade de pico sistólico (PSV) estará elevada.[28] Deve ser indicado o uso de esteroides em gestações prematuras, e um teste de Kleihauer-Betke deve ser realizado para a pesquisa de hemorragia materno-fetal. O tratamento deve ser individualizado de acordo com a causa suspeita.

SANGRAMENTO MATERNO

Sangramento vaginal durante a gravidez é comum (3-5% das gestações) e pode ocorrer no período pré-natal ou como uma complicação intraparto.[32]

Por Que o Sangramento É Importante Para o Resultado Neonatal?

- Qualquer hemorragia anteparto (APH) é um risco para o bem-estar do feto, pois o descolamento de placenta é a causa de sangramento em um número significativo de casos.
- Na ocorrência de descolamento, há separação de parte da massa placentária da parede uterina; isso pode ser um descolamento pequeno do tipo marginal sem efeito fetal imediato, ou a separação de uma grande área da placenta, resultando em grave comprometimento fetal. Separação de qualquer parte da placenta reduz a área placentária disponível para transferência de oxigênio e nutrientes ao feto. Embora o feto seja capaz de suportar a redução da área placentária de forma crônica (como no crescimento intrauterino restrito devido a um infarto) sem efeitos imediatos, a perda aguda de um

volume similar pode causar alterações no padrão de frequência cardíaca fetal, enquanto o feto tenta se adaptar à nova situação. Um fator de estresse adicional, como contrações (descolamento intraparto), pode resultar em descompensação, a menos que a reserva fetal seja muito grande. Um descolamento grande, que ocorre de forma súbita, provoca um quadro de hipóxia profunda de instalação rápida e descompensação fetal, independente da presença de outros fatores de estresse, atuando sobre o bem-estar fetal.

- Na ausência de outras causas, até mesmo APHs muito pequenas devem ser consideradas como possível descolamento; no momento da apresentação, devem ser consideradas como potencialmente instáveis; isso poderia ser o início de um grande descolamento ou de um processo de hemorragias menores recorrentes, cada uma reduzindo a reserva placentária disponível para o feto.
- Descolamento é mais comum em gestações complicadas por placentação inadequada[33] e, portanto, é mais provável de ocorrer em um feto com grau de insuficiência placentária crônica compensada. Pode ocorrer descompensação mesmo quando os sintomas maternos são aparentemente discretos (sangramento leve e sem dor).
- A possibilidade de o sangramento ser de origem fetal deve ser considerada, especialmente se uma quantidade relativamente pequena de sangramento estiver associada a taquicardia fetal. No descolamento, existe um risco de hemorragia materno-fetal (aumentando ainda mais o risco fetal). Um teste de Kleihauer-Betke deve ser solicitado em todos os casos de suspeita de descolamento[31] e deve ser realizado o mais rápido possível. O laboratório deve ser avisado acerca da necessidade do teste por razões clínicas e até mesmo em mulheres Rh positivas.

Sangramento e Monitorização Fetal

A CTG contínua e o acesso intravenoso devem ser recomendados em todos os casos de sangramento intraparto significativo. Nas mulheres com APH, a monitorização fetal deve ser iniciada o mais rápido possível para confirmar o bem-estar do feto, pois um sangramento aparentemente leve pode representar um sangramento oculto maior.

Não existem padrões específicos da frequência cardíaca fetal que sejam patognomônicos de descolamento. Uma separação maciça aguda da placenta é uma das causas de bradicardia fetal de início súbito, sem recuperação – geralmente, apresentando características de um padrão terminal, com perda da variabilidade ou uma variabilidade saltatória oscilante. Nessa situação, é preciso realizar uma cesariana de emergência, e o nascimento deve ocorrer em 20 minutos para assegurar um resultado fetal satisfatório; no entanto, o risco materno é significativo, e a necessidade de um parto rápido deve ser ponderada em relação à necessidade de uma ressuscitação materna eficaz antes da cirurgia.

A taquicardia não complicada pode ocorrer como um sinal de estresse fetal e deve ser tratada com ressuscitação volêmica materna (essencial, se houver taquicardia materna concomitante ou sangramento vaginal abundante).

Desacelerações tardias podem ser precipitadas pelo descolamento intraparto, pois causam redução da reserva placentária.

Variabilidade reduzida persistente no traçado do feto, no caso de APH, deve ser considerada como um sinal de descompensação iminente.

Na ocorrência de anormalidades na CTG, deve-se iniciar a ressuscitação volêmica da mãe e considerar a realização do parto por cesariana de emergência (em gestações viáveis).

A anemia fetal associada à redução na reserva placentária pode originar padrões incomuns na CTG, e é importante avaliar cuidadosamente a CTG, que apresenta um padrão que não se enquadra em uma classificação dos protocolos padronizados (Fig. 11-6).

A avaliação da atividade uterina, pelo tocógrafo, pode revelar evidência de irritabilidade uterina, a qual pode indicar um descolamento "oculto" significativo, com transudação para o miométrio, causando contrações recorrentes de baixa amplitude e aumento no tônus uterino basal (Fig. 11-7). Essas contrações podem não ser percebidas pela palpação, e a mulher pode não relatar contrações, sendo mais provável a queixa de dor constante com exacerbações. Nesses casos, há um risco de descompensação fetal súbita, e o plano de tratamento deve incluir essa possibilidade.

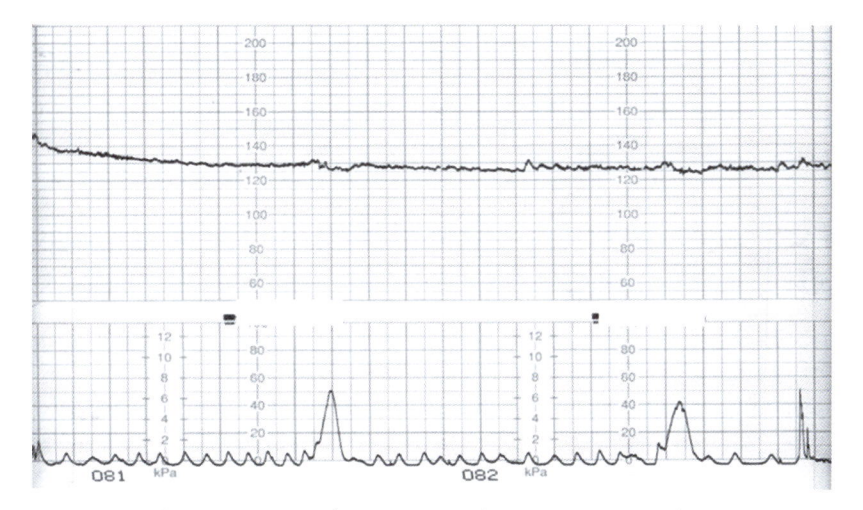

Figura 11-6. 36 semanas: internada com APH significativa em uma gravidez que estava sendo monitorizada por pré-eclâmpsia. Note a redução na variabilidade e o padrão das contrações. As condições do colo do útero eram muito desfavoráveis, e foi tomada uma decisão para CS de emergência. Um grande coágulo retroplacentário estava presente no parto. O resultado neonatal foi satisfatório.

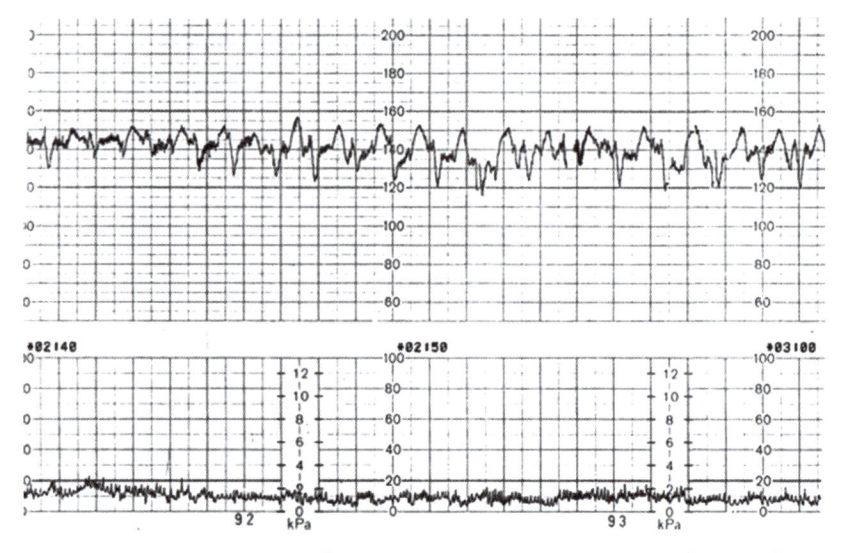

Figura 11-7. 38 semanas: internada com um pequeno sangramento vaginal, contrações e dor abdominal. A dilatação do colo do útero era de 3 cm. Note a atividade no tocógrafo e o padrão da CTG, que é difícil de classificar por qualquer diretriz normal; 60 minutos depois ocorreu uma bradicardia súbita, e uma CS imediata foi realizada com o nascimento de um natimorto. Um grande descolamento oculto estava presente.

Outras Decisões de Manejo

O parto por cesariana deve ser considerado em todos os casos em que a frequência cardíaca fetal mostrar sinais suspeitos de um sangramento significativo, em razão de um descolamento. Como a deterioração da condição fetal pode ser rápida, uma FBS não deve ser considerada.

Geralmente, o sangramento causado por placenta prévia ocorre em virtude de descolamento de pequenas áreas da placenta, e anormalidades na frequência cardíaca fetal, no caso de pequenos sangramentos, é incomum. No entanto, se ocorrer uma grande hemorragia, a hipóxia fetal poderá ocorrer como resultado de uma separação significativa e/ou por hipotensão materna. A reposição da volemia materna imediata é fundamental para a mãe e para o feto antes do parto de emergência por cesariana, pois a reversão da hipotensão materna irá melhorar a condição fetal.[34]

Causas não uterinas de APH, geralmente, não estão associadas a um comprometimento fetal, a menos que ocorra hipotensão materna. Portanto, a avaliação da frequência cardíaca fetal é um sinal clínico fundamental, o qual deve ser registrado na presença de qualquer sangramento vaginal.

Referências
1. Cleary GM, Wiswell TE. Meconium-stained amniotic fluid and the meconium aspiration syndrome. An update. *Pediatr Clin N Am* 1998;45:511-29.

2. Tybulewicz AT, Clegg SK, Fonfe GJ, et al. Preterm meconium staining of the amniotic fluid: associated findings and risk of adverse clinical outcome. *Arch Dis Child Fetal Neonatal Ed* 2004;89:F328-30.
3. Collins S, Arulkumaran S, Hayes K, et al. *Oxford handbook of obstetrics and gynaecology*, 3rd edn (Oxford Medical Handbooks). Oxford: Oxford University Press; 2013.
4. Berkus MD, Langer O, Samueloff A, et al. Meconium-stained amniotic fluid: increased risk for adverse neonatal outcome. *Obstet Gynaecol* 1994;84(1):115-20.
5. Nair J, Lakshminrusimha S. Update on PPHN: mechanism and treatment. *Semin Perinatol* 2014;38(2):78-91.
6. Guntheroth W, Kawabori I. Hypoxic apnoea and gasping. *J Clin Investigation* 1975;56:1371-7.
7. National Institute for Health and Clinical Excellence (NICE). Intrapartum care: care of healthy women and their babies during childbirth. NICE guideline CG55. London: NICE; September 2007.
8. Naeye R. Can meconium in the amniotic fluid injure the fetal brain? *Obstet Gynecol* 1995;86:720-4.
9. Lee J, Romero R, Lee K, et al. Meconium aspiration syndrome: a role for fetal systemic inflammation. *AJOG* 2016;214(3):366.e1-9.
10. National Institute for Health and Care Excellence (NICE). Intrapartum care for healthy women and their babies. NICE clinical guideline 190 3 December 2014. Online. Available: https://www.nice.org.uk/guidance/cg190/resources/intrapartum-care-forhealthy-women-and-babies-35109866447557 [Accessed: 10.08.16].
11. Starks GC. Correlation of meconium-stained amniotic fluid, early intrapartum fetal pH, and Apgar scores as predictors of perinatal outcome. *Obstet Gynecol* 1980;56:604-9.
12. Seaward P, Hannah M, Myhr T, et al. International multicentre term prelabour rupture of membranes study: evaluation of predictors of clinical chorioamnionitis and postpartum fever with prelabour rupture of membranes at term. *Am J Obstet Gynecol* 1997;177(5):1024-9.
13. Shivananda S, Murthy P, Shah PS. Antibiotics for neonates born through meconium stained amniotic fluid. *Cochrane Database Syst Rev* 2006;4:CD006183.
14. Sirriwachirachi T, Sangomkamhang U, Lumbiganon P, et al. Antibiotics for meconium-strained amniotic fluid in labour for preventing maternal and neonatal sepsis. *Cochrane Database Syst Rev* 2014;11:CD007772.
15. Hofmeyr GJ, Xu H, Eke AC. Amnioinfusion for meconium stained liquor in labour. *Cochrane Database Syst Rev* 2014;1:CD000014. http://dx.doi.org/10.1002/14651858.CD000014.pub4.
16. Gibbs RS, Duff P. Progress in pathogenesis and management of clinical intraamniotic infection. *Am J Obstet Gynecol* 1991;164:1317.
17. Wu Y, Colford J. Chorioamnionitis as a risk factor for cerebral palsy. A meta-analysis. *JAMA* 2000;284(11):1417–24.
18. Bashiri A, Burstein E, Mazor M. Cerebral palsy and fetal inflammatory response syndrome: a review. *J Perinat Med* 2006;34(1):5-12.
19. White AC. The bicarbonate reserve and the dissociation curve of oxyhemoglobin in febrile conditions. *J Exp Med* 1925;41(3):315-26.
20. Hardy JD, Dubois F. Regulation of heat loss from the human body. *Proc Natl Acad Sci* USA 1937;23(12):624-31.
21. Ayres-de-Campos D, Spong C, Chandraharan E, for the FIGO Intrapartum Fetal Monitoring Expert Consensus Panel. FIGO consensus guidelines on intrapartum

fetal monitoring: cardiotocography. Int J Obstet Gynecol 2015;131(1):13–24. Online. Available: http://www.ijgo.org/article/S0020-7292(15)00395-1/pdf [Accessed: 10.08.16].
22. Aina-Mumuney AJ, Althaus JE, Henderson JL, et al. Intrapartum electronic fetal monitoring and the identification of systemic fetal inflammation. *J Reprod Med* 2007;52(9):762-8.
23. Nelson K. Infection in pregnancy and cerebral palsy. *Dev Med Child Neurol* 2009;51(4):253-4.
24. Rouse DJ, Landon M, Leveno KJ, et al. National Institute of Child Health And Human Development, Maternal-Fetal Medicine Units Network. The Maternal-Fetal Medicine Units cesarean registry: chorioamnionitis at term and its duration—relationship to outcomes. *Am J Obstet Gynecol* 2004;191:211-6.
25. Tuffnell D, Haw WL, Wilkinson K. How long does a fetal scalp blood sample take? BJOG 2006;113:332-4.
26. Hasbun J, Sepulveda-Martinez A, Hayes T, et al. Chorioamnionitis caused by *Listeria monocytogenes*: a case report of ultrasound features of fetal infection. *Fetal Diagn Ther* 2013;33(4):268-71.
27. Omo-Aghoja L. Maternal and fetal acid–base chemistry: a major determinant of perinatal outcome. *Ann Med Health Sci Res* 2014;4(1):8-17.
28. Desilets V, Audibert F. SOGC clinical practice guideline: investigation and management of non-immune fetal hydrops. *J Obstet Gynaecol Can* 2013;35(10):e1-14.
29. Modanlou H, Murata Y. Sinusoidal heart rate pattern: reappraisal of its definition and clinical significance. *J Obstet Gynaecol Res* 2004;30(3):169-80.
30. Kariniemi V. Fetal anaemia and heart rate pattern. *J Perinat Med* 1982;10:167-72.
31. Royal College of Obstetricians and Gynaecologists (RCOG). Placenta praevia, placenta praevia accreta and vasa praevia: diagnosis and management. Green-top Guideline No. 27. 3rd ed. London: RCOG Press; 2011. Online. Available: https://www.rcog.org.uk/en/guidelines-research-services/guidelines/gtg27/ [Accessed: 10.08.16].
32. Royal College of Obstetricians and Gynaecologists (RCOG). Antepartum haemorrhage. Green-top Guideline No. 63. London: RCOG Press; 2011. Online. Available: https://www.rcog.org.uk/en/guidelines-research-services/guidelines/gtg63/ [Accessed: 10.08.16].
33. Kroener L, Wang ET, Pisarska M. Predisposing factors to abnormal first trimester placentation and the impact on fetal outcomes. *Semin Reprod Med* 2016;34(1):27-35.
34. Paterson-Brown S, Howell C. *Managing obstetric emergencies and trauma: the MOET course manual*. 3rd ed. Cambridge: Cambridge University Press; 2014.

INTERPRETAÇÃO CARDIOTOCOGRÁFICA – CENÁRIOS CLÍNICOS ADICIONAIS

Donald Gibb ▪ Sabaratnam Arulkumaran

GESTAÇÃO GEMELAR

A mortalidade perinatal na gravidez múltipla é consideravelmente mais alta do que na gestação única, e riscos específicos estão presentes durante o trabalho de parto e parto. Sabe-se que essa mortalidade é maior em gêmeos monocoriônicos, quando comparados aos gêmeos dicoriônicos.

O parto de gêmeos monoamnióticos, situação mais rara, deve ser por cesariana em razão do risco de acidentes com o cordão umbilical, que é maior, principalmente, após o nascimento do primeiro gêmeo. Observa-se uma tendência crescente para realização de cesariana nas gestações de gêmeos monocoriônicos, diamnióticos pelo risco da transfusão feto-materna aguda. Se a cesariana não for realizada, é necessário fazer a monitorização eletrônica. Gêmeos geralmente são menores do que os fetos únicos e apresentam um risco maior de crescimento restrito patológico. O risco do segundo gêmeo é maior, tornando-se muito importante a monitorização eletrônica contínua de ambos os gêmeos. A última geração de monitores fetais foi especialmente desenvolvida para realizar essa função. Um gêmeo pode ser monitorizado com eletrodo direto, e o outro, com ultrassom, ou ambos podem ser monitorizados com o uso de ultrassom externo. Ter somente um aparelho à beira do leito da mulher é uma vantagem significativa, que deve ser totalmente explorada. O modelo Huntleigh Sonicaid imprime seu próprio papel e apresenta o aspecto inovador de um traçado de três canais (**Fig. 12-1**). Os modelos Hewlett-Packard e Corometrics têm uma técnica com impressão de ambos os traçados no mesmo canal, mas em diferentes tons (**Fig. 12-2**). É fundamental acompanhar o segundo gêmeo com o transdutor ultrassônico; no entanto, isso pode ser difícil, especialmente em uma mãe obesa. A indicação de parto assistido é a mesma que em uma gravidez de feto único. Um médico residente deve supervisionar o parto do segundo gêmeo e manter a monitorização eletrônica fetal contínua durante o intervalo entre os partos. Essa abordagem possibilita melhor controle do parto, reduzindo a ansiedade da equipe e da mãe. No entanto, a monitorização fetal não deve ser uma justificativa para o prolongamento indevido do intervalo entre os nascimentos.

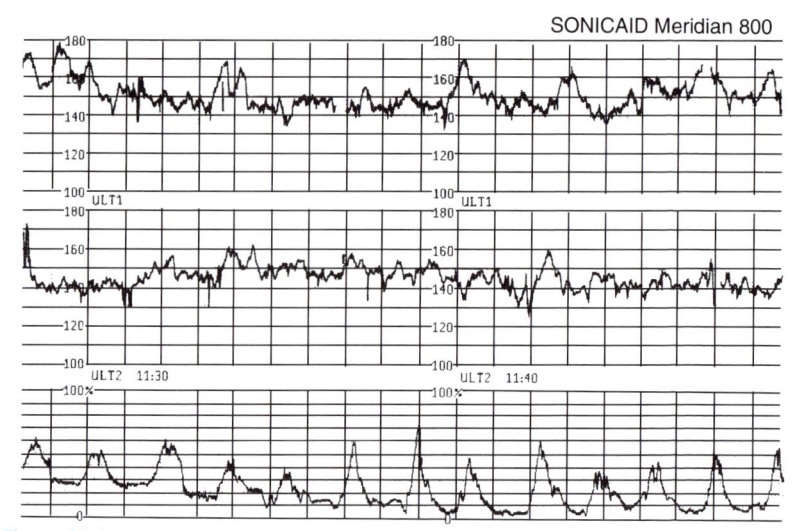

Figura 12-1. Monitorando gêmeos – traçado de três canais *(Oxford Sonicaid Meridian)*. *(Cortesia de Huntleigh Healthcare Ltd.)*

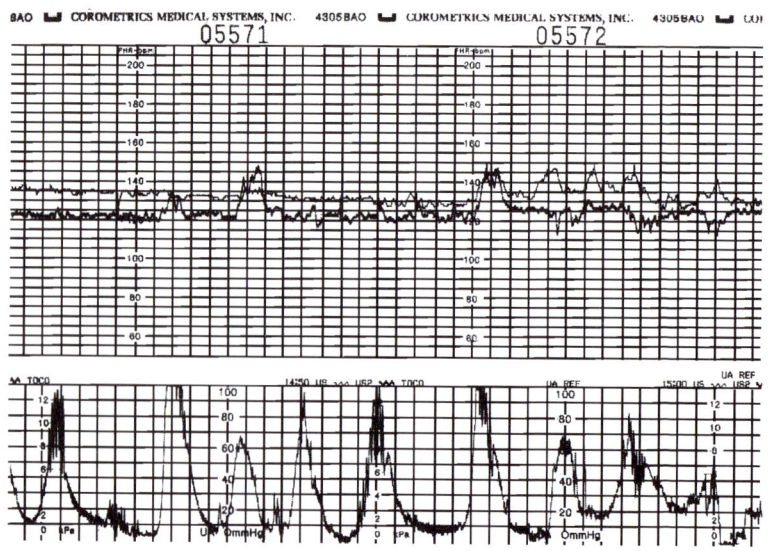

Figura 12-2. Monitorando gêmeos – traçado de dois canais (Corometrics 166). *(Cortesia de GE Healthcare.)*

APRESENTAÇÃO PÉLVICA

Bebês que se encontram em apresentação pélvica são reconhecidamente expostos a maior risco do que aqueles em apresentação cefálica. O resultado do estudo realizado pelo Term Breech Trial Collaborative Group levou a um aumento de cesarianas, sendo a maioria dos nascimentos dos bebês em apresentação pélvica feito por cesariana.[1] Isso é lamentável, pois mulheres que desejam ter um parto vaginal não têm essa oportunidade de um parto vaginal em apresentação pélvica, e os médicos em treinamento não têm a oportunidade de adquirir tal habilidade, a qual será necessária em um parto de emergência.

Há diversos riscos, mas o crescimento intrauterino restrito (IUGR) e a compressão do cordão umbilical têm implicações particulares para a monitorização fetal. A apresentação pélvica incompleta de pés ou pélvica incompleta de nádegas apresenta maior probabilidade de prolapso e compressão do cordão umbilical no trabalho de parto. Esse é um cenário clássico para desacelerações variáveis em virtude de compressão do cordão umbilical, tal como descrito no Capítulo 5. Essa é uma das razões pelas quais esses casos geralmente têm uma cesariana planejada. Também existe evidência de que a compressão do crânio acima das órbitas pelo fundo uterino é um mecanismo de desacelerações variáveis. A Figura 12-3 exibe um padrão típico de compressão do cordão umbilical em uma apresentação pélvica. Nos casos de prolapso do cordão umbilical, pode-se verificar um padrão dramático de desaceleração, como o exibido na Figura 12-4. A presença ou a ausência de características de asfixia, como alterações na frequência basal, na variabilidade e na magnitude das desacelerações e a velocidade de evolução do trabalho de parto, são fatores associados ao resultado. A apresentação pélvica possui riscos especiais, que não permitem a avaliação pela amostragem de sangue fetal em um parto em apresentação pélvica. É mais difícil a obtenção de sangue dos tecidos, e este pode ser diferente daquele obtido da pele do escalpo. Compreendendo os

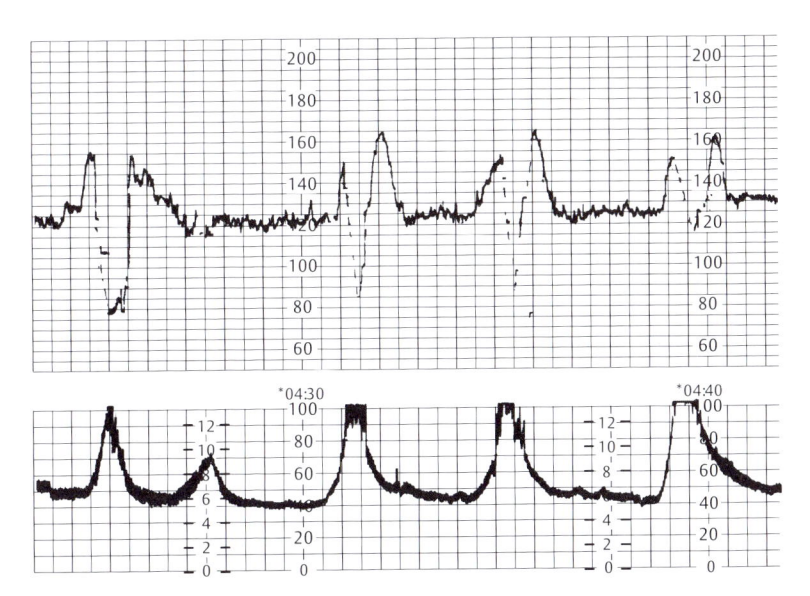

Figura 12-3. Apresentação pélvica – desacelerações variáveis.

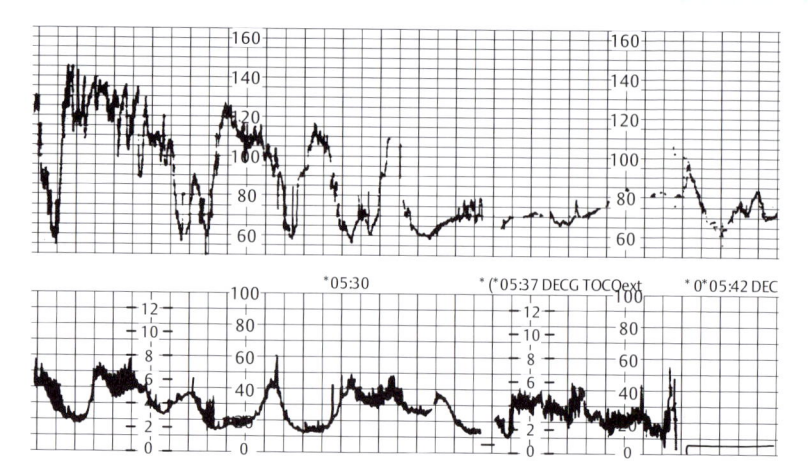

Figura 12-4. Prolapso do cordão umbilical na apresentação pélvica.

mecanismos normais das alterações da cardiotocografia (CTG) em uma apresentação pélvica, se houver uma boa indicação para se realizar uma medida de pH, então haverá uma boa indicação para o parto por cesariana.

APRESENTAÇÃO DE FACE

Apresentação de face no trabalho de parto no fim da gravidez é muito desfavorável para o parto vaginal. O diâmetro mentovertical da apresentação de face, que, em geral, tem cerca de 13 cm, encontra-se no assoalho pélvico. Isso resulta em compressão da cabeça em razão de um desajuste mecânico. Desacelerações precoces e variáveis (**Fig. 12-5**) estão associadas nessa situação.

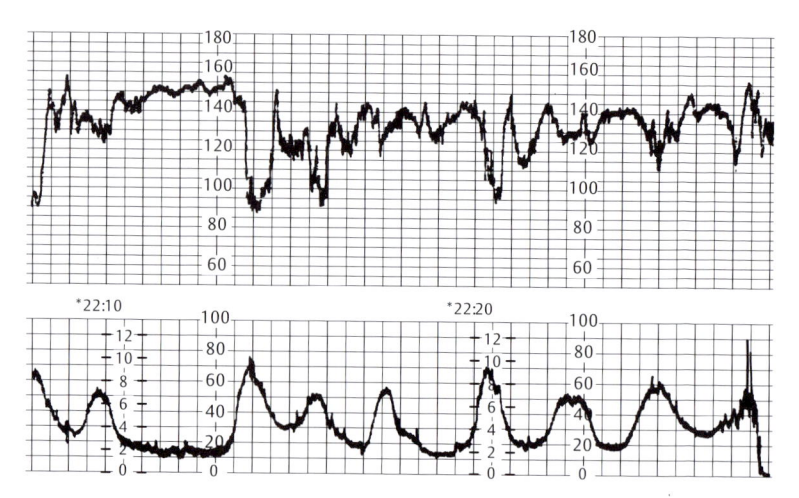

Figura 12-5. Apresentação de face – desacelerações.

Não existem aspectos típicos associados a uma apresentação de face. A colocação de um eletrodo fetal deve ser evitada em uma apresentação de face.

CESARIANA PRÉVIA: TENTATIVA DE TRABALHO DE PARTO COM UMA CESARIANA PRÉVIA

A estabilidade da circulação placentária e da perfusão uteroplacentária depende da integridade da parede uterina e da sua vascularização. Com a deiscência ou a ruptura da cicatriz, os grandes vasos sanguíneos uterinos podem apresentar espasmo e ruptura, comprometendo a perfusão da placenta (ver **Fig. 13-4A** e **B**). Também existe a possibilidade de prolapso do cordão umbilical através da área de deiscência na cicatriz, provocando um padrão grave de compressão do cordão umbilical (ver **Fig. 14-1A-F**). As alterações na frequência cardíaca fetal (FHR), causadas por esse processo, podem ser um dos primeiros sinais de deiscência de cicatriz. Os outros sinais de deiscência de cicatriz, como dor, aumento da sensibilidade, sangramento vaginal ou alterações na hemodinâmica materna, são notoriamente tardios e incertos. A **Figura 12-6** mostra o traçado de uma mulher com cesariana prévia, que estava em tentativa de trabalho de parto. Na laparotomia realizada logo após o traçado, foi observada a ruptura da cicatriz. A **Figura 12-7** mostra outra tentativa de trabalho de parto, na qual uma cesariana de emergência foi realizada em virtude de uma bradicardia prolongada com suspeita de deiscência de cicatriz. O bebê nasceu por cesariana imediata (menos de 15 minutos desde o momento da decisão do parto) e apresentou índices de Apgar de 4 em 1 minuto, subindo para 7 em 5 minutos, tendo uma boa recuperação. Não havia sinais de descolamento de placenta, deiscência de cicatriz ou qualquer outra explicação para o traçado anormal. A **Figura 12-8** ilustra outro caso em que o feto já estava

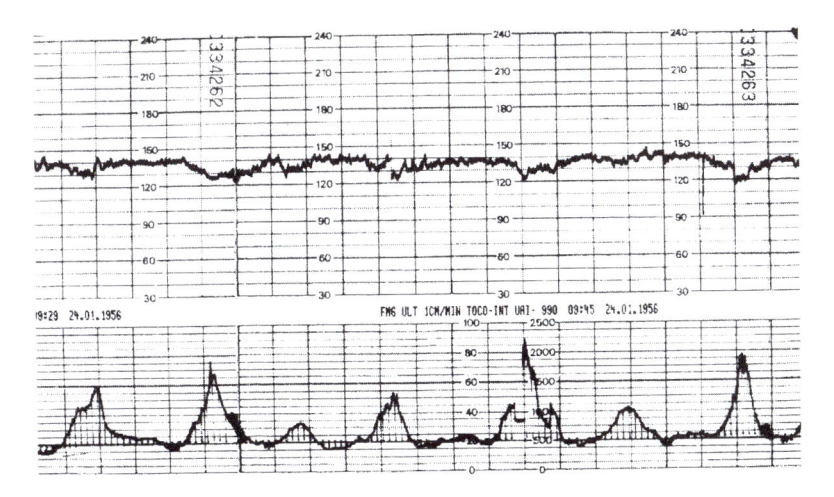

Figura 12-6. Ruptura de cicatriz uterina – traçado sem características graves.

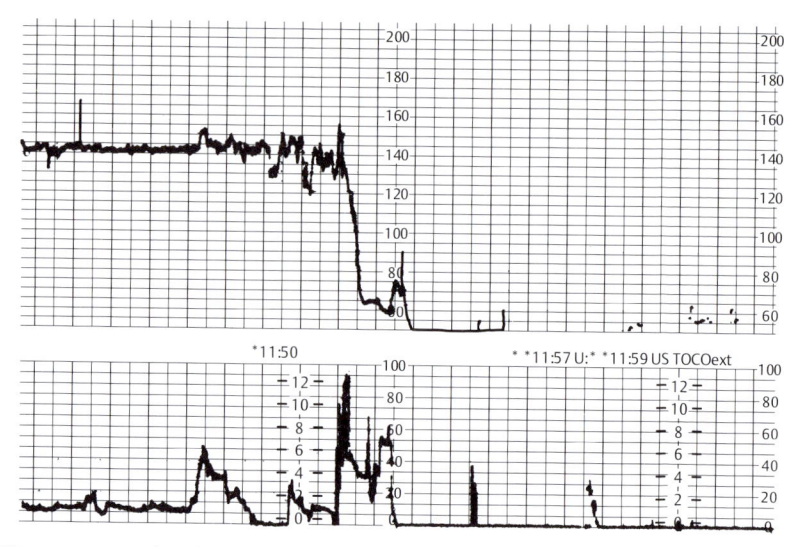

Figura 12-7. Bradicardia prolongada.

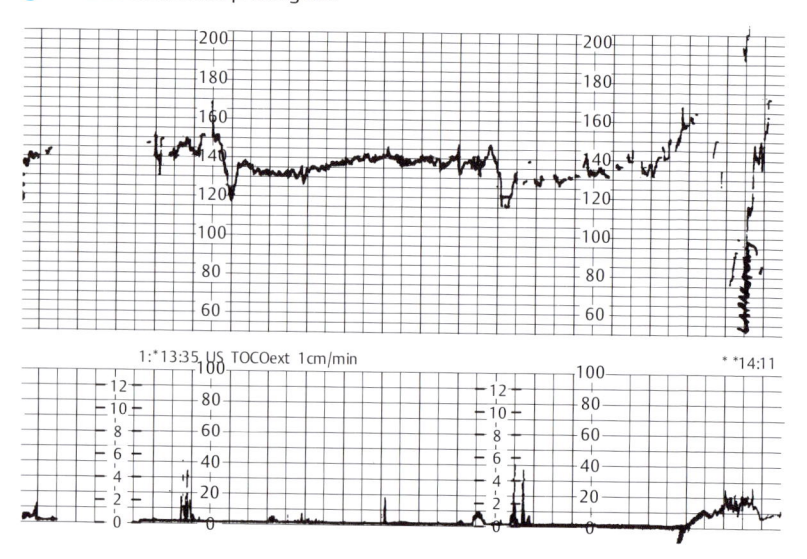

Figura 12-8. Ruptura de cicatriz uterina – traçado relativamente normal.

passando para a cavidade peritoneal com um traçado relativamente normal, e, subsequentemente, o resultado foi satisfatório. Presumivelmente, a perfusão placentária estava parcialmente preservada. A monitorização eletrônica contínua da FHR, quando será realizada uma tentativa de trabalho de parto com cesariana prévia, pode auxiliar no diagnóstico de deiscência de cicatriz, mas a apresentação pode ser variável.

HIPERTENSÃO GRAVE

As mulheres com doença hipertensiva grave da gravidez têm, pelo menos, duas possíveis razões para apresentar uma CTG anormal. A primeira é a própria doença e sua possível associação com o IUGR; a segunda é o tratamento. Medicamentos anti-hipertensivos, pela sua natureza, têm efeitos sobre os sistemas cardiovasculares materno e fetal. Metildopa acarreta redução nas acelerações e na variabilidade. Betabloqueadores resultam em acelerações e variabilidade reduzida.[2] A Figura 12-9 exibe o traçado de um feto cuja mãe estava sendo tratada com labetalol para hipertensão. Apesar da presença de vários movimentos fetais, há poucas acelerações, e a variabilidade está reduzida. Os medicamentos usados nessas gestações de alto risco podem representar um fator de confusão, e testes complementares, como o perfil biofísico fetal e a dopplerfluxometria, estão indicados.

ECLÂMPSIA

Uma convulsão representa grande estresse para o feto, que pode não sobreviver. É provável que nessa situação o feto apresente IUGR devido a uma pré-eclâmpsia grave. A Figura 12-10 exibe um traçado feito durante uma convulsão eclâmptica. Após qualquer grande estresse agudo, é importante verificar a condição fetal por ultrassonografia ou com o transdutor Doppler da CTG antes da cesariana.

A condição materna deve ser estabilizada antes de se iniciar a cesariana. Se o traçado cardíaco fetal não apresentar um padrão de risco grave após a convulsão, deve-se realizar uma avaliação e aguardar por 1-2 horas. Pressa indevida pode resultar em complicações maternas.

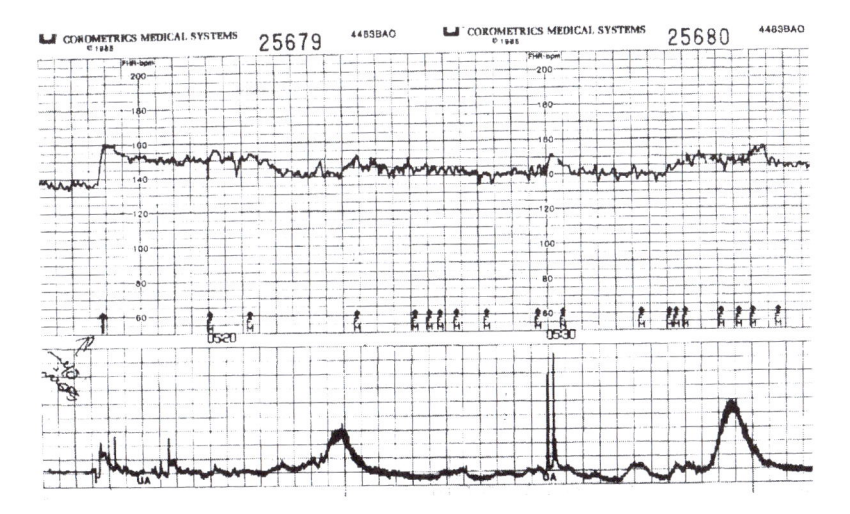

Figura 12-9. Hipertensão tratada com betabloqueador.

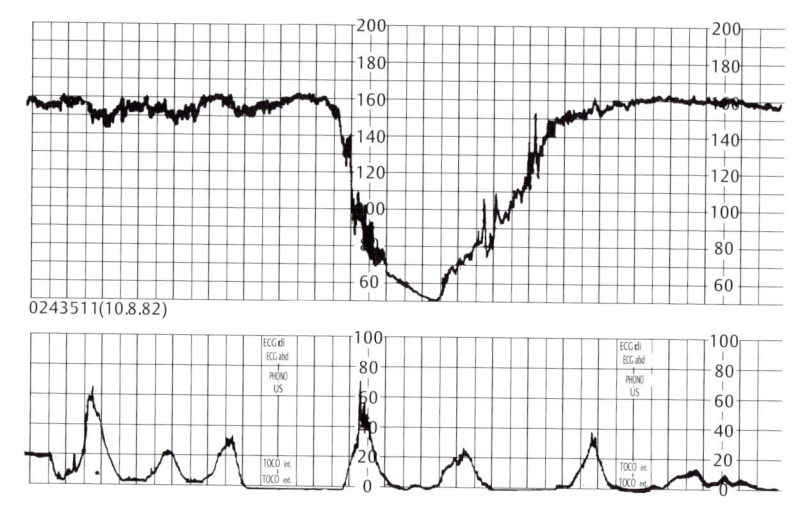

Figura 12-10. Desaceleração – convulsão eclâmptica.

MEDICAÇÃO

Mulheres de alto risco podem estar sendo tratadas com múltiplos fármacos. A **Figura 12-11** mostra o traçado de uma mulher com um rim transplantado funcional em uso de azatioprina, ciclosporina, prednisolona, antibióticos e atenolol. A redução da linha de base é notável. Outros testes do bem-estar fetal estavam normais. O traçado permaneceu normal no trabalho de parto induzido, e o bebê estava em uma condição excelente no nascimento.

Uma linha de base inferior a 100 batimentos por min (bpm) em um feto não hipóxico é excepcional.

ANESTESIA EPIDURAL

A infusão de um agente anestésico no espaço epidural pode causar algum grau de instabilidade no sistema vascular materno. O feto é capaz de suportar esse estresse, se o traçado precedente era normal. A recuperação da estabilidade

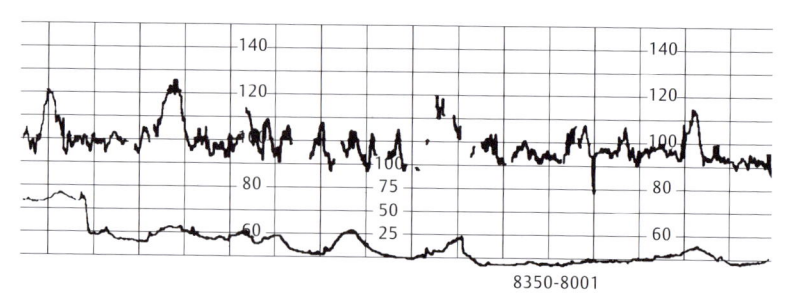

Figura 12-11. Traçado incomum – terapia com múltiplos fármacos.

vascular ocorre com a atenção dada à correção do volume circulante, e o traçado volta ao normal. Esse é um tipo de teste de estresse. No entanto, se o traçado precedente não for normal, recomenda-se o uso de um eletrodo de escalpo, antes de se iniciarem os procedimentos para inserção da epidural, a fim de facilitar a monitorização. Se o traçado precedente era anormal, uma situação mais grave poderá ocorrer. A Figura 12-12A mostra um traçado que não foi reconhecido como anormal antes da inserção da epidural. A dilatação do colo do útero era de 3 cm, e a ruptura das membranas deveria ter sido feita, o que teria revelado a presença de mecônio espesso e teria facilitado a aplicação do eletrodo de escalpo. Infelizmente, o estresse desencadeado pela inserção da epidural provocou alterações de asfixia grave na CTG (Fig. 12-12B); foi necessário realizar uma cesariana imediata, com o nascimento de um bebê comprometido.

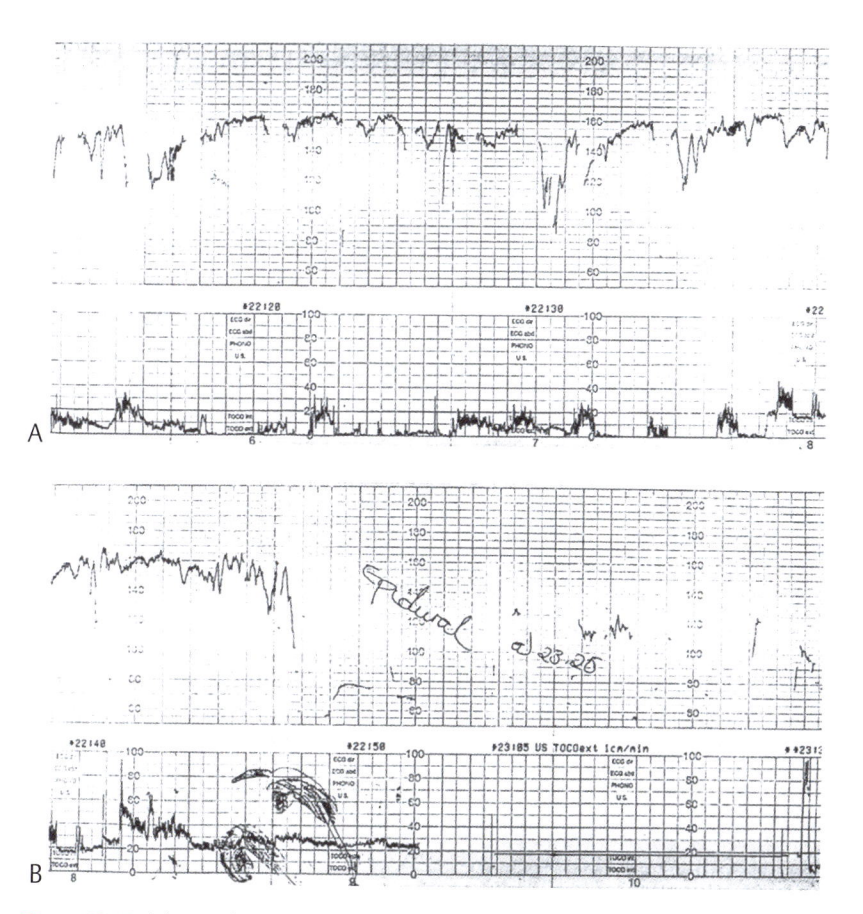

Figura 12-12. (A) Traçado anormal não reconhecido antes da inserção da epidural; (B) após a epidural, com um padrão grosseiramente anormal da FHR, resultando em um parto cirúrgico.

SEGUNDO ESTÁGIO DO TRABALHO DE PARTO

O segundo estágio é um período de alterações mecânicas muito específicas causadas pela descida do feto. Na apresentação cefálica, as alterações resultam da compressão da cabeça. Muitas vezes, o primeiro sinal do segundo estágio em uma multípara em trabalho de parto adequado é o aparecimento de desacelerações precoces, antes da confirmação pelo exame vaginal ou pelo aparecimento da cabeça no períneo.

Desacelerações são comuns no segundo estágio.

Desacelerações precoces, que se tornam gradualmente mais profundas, e o aparecimento de desacelerações variáveis são características do segundo estágio do trabalho de parto. A boa recuperação da frequência e da variabilidade, após cada desaceleração que se mantém antes da próxima contração, mesmo que o intervalo seja pequeno, representa um fator de segurança do bem-estar fetal (**Fig. 12-13**). Nessas circunstâncias, o parto assistido não é necessário, exceto por indicação materna. Os sinais de hipóxia são taquicardia progressiva e variabilidade reduzida entre e durante as desacelerações (**Fig. 12-14**), o aparecimento de desacelerações tardias (**Fig. 12-15**) e a não normalização da FHR basal após desacelerações (**Figs. 12-16 e 12-17**).[3]

Bradicardia prolongada é uma indicação de parto.

A falta de recuperação da FHR para retornar à frequência basal ou, no mínimo, para 100 bpm é um sinal de gravidade, e o parto deve ser realizado. A **Figura 12-16** é um exemplo no qual o médico foi chamado 3 minutos após o início da bradicardia. Naquele momento, ocorreu a recuperação do coração fetal. Houve outra bradicardia de 3 minutos, sem recuperação. Aos 6 minutos, a mãe foi preparada, aos 9 minutos o fórceps foi preparado, e, aos 12 minutos, o parto a fórceps foi realizado, com o nascimento de um bebê em boas condições.

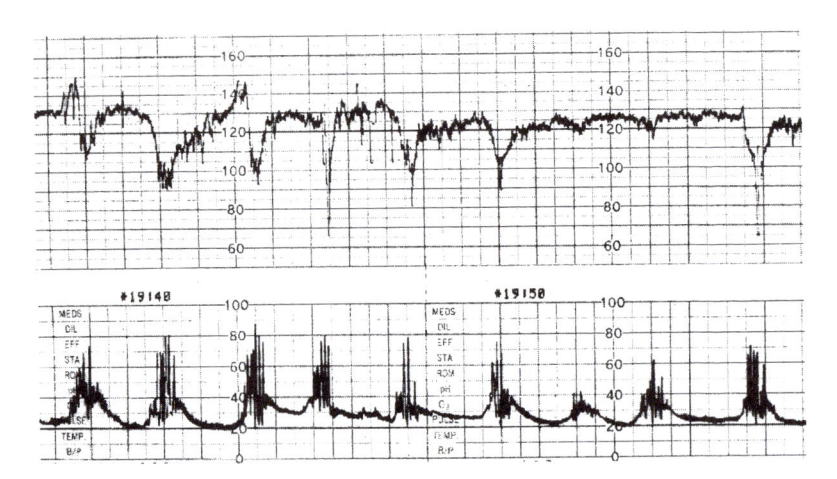

Figura 12-13. Traçado normal da FHR no segundo estágio – desacelerações variáveis.

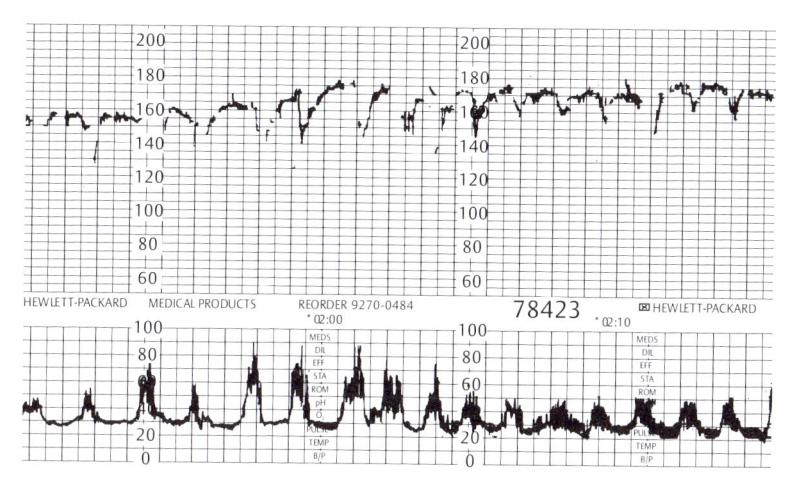

Figura 12-14. Traçado anormal da FHR no segundo estágio – taquicardia em desenvolvimento.

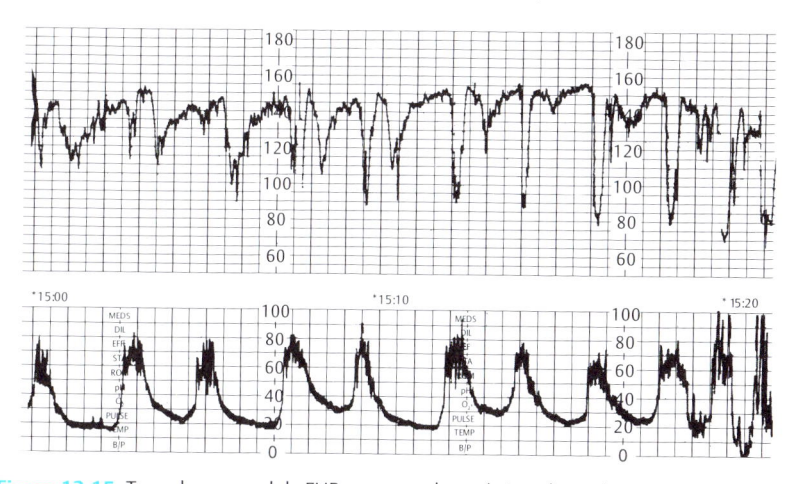

Figura 12-15. Traçado anormal da FHR no segundo estágio – desacelerações tardias.

A Regra dos, 3, 6, 9 e 12 Minutos

- 3 minutos: chamar o médico.
- 6 minutos: preparar a mãe.
- 9 minutos: preparar o fórceps.
- 12 minutos: realizar o parto.

Um atraso de 20 ou mais minutos pode resultar em um bebê asfixiado.

Se a apresentação cefálica se encontra no períneo ou muito próximo do períneo, pode-se tentar um parto de urgência. Não há necessidade de antissepsia, paramentação, utilização de campos cirúrgicos e cateterismo. Um par de luvas e um instrumento, como uma ventosa Kiwi, são suficientes. O tempo é essencial.

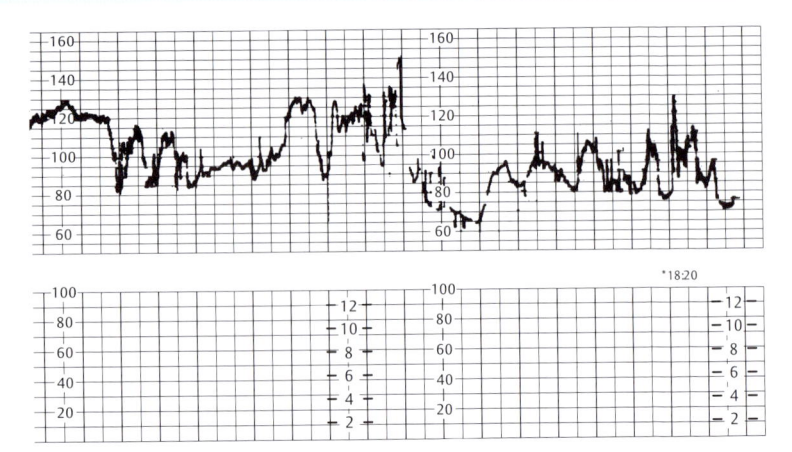

Figura 12-16. Traçado anormal da FHR no segundo estágio – bradicardia prolongada.

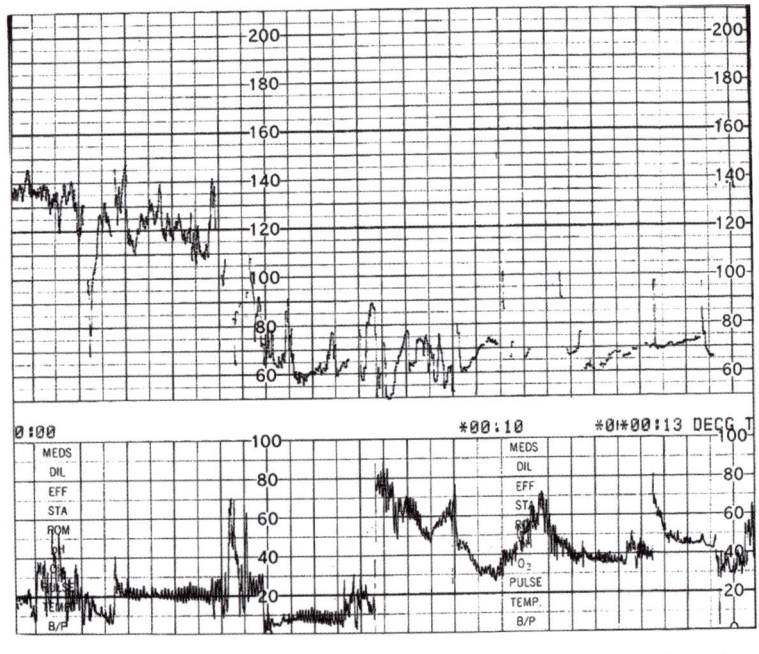

Figura 12-17. Traçado anormal da FHR no segundo estágio – bradicardia prolongada.

DESACELERAÇÕES PROLONGADAS NO PRIMEIRO ESTÁGIO DO TRABALHO DE PARTO

Nessa situação, o parto imediato deverá ser por cesariana. Há várias publicações na literatura que apresentam os resultados de auditorias relacionadas à decisão quanto ao intervalo para o parto e em relação ao intervalo de parto desde o início da bradicardia.[4-7] Esses estudos mostram que, em uma proporção razoável de casos, o parto foi possível em 20 minutos e, uma outra proporção considerável de casos, o parto foi possível em 30 minutos. A questão é a possibilidade de permitir esses intervalos de tempo em um estabelecimento movimentado, especialmente quando o médico está ocupado atendendo outro caso. O Royal College of Obstetricians and Gynaecologists recomenda, para o melhor controle dessas situações, que se mantenha um consultor na sala de parto por períodos mais prolongados, especialmente por 24 horas, em unidades com mais de 6.000 casos.[8] O objetivo de ensinar a regra dos 3, 6, 9, 12 e 15 minutos é enfatizar a urgência da situação na presença de desacelerações prolongadas.

Referências

1. Hannah EM, Hannah WJ, Hewson SA, et al. Planned caesarean section versus planned vaginal birth for breech presentation at term: a randomised multicentre trial. Term Breech Trial Collaborative Group. *Lancet* 2000;356(9239):1375-83.
2. Montan S, Solum T, Sjoberg NO. Influence of the beta 1-adrenoceptor blocker atenolol on antenatal cardiotocography. *Acta Obstet Gynecol Scand Suppl* 1984;118:99-102.
3. Melchior J, Bernard N. Second stage fetal heart rate patterns. In: Spencer JAD, editor. *Fetal monitoring – physiology and techniques of antenatal and intrapartum assessment*. Tunbridge Wells: Castle House Publications; 1989. p. 155-8.
4. Bloom SL, Leveno KJ, Sponge CY, et al. Decision-to-incision times and maternal and infant outcomes. *Obstet Gynecol* 2006;108:6-11.
5. Livermore LJ, Cochrane RM. Decision to delivery interval: a retrospective study of 1000 emergency caesarean sections. *J Obstet Gynaecol* 2006;26(4):307-10.
6. Tuffnel JD, Wilkinson K, Beresford N. Interval between decision and delivery by caesarean section. *BMJ* 2001;322:1330-3.
7. MacKenzie IZ, Cooke I. What is reasonable time from decision to delivery be caesarean section? Evidence from 415 deliveries. *Br J Obstet Gynaecol* 2002;109:498-504.
8. Royal College of Obstetricians and Gynaecologists (RCOG). The future role of the consultant. In: London: RCOG Press; 2006.

CAPÍTULO 13

INTERPRETAÇÃO CARDIOTOCOGRÁFICA – MAIS PROBLEMAS DIFÍCEIS

Donald Gibb ▪ *Sabaratnam Arulkumaran*

A desaceleração prolongada (bradicardia) e o feto em situação terminal são situações graves e de interesse específico. Recentemente, o registro inadvertido da frequência cardíaca materna (MHR) simulando a frequência cardíaca fetal (FHR) não foi reconhecido pela equipe e resultou em desfechos adversos, e essa situação também será discutida aqui.

DESACELERAÇÃO PROLONGADA (BRADICARDIA)

A desaceleração prolongada da FHR (bradicardia) (FHR < 80 batimentos por minuto [bpm]) com duração menor do que 3 minutos é considerada suspeita, sendo considerada anormal se a duração for maior do que 3 minutos. Uma desaceleração com duração superior a 3 minutos pode ser devida a um evento agudo, sendo um sinal de alerta de hipóxia aguda secundária a compressão ou prolapso do cordão umbilical, descolamento de placenta, deiscência da cicatriz uterina, hiperestimulação uterina ou outra causa desconhecida. Pode ocorrer em fetos saudáveis (possivelmente em virtude de compressão do cordão umbilical). As causas reversíveis podem ser uma dose alta de epidural, exame vaginal e hiperestimulação uterina. Medidas simples, como ajuste da posição materna, interrupção da infusão de ocitocina, hidratação e fornecimento de oxigênio por máscara facial, podem corrigir a condição. Uma paciente com dor abdominal contínua, sangramento vaginal, aumento da sensibilidade uterina, aumento do tônus uterino ou irritabilidade uterina e bradicardia fetal prolongada apresenta um quadro provável de descolamento de placenta, e isso justifica o parto imediato (Capítulo 11). Quando existe suspeita de deiscência ou ruptura da cicatriz uterina e nos casos de prolapso do cordão umbilical, a presença de bradicardia prolongada indica a necessidade de parto imediato.

Na maioria dos casos de bradicardia significativa prolongada sem patologias, os sinais de recuperação da frequência cardíaca basal ocorrem em um período de até 6 minutos.

Se o quadro clínico não sugerir descolamento, deiscência de cicatriz uterina ou prolapso do cordão umbilical, e se o feto estiver com um tamanho adequado e a termo, com líquido amniótico claro e um padrão reativo da FHR anterior ao episódio de bradicardia, o retorno ao padrão basal da FHR dentro de um período de 9 minutos deve ser esperado. O retorno para a linha de base em até 6 minutos, com boa variabilidade no momento da bradicardia e durante a recuperação, são sinais tranquilizadores, e deve-se esperar com confiança o retorno da FHR à linha de base normal e com um padrão normal. A equipe médica deve manter a calma com confiança. Se o retorno à frequência basal não ocorrer no período de 6 minutos, deve-se buscar a causa, avaliar a dilatação cervical e avaliar as condições para o parto. Se o colo do útero estiver completamente dilatado e a cabeça estiver baixa, um parto por fórceps ou com vácuo extrator deve ser realizado, mas uma cesariana pode ser preferível se o colo do útero não estiver totalmente dilatado, ou se a cabeça estiver alta. Essa cesariana é considerada categoria 1 ou grau 1 na classificação de grau de urgência com a qual deve ser realizada. Deve-se atribuir um código ou termo específico à categoria 1, como "grau 1", "código vermelho" ou "imediato", cesariana de "emergência" ou "emergente", com o objetivo de mobilizar toda a equipe médica necessária (obstetras, anestesistas, enfermeiras parteiras, assistentes médicos, assistentes do departamento cirúrgico e pediatras) para realizar o parto no prazo de 30 minutos após a tomada de decisão. Claramente, a decisão deve ser tomada o mais rápido possível, mas sem uma reação exagerada. A melhor maneira de proceder pode ser com a enfermeira obstétrica e do médico fazendo o transporte da cama para a sala de cirurgia, enquanto a enfermeira de plantão chama o anestesista e a equipe pediátrica e cirúrgica. A entrada precoce na sala de cirurgia permite a mobilização de mais pessoas para auxiliar nas várias tarefas, como o estabelecimento de um acesso endovenoso IV, o envio de sangue para Hb e "tipagem e armazenamento", cateterismo, e tranquilização do casal e explicação sobre a necessidade de cesariana.

Uma multípara de 45 anos de idade era bem conhecida da equipe médica e das parteiras. Um diagnóstico de trabalho de parto a termo foi estabelecido às 22 horas, quando a dilatação do colo do útero estava com 5 cm de dilatação e a cardiotocografia (CTG) inicial estava normal (Fig. 13-1A). Um pouco depois da meia-noite, uma bradicardia prolongada se manifestou após um traçado normal (Fig. 13-1B). A enfermeira obstétrica corretamente anotou "FHR" no fim do traçado. A Figura 13-1C mostra a melhora da frequência cardíaca com boa variabilidade; no entanto, o obstetra inexperiente decidiu realizar uma cesariana e, consequentemente, o traçado mostra "descontinuado para cirurgia". Os índices de Apgar 9 no primeiro minuto e 10 em 5 minutos não foram surpreendentes. Se o traçado não tivesse sido desconectado, o retorno ao normal teria ocorrido; uma decisão prematura resultou em uma cesariana desnecessária em uma multípara, que provavelmente teria um trabalho de parto de rápida evolução. Uma contração mais prolongada ou uma compressão transitória do cordão umbilical pode ter sido a responsável pela desaceleração. O diagnóstico foi "angústia do obstetra"!

Se a recuperação da FHR não ocorrer em 9 minutos, a probabilidade de acidose estará aumentada, e o parto deverá ser realizado o mais rápido possível.[1] O quadro clínico deverá ser considerado enquanto se aguarda ansiosamente a normalização da FHR. Fetos pós-termo, com crescimento restrito, com

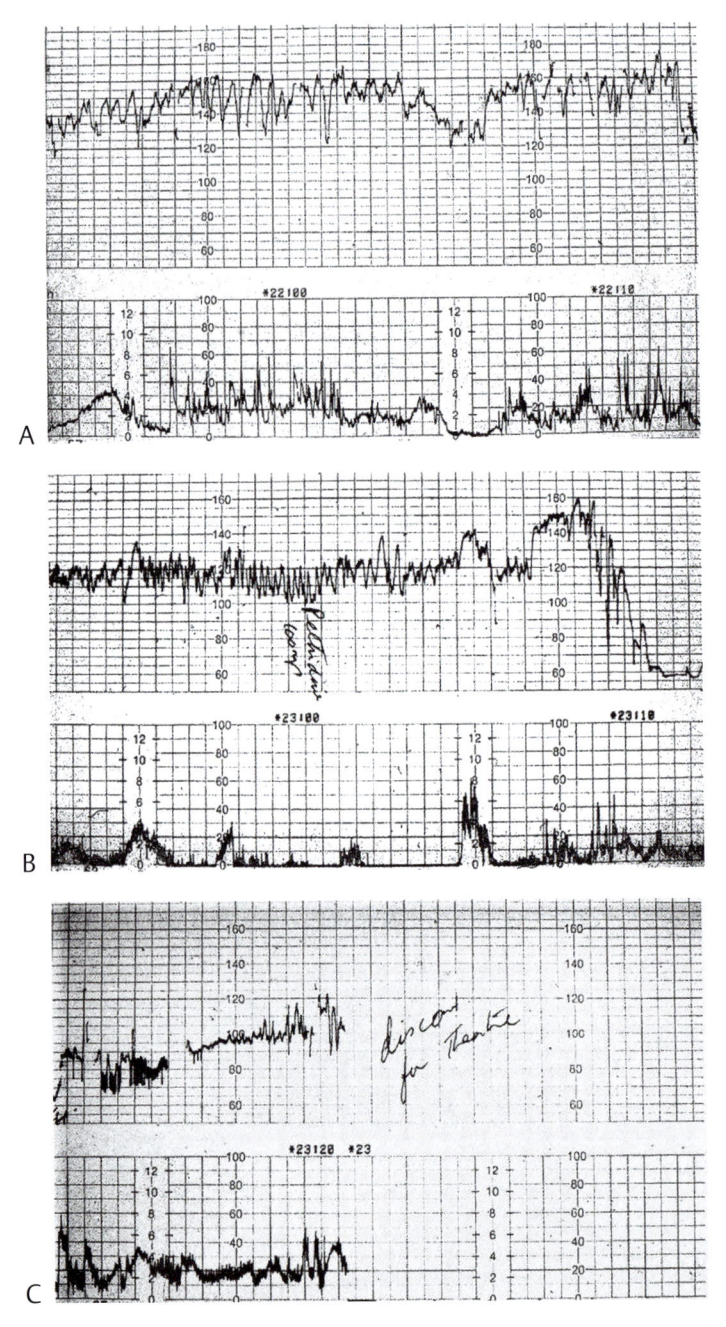

Figura 13-1. (**A**) Cardiotocografia: padrão reativo normal; (**B**) bradicardia prolongada; (**C**) melhora na frequência cardíaca.

ausência de líquido amniótico ou com líquido amniótico meconial espesso na ruptura de membranas apresentam um risco maior de desenvolver hipóxia. Aqueles com um traço de FHR anormal ou suspeito antes do episódio de bradicardia também apresentam um risco maior de desenvolvimento de hipóxia em um curto período de tempo. Nessas situações, uma ação precoce pode ser a melhor conduta, se não ocorrer a normalização da FHR. Se a causa for hiperestimulação uterina secundária a ocitócicos, a infusão de ocitocina deve ser interrompida. A inibição das contrações uterinas com uma dose intravenosa em *bolus* de um betamimético pode ser adequada em algumas situações. A amostragem de sangue do escalpo fetal (FBS) no momento da desaceleração prolongada persistente, ou logo após, pode retardar uma ação urgentemente necessária e é contraindicada.[2] A **Figura 13-2** mostra o traçado em um caso sem fatores de risco evidentes. A FBS, que pode prolongar a desaceleração em virtude da pressão sobre a cabeça do feto, retardou o parto. A cesariana foi realizada. O bebê apresentou um índice de Apgar muito baixo e morreu no terceiro dia de vida, após um período de convulsões neonatais.

A acidose fetal observada logo após uma desaceleração prolongada (**Fig. 13-3A**) será restaurada quando o traçado retornar ao normal (**Fig. 13-3B**). No entanto, se a frequência cardíaca fetal não retornar ao normal, então o parto deverá ser realizado. Durante uma desaceleração prolongada, o feto reduz seu débito cardíaco. Dióxido de carbono e outros metabólitos não podem ser eliminados pela função respiratória da placenta. O pH no fim de uma desaceleração prolongada é baixo, com PCO_2 alta exibindo uma acidose respiratória. Quando a FHR retorna ao normal, o dióxido de carbono e os metabólitos são eliminados, e o pH e os gases sanguíneos retornam ao normal em 30-40 minutos. Se o episódio de desaceleração prolongada persistir, o metabolismo anaeróbico será iniciado, resultando em acidose metabólica, prejudicial ao feto. Portanto, uma desaceleração excessivamente prolongada resulta em um prognóstico desfavorável.

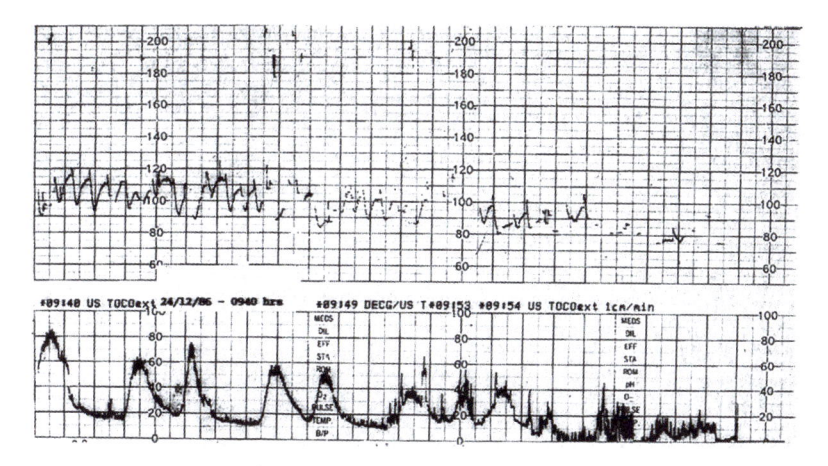

Figura 13-2. Amostragem de sangue do escalpo fetal: prognóstico desfavorável.

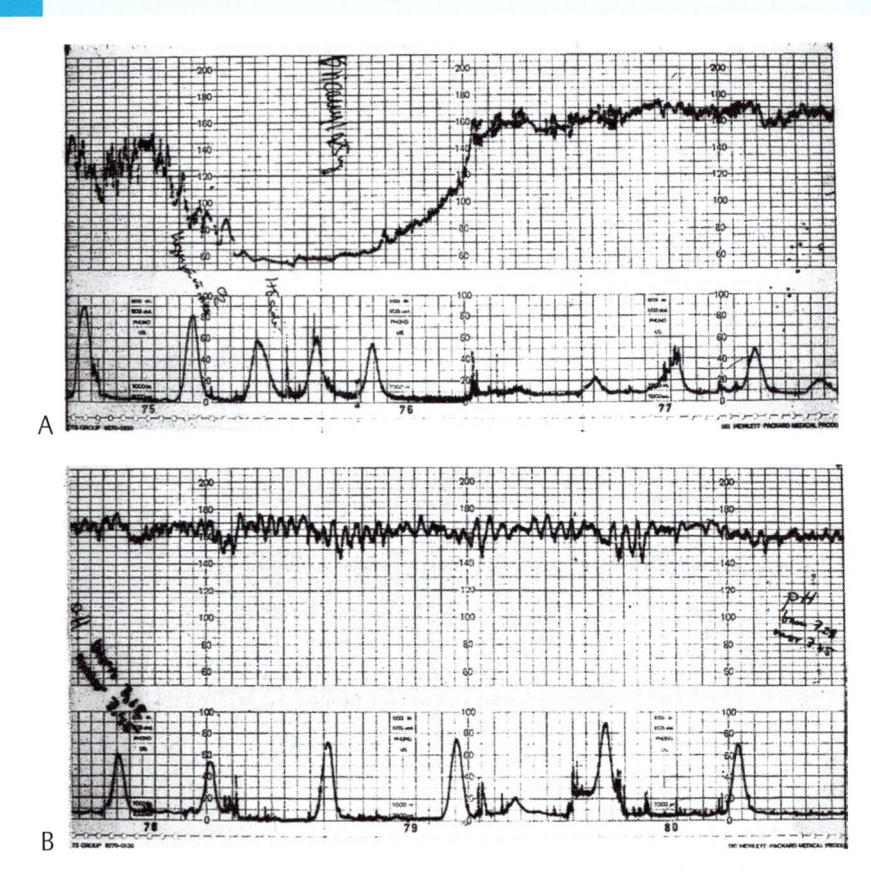

Figura 13-3. (**A**) Acidose no momento da bradicardia; (**B**) recuperação do pH depois que o traçado volta ao normal.

A mensuração do pH do escalpo não deve ser realizada para desaceleração prolongada.

Ruptura ou deiscência de cicatriz uterina pode não apresentar os sintomas e sinais clássicos de dor na cicatriz, aumento da sensibilidade, sangramento vaginal, ou alteração no pulso ou pressão sanguínea materna. Alterações na FHR ou na atividade uterina podem ser uma manifestação precoce de perda da integridade da cicatriz uterina, e uma ação imediata evita morbidade e mortalidade fetal e materna. Nesses casos, uma desaceleração prolongada pode ser sinal de gravidade e pode indicar ruptura de cicatriz. A **Figura 13-4A** mostra uma desaceleração prolongada em um caso de trabalho de parto com cesariana prévia. Ocorreu um atraso para o parto (**Fig. 13-4B**), resultando em um bebê com índices de Apgar baixos e morte neonatal por asfixia no segundo dia. Sempre que um parto cirúrgico é planejado, a frequência cardíaca deve ser verificada antes do parto, pois pode ocorrer a morte fetal se ocorrer algum

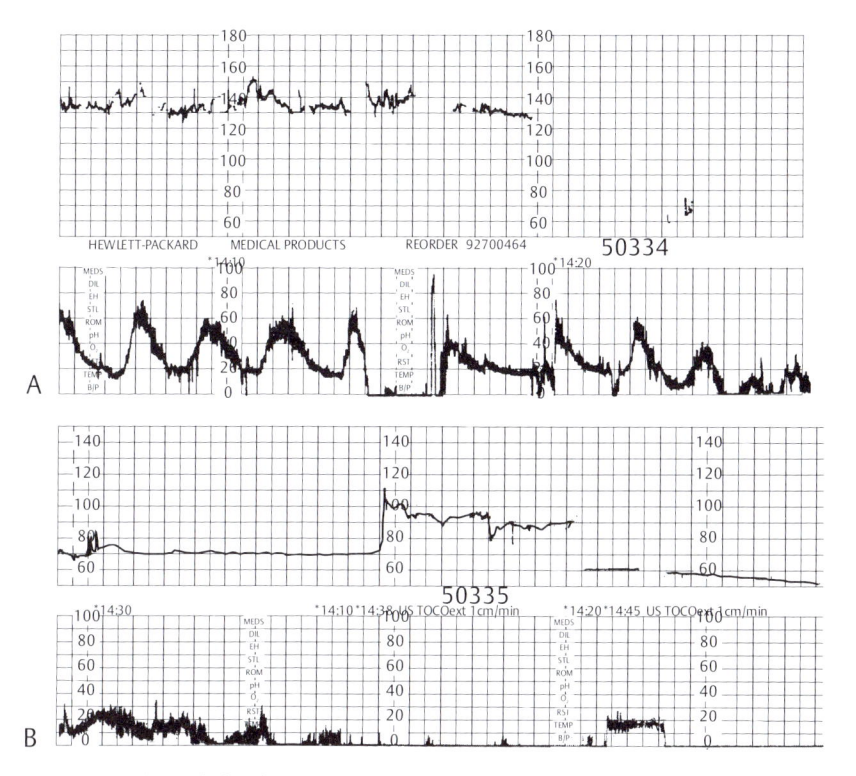

INTERPRETAÇÃO CARDIOTOCOGRÁFICA – MAIS PROBLEMAS DIFÍCEIS

Figura 13-4. (**A**) Trabalho de parto com cesariana prévia: bradicardia prolongada; (**B**) atraso no parto, resultando em um desfecho desfavorável.

atraso, mas se houver suspeita de ruptura de cicatriz uterina, uma cesariana deve ser realizada para reparar a cicatriz.

Uma desaceleração prolongada após convulsão eclâmptica é exibida na **Figura 13-5**. As convulsões foram controladas e o parto ocorreu em 30 minutos – um atraso razoável para estabilizar a condição materna. O coração fetal não foi verificado imediatamente antes do parto, e o bebê era um natimorto.[3] Em casos de descolamento da placenta, pode não ser possível escutar o coração fetal com um estetoscópio ou um monitor eletrônico. Uma ultrassonografia, portanto, é útil.

O procedimento no caso de desaceleração prolongada é exibido na **Tabela 13-1**. Todos os hospitais devem possuir unidades para realizar uma cesariana imediata, especialmente no caso de trabalhos de parto de alto risco (como aqueles de uma prévia cesariana). Isso é conhecido como parto de "início quente". Parto por cesariana de "início frio" permite um intervalo entre a decisão e o parto de 30 minutos. O controle e a revisão dessas situações em qualquer unidade são importantes.

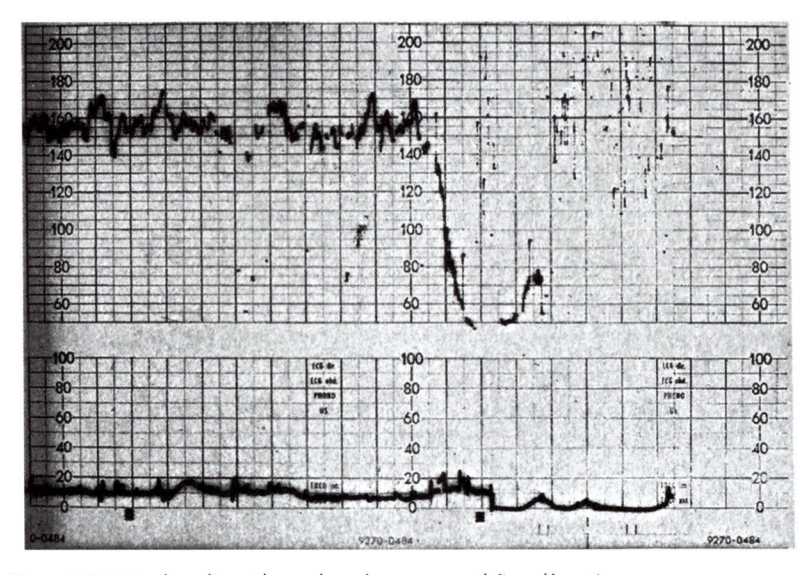

Figura 13-5. Bradicardia prolongada após uma convulsão eclâmptica.

Tabela 13-1. Procedimento para Bradicardia Prolongada	
3 min	Salientar e revisar o quadro clínico e o traçado prévio da FHR
6 min	Esperar retorno da FHR à linha de base
9 min	Na ausência de retorno, preparar para parto cirúrgico
12 min	O procedimento cirúrgico deve ser iniciado
15 min	Nascimento do bebê

O FETO TERMINAL

Morte fetal é sempre precedida por uma bradicardia terminal. O traçado que precede a morte fetal pode exibir uma variedade de características, mais comumente uma taquicardia.

A **Figura 13-6A-J** mostra 10 traçados sequenciais de hora em hora de uma gestante de alto risco, mal manejada, com anemia falciforme. Esse caso ocorreu a muitos anos atrás. O bebê tinha um diagnóstico de pequeno para idade gestacional e de oligoidrâmnio. Por razões difíceis de compreender, a equipe médica falhou no manejo e, no parto, o bebê apresentou sérios problemas. Desacelerações variáveis graves são observadas, com uma progressão clássica para taquicardia, ausência de acelerações, variabilidade reduzida e bradicardia terminal. O bebê era um natimorto. Sabendo que a paciente era uma mulher nulípara de alto risco, todos que leem este livro teriam realizado o parto do bebê no terceiro traçado, quando o bebê encontrava-se em uma

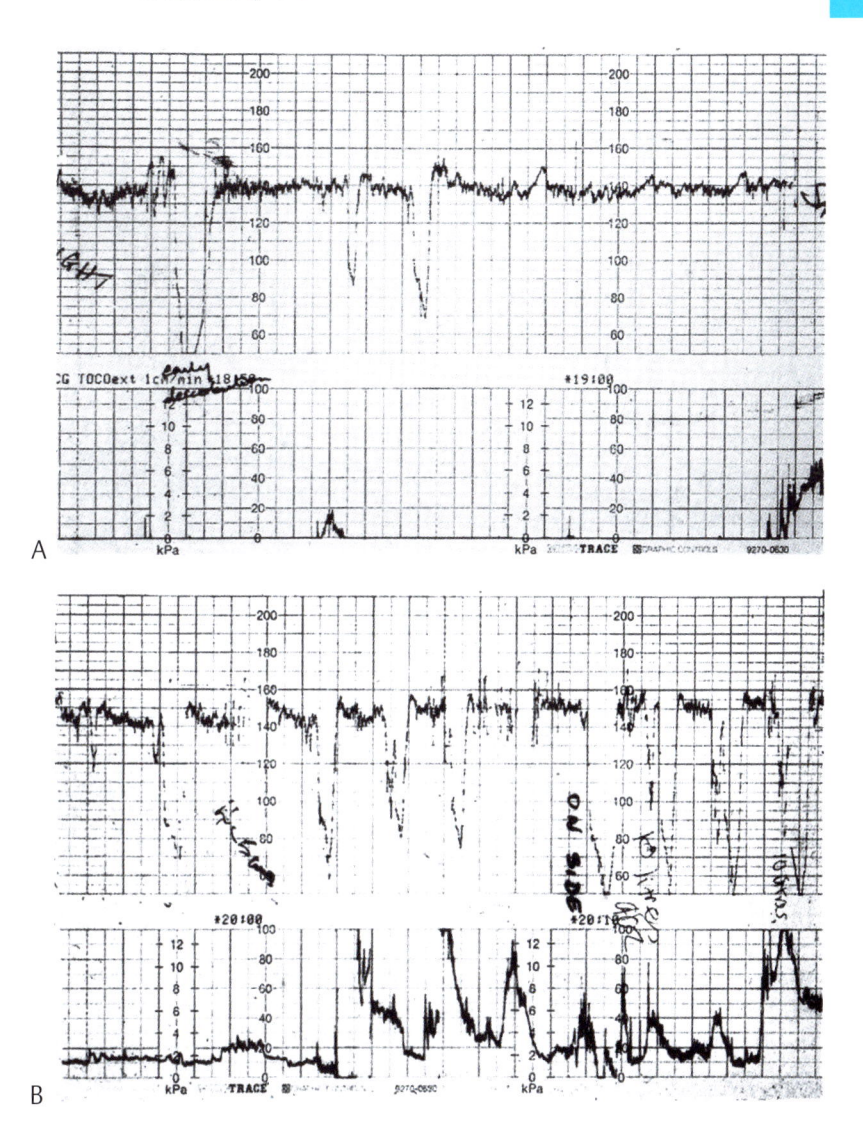

INTERPRETAÇÃO CARDIOTOCOGRÁFICA – MAIS PROBLEMAS DIFÍCEIS 191

Figura 13-6. Feto terminal: (**A**) 1 h; (**B**) 2 h; *(Continua.);*

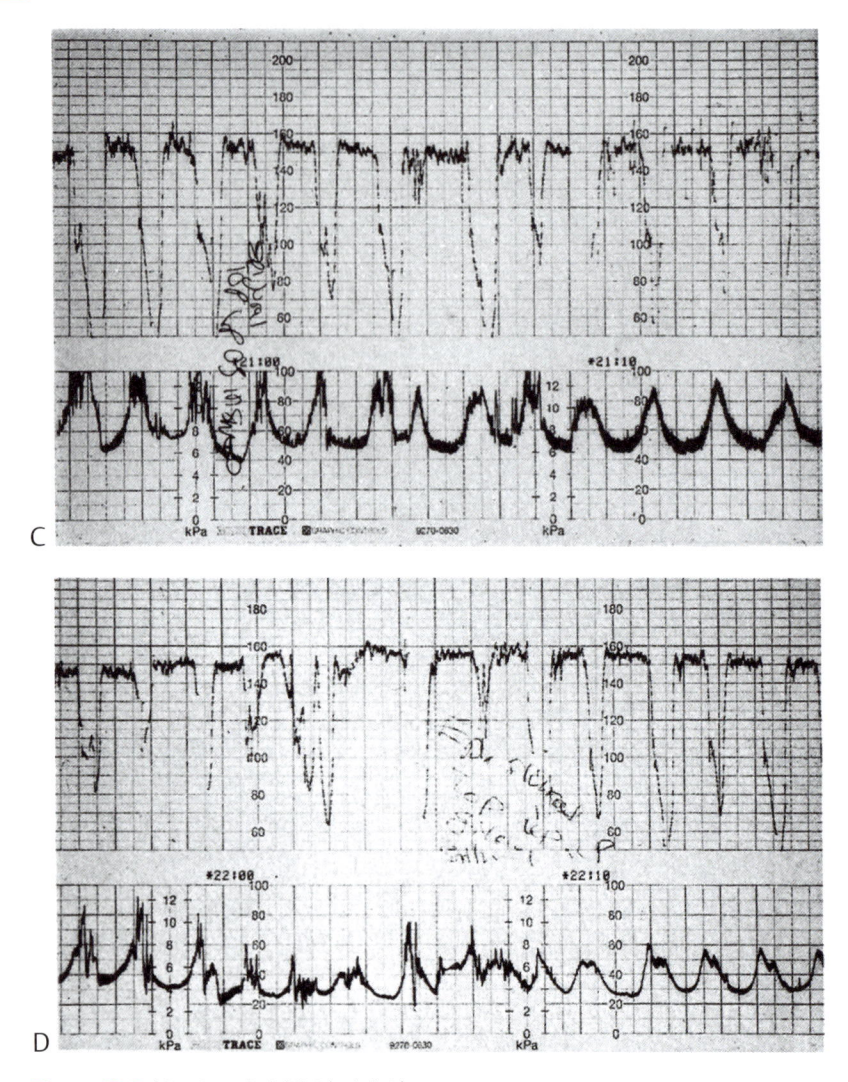

Figura 13-6. (*Continuação.*) (**C**) 3 h; (**D**) 4 h;

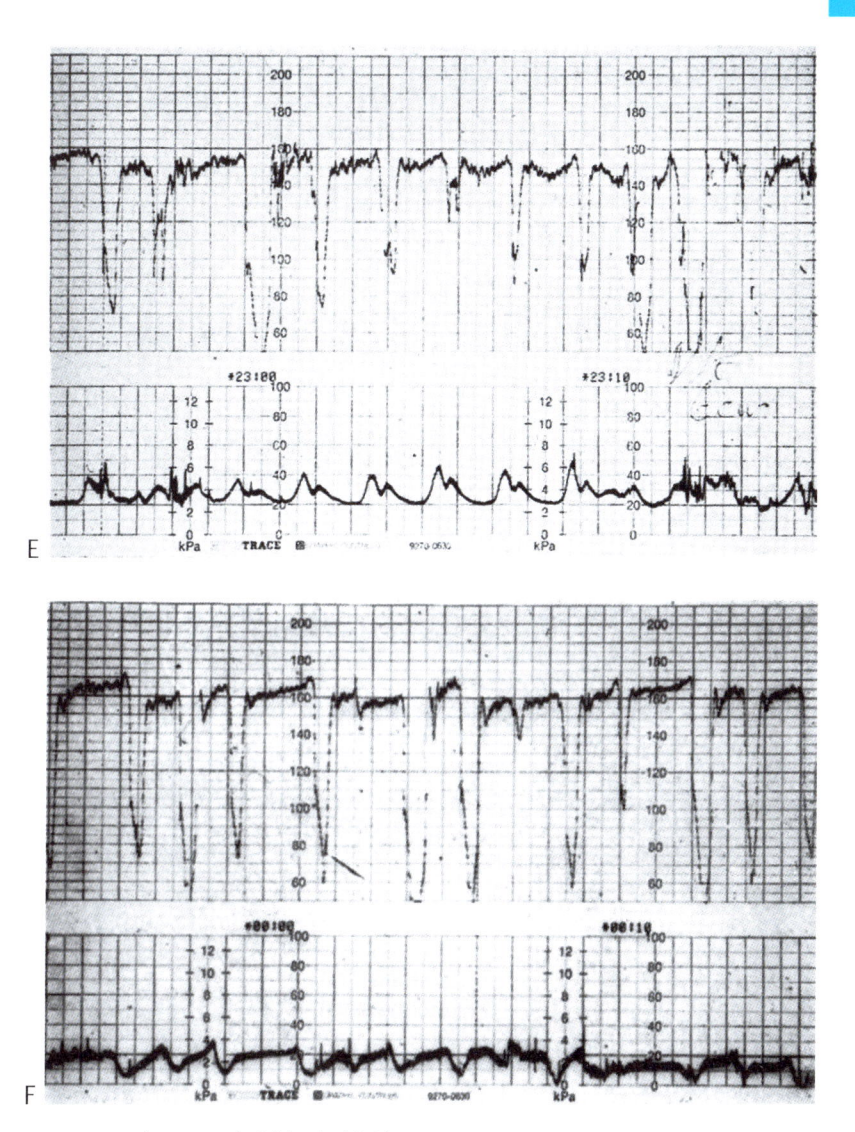

INTERPRETAÇÃO CARDIOTOCOGRÁFICA – MAIS PROBLEMAS DIFÍCEIS 193

Figura 13-6. (*Continuação.*) (**E**) 5 h; (**F**) 6 h;

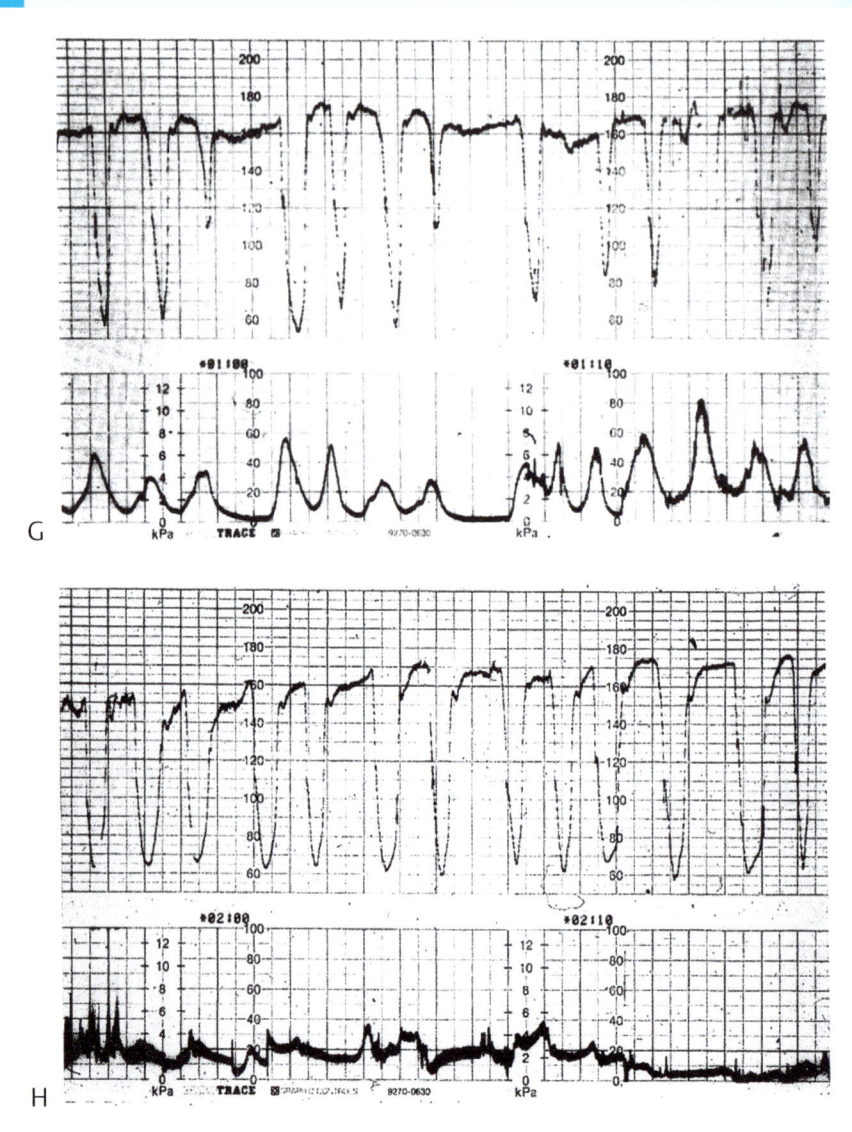

Figura 13-6. (*Continuação.*) (**G**) 7 h; (**H**) 8 h;

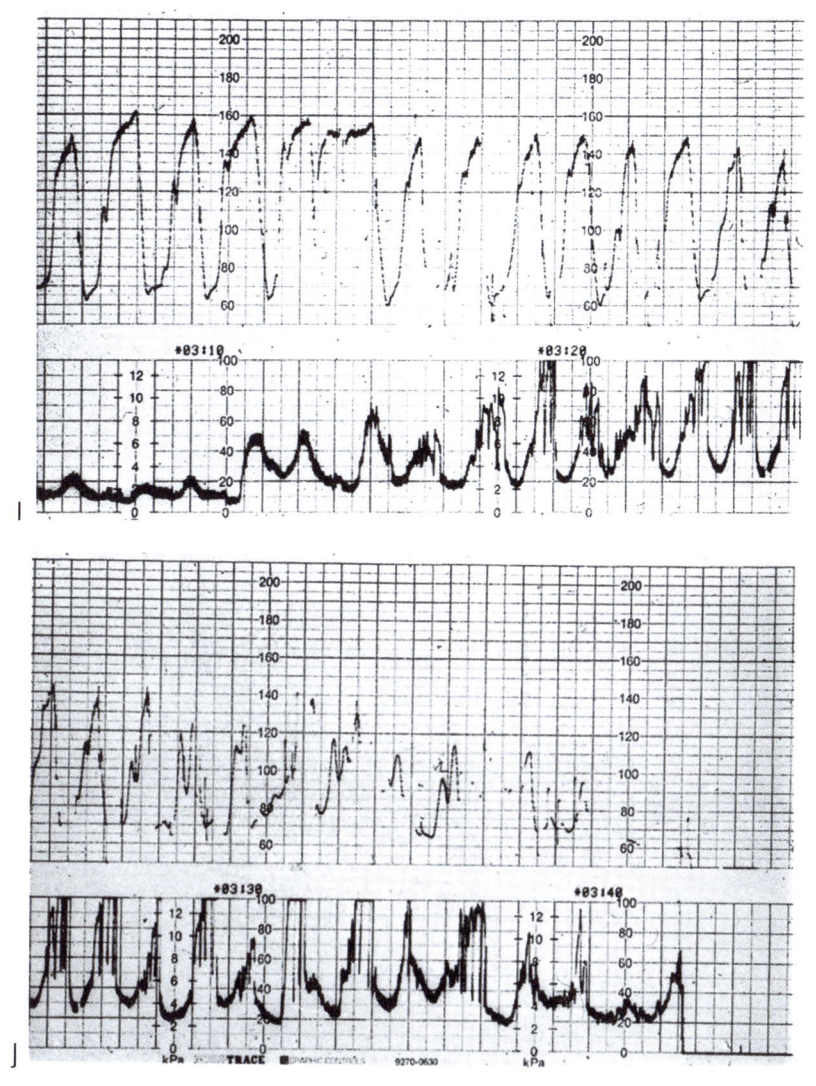

INTERPRETAÇÃO CARDIOTOCOGRÁFICA – MAIS PROBLEMAS DIFÍCEIS

Figura 13-6. (*Continuação.*) (**I**) 9 h; (**J**) 10 h.

condição razoável. Essa mulher de alto risco tinha toda a tecnologia moderna que poderia ser oferecida, com a exceção notável do bom senso básico por parte da equipe.

Alguns fetos apresentam um comprometimento tão grave que não são capazes de gerar desacelerações. Esse tipo de traçado (**Figs. 13-7** e **13-8**) frequentemente é mal interpretado. Pode haver taquicardia, mas há ausência completa de acelerações, um padrão silencioso de variabilidade basal, e desacelerações tardias superficiais e discretas. Esse é um quadro preocupante,

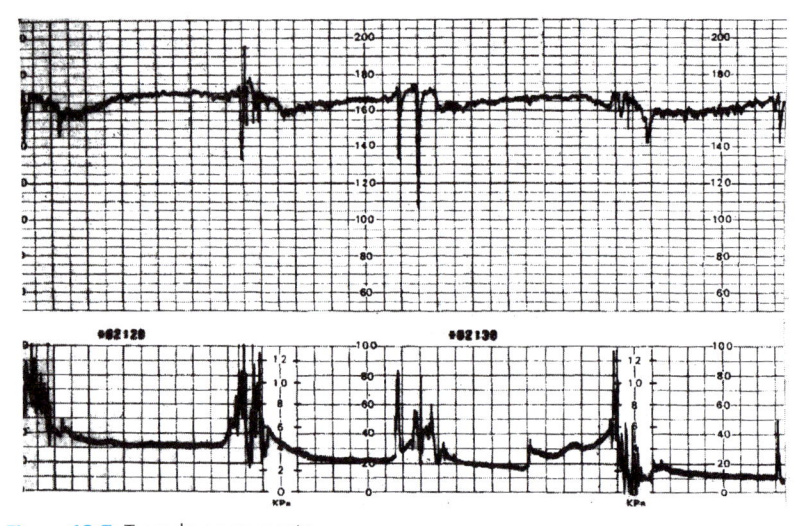

Figura 13-7. Traçado preocupante.

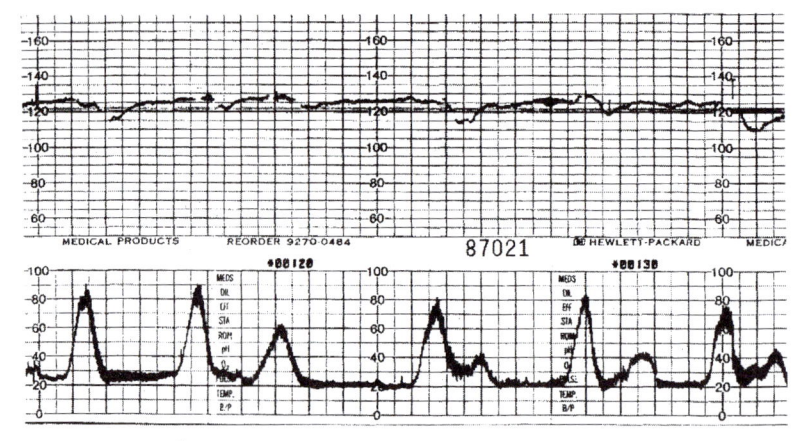

Figura 13-8. Traçado preocupante.

e o parto de bebê deve ser realizado. Esses bebês tendem a apresentar outros sintomas ou sinais clínicos, como movimentos fetais ausentes, crescimento uterino restrito, infecção uterina, sangramento, gravidez pós-termo ou líquido escasso com mecônio espesso.

Um traçado preocupante demanda a realização do parto.

A asfixia perinatal geralmente está associada à asfixia pré-parto. Isso destaca o valor do teste de admissão sempre que houver uma suspeita de comprometimento fetal ou em um caso não agendado. O parto de todos os bebês com traçados preocupantes deve ser realizado com a expectativa de uma criança viva sem danos? Temos a obrigação de fazer o parto desses bebês, mas algumas características podem indicar um prognóstico desfavorável.

Um traçado com bom resultado em uma situação de deterioração devida a um evento agudo, como um descolamento, sugere que a rápida intervenção será produtiva, supondo-se uma idade gestacional razoável. Uma intervenção, quando a principal característica é taquicardia, sugere alguma capacidade de sobrevida fetal. Quando ocorre uma bradicardia terminal após a taquicardia, a situação pode ser irreversível (**Fig. 13-9**), especialmente quando há características de um padrão ondulatório descontrolado e aleatório sem variabilidade basal (**Fig. 13-10**). Esse padrão sugere a possibilidade de dano no sistema nervoso central devido à hipóxia. O desafio é intervir nessas gestações antes da instalação desse quadro; no entanto, deve-se lembrar que malformações do sistema nervoso central podem originar esses padrões (ver Capítulo 7). O estado de conhecimento atual permite que os pais possam ser informados sobre as probabilidades de um resultado desfavorável mesmo com uma intervenção. Por agora, o parto permanece mandatório.

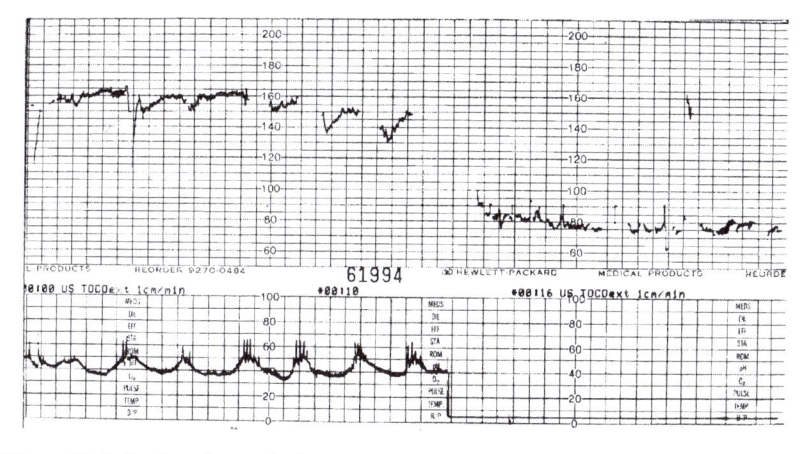

Figura 13-9. Bradicardia terminal.

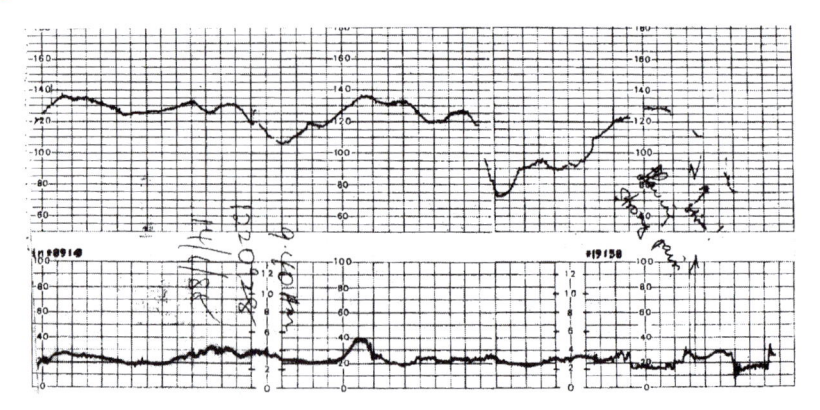

Figura 13-10. Dano hipóxico terminal do sistema nervoso central.

REGISTRO DA FREQUÊNCIA CARDÍACA MATERNA QUE PODE SIMULAR A FREQUÊNCIA CARDÍACA FETAL

O registro da frequência cardíaca materna (MHR) pode simular o registro da FHR. Isso pode ocorrer em muitas situações, e os passos para evitá-lo são:

1. Seguir a recomendação atual da Medical Devices Agency. No início da monitorização eletrônica fetal, auscultar a FHR e aplicar o transdutor, em vez de uma verificação cruzada com o pulso materno. A razão disso é que o pulso materno pode ser captado pelo transdutor ultrassônico e ser duplicado (um aumento de 100%), ou pode ter um aumento de 50%. Seria difícil afirmar se o registro observado é o da mãe ou o do feto.
2. Também não é incomum que o aparelho mude da frequência cardíaca fetal para a materna durante o registro. Qualquer mudança súbita na frequência basal ou uma frequência basal dupla deve indicar a possibilidade de registro da MHR, fazendo-se necessária a auscultação da FHR.
3. Na presença de um registro tecnicamente insatisfatório com o ultrassom, é importante que um eletrodo de escalpo seja aplicado para se obter um registro contínuo da FHR, a menos que haja uma contraindicação ao uso de eletrodo de escalpo fetal. Isso ocorre mais comumente no fim do primeiro e no segundo estágio do trabalho de parto, quando a cabeça desce ou quando a mãe está inquieta, ou há contrações muito frequentes com desacelerações.
4. Fique atento a uma mudança radical evidente no padrão cardíaco fetal durante o fim do primeiro e no segundo estágio do trabalho de parto, à medida que a cabeça desce. Isso não necessariamente indica uma mudança na frequência basal, mas uma mudança no aspecto (Fig. 13-11). As características gerais da reatividade e variabilidade basais observadas em um traçado são consistentes durante todo o trabalho de parto, permitindo a variação normal dos ciclos de sono/vigília fetal. Nesse estágio do trabalho

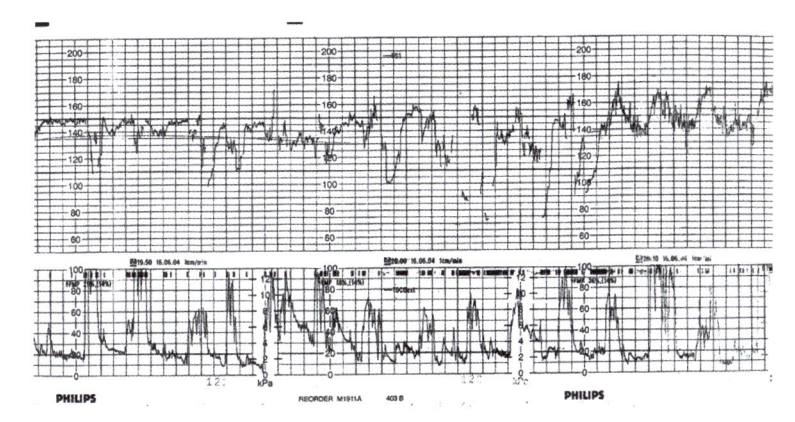

Figura 13-11. Observe a mudança no padrão de desaceleração da frequência cardíaca fetal, com cada contração subitamente mudando para um padrão de aceleração da frequência cardíaca materna. A elevação começa com o início das contrações e retorna para sua frequência basal com o fim das contrações.

de parto, as frequências cardíacas basais da mãe e do bebê podem ser bastante similares. O reaparecimento de acelerações não é tranquilizador após sua prévia ausência. Pode ser aceleração do coração da mãe (ver adiante). A auscultação pode ajudar, mas a aplicação de um eletrodo de escalpo fetal irá esclarecer o quadro.

A seguir, apresentamos uma explicação de como esses incidentes ocorrem. As características do registro da MHR são diferentes daquelas do registro da FHR no segundo estágio do trabalho de parto. A FHR desacelera com a compressão da cabeça, enquanto que a MHR geralmente aumenta com as contrações uterinas. Isso deve ser identificado, e a FHR deve ser auscultada no caso de dúvidas. Esse conhecimento deve ser amplamente disseminado para os profissionais que trabalham em maternidades (médicos e enfermeira obstétrica). Também é útil para aqueles que trabalham na comunidade e nos centros de obstetrícia.

CARACTERÍSTICAS DA FREQUÊNCIA CARDÍACA MATERNA NO TRABALHO DE PARTO

Os traçados exibidos na Figura 4-28 são registros simultâneos da FHR (traçado superior) e MHR (traçado do meio). A MHR é registrada por um eletrocardiógrafo precordial (ECG), colocado na parede anterior do tórax materno, e é indicada automaticamente pelo aparelho como "MECG" entre a contração (traçado inferior) e a FHR. O registro da MHR mostra características das acelerações e aumento da variabilidade.

A menos que se faça uma observação cuidadosa das acelerações associadas às contrações, elas são similares à FHR. O padrão da MHR no trabalho de parto foi estudado.[4] Após esses estudos, o registro não intencional da MHR no trabalho de parto tem sido relatado,[4,5] e foi demonstrado que o aumento da MHR com as contrações está presente na maioria dos casos. *Esse aumento na frequência cardíaca basal pode ser uma resposta ao aumento do fluxo para o coração materno durante as contrações uterinas.* Um exemplo típico é exibido na **Figura 13-11**.

A CTG exibida na **Figura 2-6** era de um feto morto, e os sinais foram registrados com um eletrodo de escalpo, que mostrou as acelerações associadas às contrações uterinas. Nas situações de morte fetal, o transdutor ultrassônico pode detectar a pulsação de um dos vasos maternos e apresentá-la no gráfico, dando a falsa impressão de uma FHR. Se as características da MHR não são reconhecidas, o profissional pode continuar a registrá-la, pensando ser a FHR, para depois descobrir que o bebê é um natimorto ou encontra-se em uma condição desfavorável.

É preciso questionar por que está ocorrendo um aumento da frequência cardíaca com as contrações no fim do primeiro ou no segundo estágio do trabalho de parto, em vez de ocorrerem as desacelerações precoces ou variáveis compatíveis com a compressão da cabeça fetal. Infelizmente, isso não é do conhecimento de todos os clínicos, enfermeiros ou parteiras, e muitos o interpretam como um traçado da FHR com acelerações no segundo estágio do trabalho de parto. Pode ocorrer também confusão na interpretação do pico de aumento da MHR como sendo a FHR basal (se a MHR permanecer alta por um tempo prolongado) e do retorno da MHR para sua frequência basal como sendo desacelerações da FHR.

A **Figura 13-12** ilustra como a frequência cardíaca fetal é registrada na monitorização contínua. Geralmente, é realizada com o uso de um transdutor ultrassônico ou um eletrodo de escalpo. Se o bebê estiver morto, há uma possibilidade de o ECG materno ser transmitido através do eletrodo e registrado no gráfico, e de os observadores acreditarem que pode ser a FHR. De modo similar, o transdutor ultrassônico pode detectar qualquer vaso materno pulsátil, calcular a frequência e registrá-la no gráfico, simulando uma FHR, especialmente quando não houver uma FHR ou a FHR for muito baixa.

A **Figura 13-13** ilustra como o transdutor ultrassônico pode escorregar de sua posição original, onde estava detectando o coração fetal, e passar a detectar o pulso materno, fornecendo um traçado da MHR que pode ser similar à FHR, a menos que alguém reconheça e reajuste o transdutor para obter a FHR. Se isso não for reconhecido, a MHR é registrada sem se conhecer a FHR até o fim do trabalho de parto. Aqui, o desvio súbito é evidente, mas em casos excepcionais pode ser muito discreto e difícil de detectar, a menos que haja um controle minucioso para detectar as alterações repentinas na frequência basal ou as características do padrão da frequência cardíaca.

Sabe-se que o transdutor ultrassônico é capaz de detectar o sinal materno se o sinal alvo se afastar, como ocorre após o parto de um gêmeo, ou quando ocorre a morte súbita de um feto ou no caso de bradicardia fetal aguda.

A **Figura 13-14** mostra como o aparelho duplica a FHR com a bradicardia. Nesse caso, as duas frequências são observadas, a linha inferior mostra a

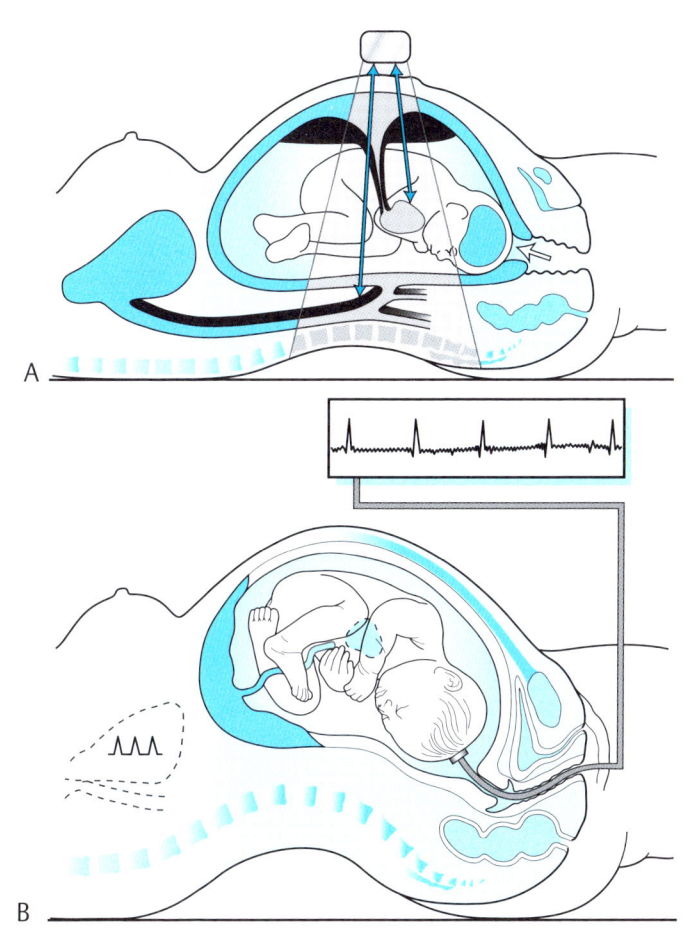

INTERPRETAÇÃO CARDIOTOCOGRÁFICA – MAIS PROBLEMAS DIFÍCEIS

Figura 13-12. Registro da frequência cardíaca fetal por (**A**) transdutor ultrassônico; (**B**) eletrodo de escalpo.

verdadeira FHR basal e a superior mostra a frequência cardíaca, em virtude da duplicação. É importante auscultar a FHR quando duas frequências são registradas, a fim de identificar se poderiam ser fetal ou materna.

Às vezes, o aparelho pode registrar a MHR (talvez duplicada) com ocasionais aparições da FHR em uma frequência inferior.[6] É preciso observar a frequência cardíaca em relação às contrações, principalmente no segundo estágio do trabalho de parto. Se a frequência cardíaca aumenta quando a mãe tem contrações dolorosas e volta à linha de base após a contração, é mais provável que seja a MHR, pois a FHR desacelera com as contrações em virtude da compressão da cabeça.

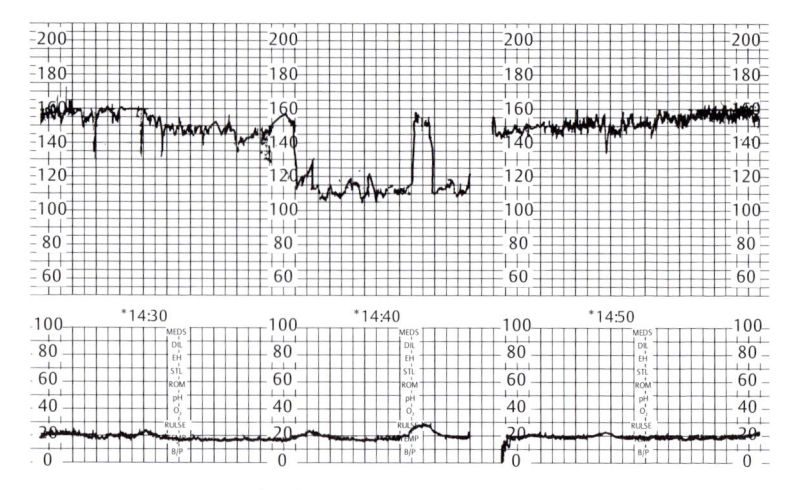

Figura 13-13. Registro pelo ultrassom – o registro inicial é do feto. O transdutor ultrassônico escorregou para o flanco e detectou a frequência cardíaca materna. Isso foi identificado, e o transdutor foi reajustado para registrar a frequência cardíaca materna.

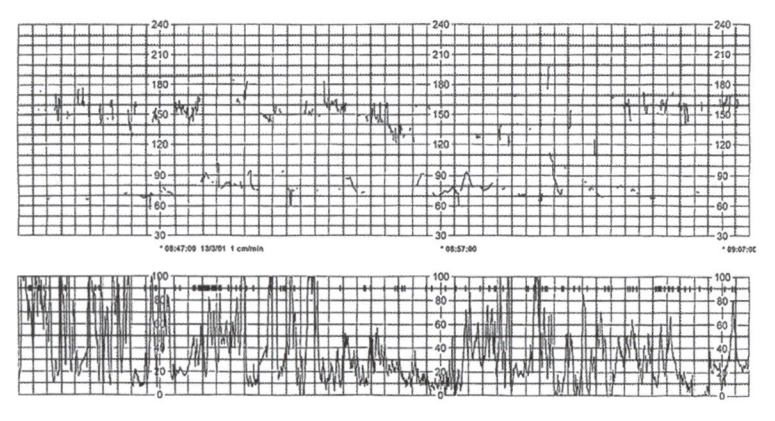

Figura 13-14. Traçado mostrando bradicardia fetal de 70-75 bpm e duplicação da frequência para 140-150 bpm, fornecendo, portanto, duas frequências cardíacas.

Referências

1. Ingemarsson I, Arulkumaran S, Ratnam SS. Single injection of terbutaline in term labor. 1. Effect on fetal pH in cases with prolonged bradycardia. *Am J Obstet Gynecol* 1985;153:859-65.
2. National Institute for Health and Care Excellence (NICE). Intrapartum care for healthy women and their babies. NICE clinical guideline 190. 3 December 2014. Online. Available: https://www.nice.org.uk/guidance/cg190/resources/intrapartum-care-forhealthy-women-and-babies-35109866447557 [Accessed: 10.08.16].
3. Arulkumaran S, Ratnam SS. Caesarean sections in the management of severe hypertensive disorders in pregnancy and eclampsia. *Singapore J Obstet Gynecol* 1988;19:61-6.
4. International Federation of Obstetrics and Gynaecology (FIGO). Guidelines for the use of fetal monitoring. *Int J Gynecol Obstet* 1987;25:159-67.
5. Murray ML. Maternal or fetal heart rate? Avoiding intrapartum misidentification. *J Obstet Gynecol Neonatal Nurs* 2004;33:93-104.
6. Schiffrin BS. The CTG and the timing and mechanism of fetal neurological injuries. In: Arulkumaran S, Gardosi J, guest eds. Intrauterine surveillance of the fetus. *Best Pract Res Clin Obstet Gynaecol* 2004;18(3):467-78.

CAPÍTULO 14
AMOSTRAGEM DE SANGUE DO ESCALPO FETAL: pH E LACTATO
Donald Gibb ▪ Sabaratnam Arulkumaran

A disponibilidade da amostragem de sangue do escalpo fetal (FBS) para a análise do pH capilar do escalpo fetal e sua aplicação na prática variam enormemente. As diretrizes do NICE sugeriram o uso do pH do escalpo nas situações de uma cardiotocografia (CTG) suspeita e/ou patológica após se considerar a situação clínica.[1] Ocasionalmente, a situação clínica pode exigir o parto precoce em vez do pH do escalpo. Na verdade, médicos residentes usam mais o pH do escalpo quando têm menos experiência com as responsabilidades da ala obstétrica. Isso é compreensível, pois ficam mais ansiosos, com um grau menor de conhecimento. Conforme ganham experiência e usam o pH como um guia, eles compreendem mais as associações de um pH anormal e normal, precisando dessa garantia com menor frequência. O processo de amostragem de sangue do escalpo é indigno e desconfortável para a mulher. Isso sem mencionar que deveria ser realizado somente quando devidamente indicado. Seu valor na clínica moderna tem sido questionado com base no fato de que o pH capilar do escalpo pode não refletir o pH arterial, pode ser falso se contaminado com líquido amniótico, pode ocasionalmente provocar uma hemorragia fetal massiva, pode acidentalmente acarretar fístula liquórica e pode retardar a intervenção urgentemente necessária.[2]

Quando a frequência cardíaca fetal (FHR) é reativa e normal, a probabilidade de acidose fetal é extremamente baixa.[3-5] Por outro lado, a presença de alterações suspeitas e anormais da FHR nem sempre estão associadas à acidose.[4-7] Essas observações formam a base para se indicar uma amostragem do escalpo fetal para medir o pH, se for necessária uma investigação adicional.

Alterações na CTG causam ansiedade nas pessoas não familiarizadas com sua interpretação. Uma pessoa inexperiente em um centro com instalações para FBS podem realizá-la com mais frequência. Quando a CTG é interpretada de forma adequada, as alterações da FHR têm, na maioria dos casos, o mesmo valor que o pH no prognóstico do resultado fetal.[8] A FBS é um exame auxiliar útil, pois mesmo com o pior padrão de taquicardia, desacelerações e variabilidade reduzida apenas 50-60% dos fetos apresentam acidose.[4] Um mural correlacionando os diferentes padrões da FHR com a porcentagem provável de acidose está disponível na maioria das alas de obstetrícia. É evidente, com base no mural e em outros estudos, que, quando o padrão da FHR exibe acelerações, a probabilidade de acidose fetal é zero, enfatizando as acelerações como a característica distintiva de saúde fetal.[4] Um problema desses murais é que nem todos os fetos apresentam um traçado cardíaco fetal que facilmente se enquadre em uma das categorias. Além disso, em geral, é necessário o acompanhamento por um período de tempo contínuo para a melhor análise do traçado. A reserva fisiológica de alguns fetos pode resultar em queda maior do pH com um determinado traçado da CTG comparada com outros (p. ex., um feto de crescimento apropriado comparado a um com crescimento intrauterino restrito [IUGR]).

A variabilidade representa outro indicador adequado da saúde fetal. Quando uma variabilidade normal é observada nos últimos 20 minutos antes do parto, os bebês estão em boas condições ao nascimento, independente das outras características do traçado.[9] A acidose fetal é mais comum quando há uma perda da variabilidade com taquicardia ou desacelerações tardias.[4,10] A preservação da variabilidade basal normal indica que o sistema nervoso autônomo é responsivo e que o feto está tentando compensar, apesar de outros aspectos anormais no traçado. A razão para que alguns fetos apresentem acidose associada a um determinado padrão da FHR depende da duração do padrão suspeito ou anormal da FHR antes da FBS.[11] A duração aproximada após a qual a acidose se desenvolve, em um feto a termo de crescimento apropriado com um determinado padrão da FHR, foi previamente discutida. Sabe-se também que, em fetos com menor "reserva placentária", como aqueles com IUGR, líquido amniótico meconial escasso e espesso,[12] na presença de sangramento e em bebês pós-termo, a queda do pH é acentuada, quando comparados a bebês a termo apropriadamente crescidos com líquido amniótico abundante e claro.

ACIDOSE RESPIRATÓRIA E METABÓLICA

A análise isolada do pH não é suficiente para identificar o feto em risco, e uma gasometria pode ser necessária para o manejo clínico. A placenta é o órgão respiratório do feto. A redução da perfusão da placenta proveniente da circulação fetal se manifesta com desacelerações variáveis, em virtude da compressão do cordão umbilical, e redução da perfusão proveniente da circulação materna se manifesta com desacelerações tardias. Durante o estágio inicial, a transferência de dióxido de carbono do lado fetal para o materno é reduzida, resultando em seu acúmulo, com acidose respiratória que se manifesta por um baixo pH e uma alta PCO_2. A acidose respiratória é transitória, particularmente quando medidas corretivas são tomadas, e o manejo pode ser conservador, se ocorrer a melhora do padrão da FHR. Com a redução adicional da perfusão proveniente do lado materno ou fetal, a transferência de oxigênio é afetada, resultando em metabolismo anaeróbico e acidose metabólica fetal. Nesses casos, o pH é baixo e a PO_2 também é baixa e com alto excesso de base. Essa acidose metabólica é prejudicial aos tecidos. Valores transitórios baixos de pH do tipo de acidose respiratória não são incomuns em partos de baixo risco.

Valores pH compatíveis com acidose no sangue arterial do cordão umbilical em bebês nascidos com bons índices de Apgar são devidos a esse fenômeno: 73% dos bebês com pH do cordão abaixo de 7 apresentaram um índice de Apgar em 1 minuto superior a 7, e 86% apresentaram um índice de Apgar em 5 minutos superior a 7.[13] Esses achados provavelmente são devidos à acidose respiratória, a qual não está totalmente correlacionada com a condição fetal ou neonatal. Nessa situação, uma gasometria, incluindo PCO_2, excesso de base e, preferencialmente, ácido lático, é desejável e com maior valor preditivo. É preciso ter cautela, quando se usam equipamentos que medem apenas o pH. É possível determinar o grau de acidose metabólica pela dosagem do nível do ácido lático à beira do leito com 5 µL de sangue com um cartão de lactato.[14] Infecção intrauterina com alta taxa metabólica acarreta maior demanda de oxigênio para o feto, podendo se desenvolver acidose metabólica com mínima interrupção da perfusão placentária.

QUANDO REALIZAR A AMOSTRAGEM DE SANGUE FETAL

Desenvolvimento Gradual de Hipóxia

A hipóxia e acidose fetal podem ocorrer durante o trabalho de parto em associação com o comprometimento da perfusão placentária para o lado fetal ou materno. Exceto nas situações de hipóxia aguda devida a prolapso do cordão umbilical, deiscência da cicatriz uterina, descolamento de placenta ou bradicardia prolongada, não é comum o aparecimento de um quadro de hipóxia sem desacelerações no trabalho de parto em um feto que tenha exibido acelerações e uma boa variabilidade. As desacelerações indicam uma situação de estresse para o feto, em razão de um quadro de perfusão deficiente ou de pressão mecânica. Se a FHR basal não aumentar e não ocorrer redução na variabilidade para menos de 5 batimentos, faz pouco sentido realizar uma FBS, pois o pH provavelmente será normal, a menos que as desacelerações sejam prolongadas e persistam por um tempo duas a três vezes superior ao tempo da FHR basal entre as desacelerações. Se houver aumento da FHR basal entre 20-30 batimentos, sem elevação subsequente e redução na variabilidade para menos de 5 batimentos, então um quadro de hipóxia será provável. Apesar do aumento máximo do débito cardíaco pelo aumento da FHR, há comprometimento do sistema nervoso autônomo devido a hipóxia, e o controle da variabilidade fica comprometido. A evolução desse processo pode ser chamada de *período estresse-sofrimento*. Esse período varia de feto para feto de acordo com a reserva fisiológica. Essa reserva é baixa em situações de alto risco da pós-maturidade, no IUGR e em infecção intrauterina, e naqueles com mecônio espesso e líquido amniótico escasso.

Quando a FHR exibe características hipóxicas sugestivas de sofrimento, é importante realizar uma FBS para pH e gases sanguíneos, pois o feto pode estar, ou se tornar, acidótico. Inicialmente, esta será uma acidose respiratória, seguida por uma acidose metabólica. Quando a FHR exibe um padrão de sofrimento (variabilidade basal acentuadamente reduzida, com desacelerações variáveis tardias ou atípicas), o tempo para o desenvolvimento de acidose metabólica é imprevisível. Esse padrão é chamado de *padrão pré-terminal* por alguns autores. Após determinada duração do padrão de sofrimento (o *período de sofrimento*), a FHR começa a declinar rapidamente, culminando em bradicardia terminal e morte (o *período sofrimento-morte*). O intervalo estresse-sofrimento (20 h-0 h, ou seja, 4 horas), o período de sofrimento (0 h-3 h, ou seja, 3 horas) e o período sofrimento-morte (3 h-3 h40, ou seja, 40 minutos) são ilustrados na Figura 13-6A-J. Outro exemplo em que o período estresse-sofrimento, o período de sofrimento e o período sofrimento-morte são muito mais curtos é exibido na Figura 8-4A-F. A interpretação clínica do padrão da FHR irá identificar o início do estresse, do sofrimento e do período estresse-sofrimento. Também irá identificar o feto no período de sofrimento. Uma previsão precisa do período de sofrimento não pode ser feita com base no padrão da FHR, como ilustrado por esses dois exemplos. Durante a fase de declínio final (período sofrimento-morte), quando a frequência cardíaca fetal cai irremediavelmente em um curto período de tempo, geralmente é muito tarde para intervir.

O valor da FBS pode ser obtido no início do período de sofrimento e repetido novamente 30-40 minutos depois, ou antes, dependendo do primeiro pH e do excesso de base, da variabilidade e do tipo de desacelerações. O cumprimento da recomendação de parto imediato, quando o pH é inferior a 7,2 (acidose), e uma amostragem repetida após 30 minutos ou menos, quando o pH é de 7,2-7,25 (pré-acidose), representa boa prática. As recomendações anteriores não orientavam a repetição da amostra se o pH fosse superior a 7,25, exceto na presença de deterioração da FHR. Essa abordagem pode gerar um falso sentimento de segurança quando o traçado não se deteriora, embora o pH esteja declinando. A repetição da medida em um tempo apropriado, com base no primeiro pH e na piora do padrão do traçado (adicional aumento na frequência basal, acentuação e alargamento das desacelerações, e redução da duração da FHR na frequência basal e redução na variabilidade basal), mesmo quando o primeiro pH está no intervalo de normalidade, ajuda a identificar a taxa de declínio.[15] Uma decisão para o parto pode ser tomada considerando-se a taxa de declínio do pH, fatores clínicos de risco (IUGR, mecônio espesso), paridade, dilatação cervical atual e taxa de progresso do trabalho de parto.

HIPÓXIA SUBAGUDA

O pH pode se deteriorar rapidamente no feto com um traçado prévio reativo, sem aumento na FHR basal, se as desacelerações forem pronunciadas com grandes áreas de DIP (queda superior a 60 batimentos por minuto [bpm] com duração de 90 segundos), com a FHR retornando para a linha de base por apenas curtos períodos de tempo (inferiores a 60 segundos). Exemplos desses traçados são exibidos na Figura 14-1A-F. Nessas situações, uma queda no pH pode ser de até 0,01 em cada 3-4 minutos. Esse declínio no pH será ainda mais acentuado se o traçado precedente era suspeito ou anormal, ou quando o quadro clínico era uma gestação de alto risco (IUGR, mecônio espesso com líquido escasso, ou infecção intrauterina). Insultos adicionais nesse período, como a infusão de ocitocina ou um parto instrumentado difícil, podem piorar a situação. Com esses traçados, as tentativas de FBS irão adiar o tão necessário parto de emergência.

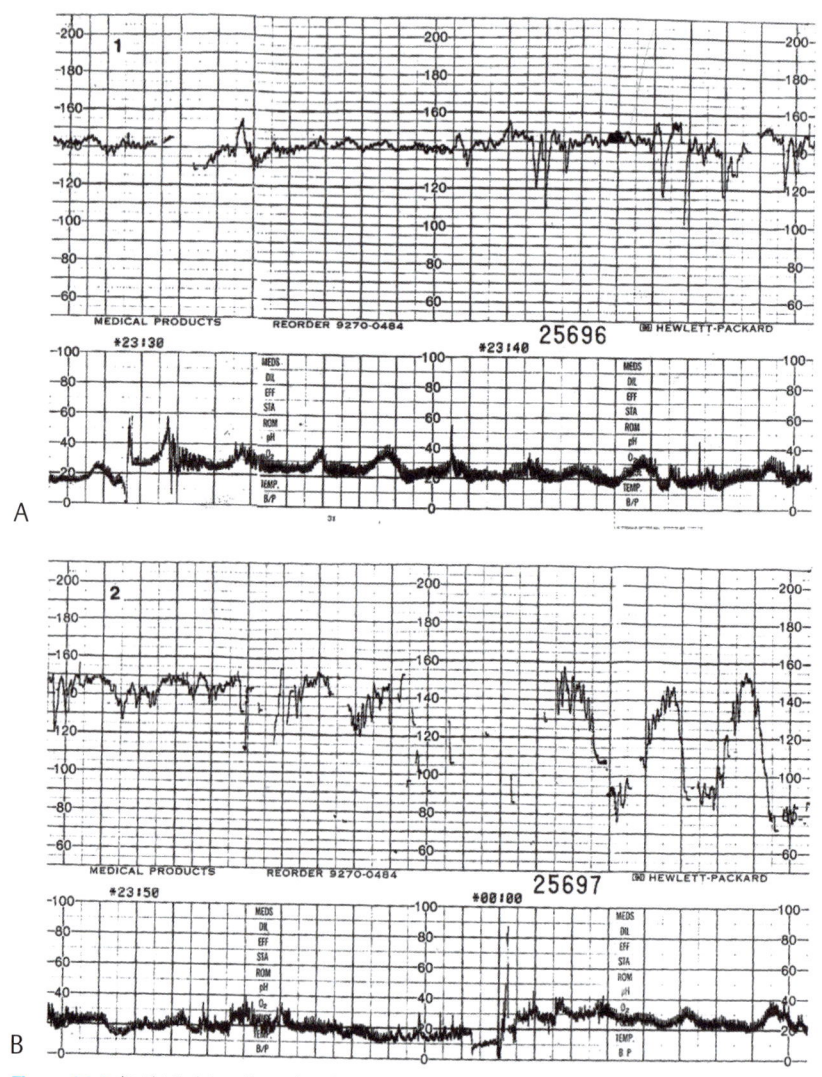

Figura 14-1. (**A-F**) Hipóxia subaguda – desacelerações prolongadas (> 90 s, intensidade > 60 bpm) com curtos intervalos de recuperação (< 60 s) para a frequência basal. *(Continua.)*

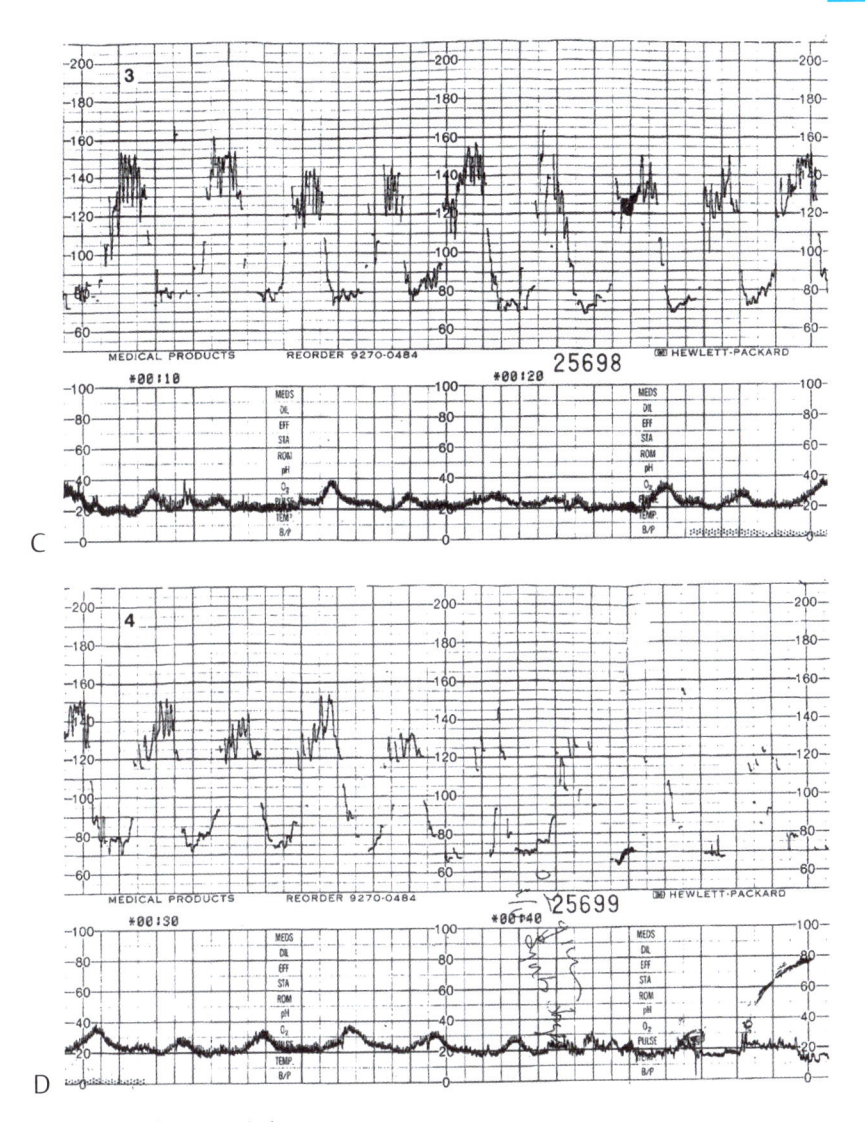

Figura 14-1. (Continuação.)

E

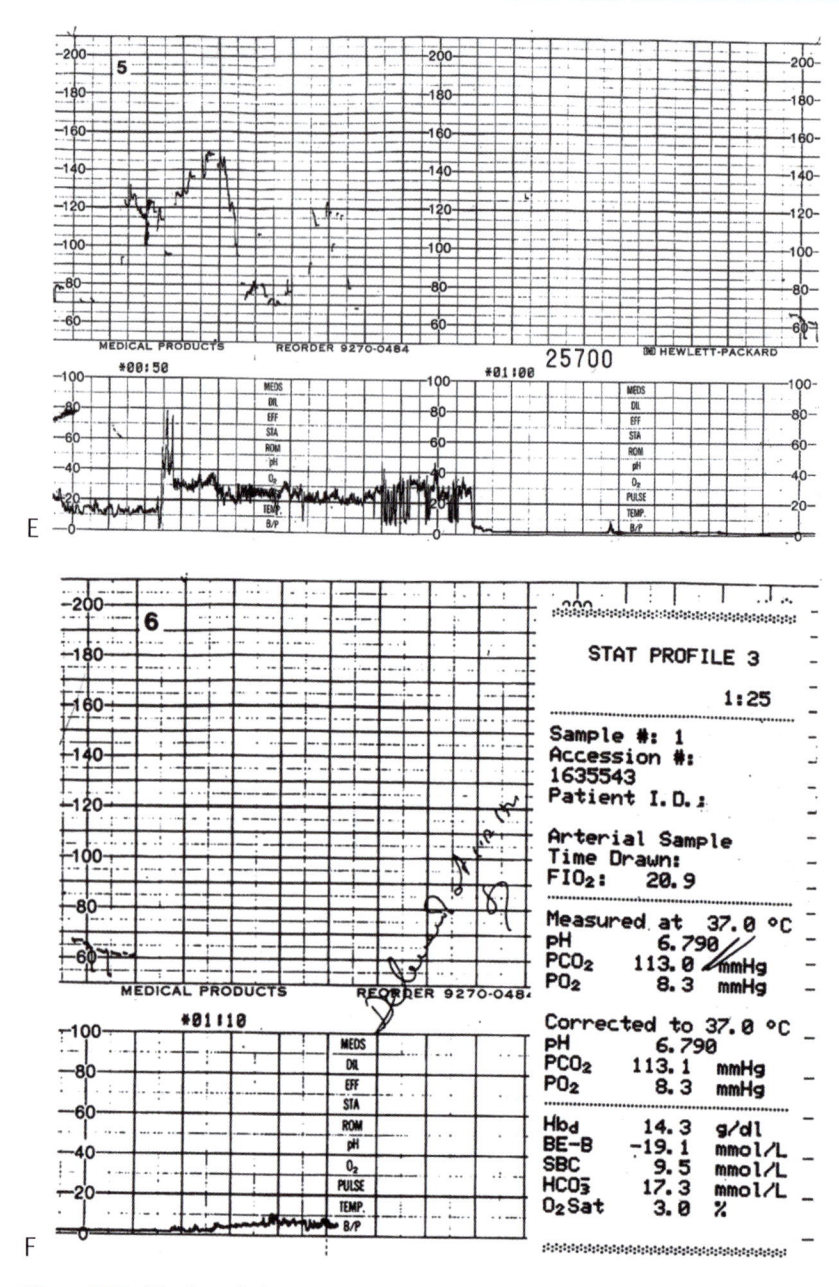

F

Figura 14-1. (*Continuação.*)

STAT PROFILE 3

1:25

Sample #: 1
Accession #:
1635543
Patient I.D.:

Arterial Sample
Time Drawn:
FIO_2: 20.9

Measured at 37.0 °C
pH   6.790
PCO_2 113.0 mmHg
PO_2 8.3 mmHg

Corrected to 37.0 °C
pH   6.790
PCO_2 113.1 mmHg
PO_2 8.3 mmHg

Hb_d 14.3 g/dl
BE-B   -19.1 mmol/L
SBC   9.5 mmol/L
HCO_3^- 17.3 mmol/L
O_2Sat   3.0 %

Hipóxia Crônica ("Prolongada")

Um padrão de FHR não reativa, exibindo uma variabilidade inferior a 5 batimentos, com desacelerações discretas (inferiores a 15 batimentos por 15 segundos), mesmo com uma frequência basal normal, indica severo comprometimento, e o parto deve ser realizado sem atraso para evitar morte fetal (ver **Fig. 8-6A-D**). Um traçado não reativo com mais de 90 minutos indica a possibilidade de comprometimento hipóxico prévio ou danos devidos a outros motivos (p. ex., hemorragia cerebral). Essa situação exige uma avalição mais específica, se o pH for normal. Nessas circunstâncias, a morte fetal pode ocorrer subitamente, sem o alerta de aumento na FHR basal ou de desacelerações (ver **Fig. 8-5A-J**). Portanto, um traçado não reativo por um período superior a 90 minutos é anormal e é uma indicação para avaliação mais detalhada a fim de excluir hipóxia.

Hipóxia Aguda

Descolamento, prolapso do cordão umbilical, deiscência de cicatriz uterina e hiperestimulação uterina podem causar hipóxia aguda. Isso pode se manifestar com bradicardia prolongada; em alguns casos, bradicardia prolongada ocorre sem um motivo evidente e, em todas as circunstâncias, está associada a uma acidose rapidamente progressiva. Com uma bradicardia inferior a 80 bpm, é provável a queda do pH a uma taxa de aproximadamente 0,01 por minuto.[16] O declínio pode ser mais acentuado na presença de um traçado anormal anterior à bradicardia.

Com padrões da FHR sugestivos de hipóxia aguda ou subaguda, a realização de uma FBS pode adiar a intervenção, resultando em um desfecho desfavorável. Nos padrões de FHR com baixa variabilidade por mais de 90 minutos, mas sem desacelerações, devem ser realizados exames complementares para identificar a causa. O princípio de que o padrão da FHR identifica o início do estresse (desacelerações) e do sofrimento (máxima elevação da FHR basal, com variabilidade basal inferior a 5 batimentos) pode ser estabelecido. Embora o início do estresse e do sofrimento possa ser identificado, a duração do período de sofrimento antes de o feto se tornar hipóxico e acidótico não pode ser prevista. É necessário tomar uma decisão com relação à realização do parto ou de uma FBS, considerando o quadro clínico e se a perspectiva do parto prematuro é desfavorável.

QUANDO NÃO REALIZAR A AMOSTRAGEM DE SANGUE FETAL

Frequentemente, as alterações observadas na FHR podem ser devidas a outros fatores que não a hipóxia. Desidratação, cetose, pirexia e ansiedade materna podem provocar taquicardia fetal, mas geralmente sem desacelerações. A posição occipitoposterior está reconhecidamente associada a desacelerações variáveis sem características hipóxicas, o que é demonstrado pela variabilidade e por frequência basal normais.[17] A ocitocina pode causar hiperestimulação, resultando em alterações variadas da FHR, as quais foram discutidas no Capítulo 10. Bradicardia prolongada pode ocorrer em virtude de hipotensão postural após uma analgesia epidural. Alterações na FHR devem ser correlacionadas com o quadro clínico antes de se assumir uma conduta. Em muitos casos, medidas para correção, como hidratação, reposicionamento da mãe e interrupção da infusão de ocitocina, irão aliviar as alterações na FHR, e nenhuma ação adicional será necessária. Quando as alterações na FHR persistem apesar dessas medidas, uma FBS, ou um dos testes com estímulo, é necessária. Ocasionalmente, a FBS pode não ser necessária, pois o traçado é tranquilizador com acelerações e variabilidade basal normal, apesar de algumas desacelerações (ver **Fig. 14-4**), ou pode exibir um mau resultado transitoriamente e, posteriormente, um bom resultado; o pH pode ser transitoriamente baixo em razão da acidose respiratória. Sobretudo, quando o traçado é ominoso ou o quadro clínico é desfavorável, é melhor fazer o parto sem atraso para realizar uma FBS. Algumas vezes, uma falsa segurança resulta em desfecho insatisfatório.

A FBS do escalpo frequentemente é inapropriada nas seguintes circunstâncias:

1. Quando o quadro clínico exige um parto de urgência (**Fig. 14-2**): gestação de 42 semanas, colo do útero com dilatação de 3 cm, mecônio espesso com líquido escasso.
2. Quando um traçado ominoso exige o parto imediato (**Fig. 14-3**).
3. Quando o traçado da FHR é tranquilizador (**Fig. 14-4**).
4. Quando as alterações são decorrentes da hiperestimulação com ocitocina (**Fig. 10-5**).
5. Quando há falha no progresso do trabalho de parto (**Fig. 14-5**).
6. Durante, ou logo após, um episódio de bradicardia prolongada (**Fig. 10-4**).
7. Se o parto vaginal espontâneo for iminente ou se um parto vaginal instrumentado for possível (ver **Fig. 12-14**).

O seguimento desses princípios ajudará a evitar uma FBS desnecessária, partos cirúrgicos e morbidade fetal decorrentes de um atraso indevido no parto.

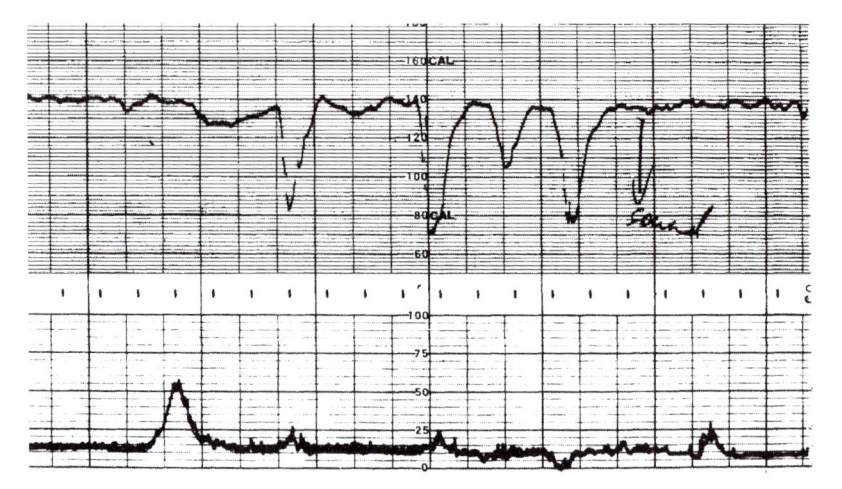

Figura 14-2. Quadro clínico exige um parto precoce.

AMOSTRAGEM DE SANGUE DO ESCALPO FETAL: pH E LACTATO

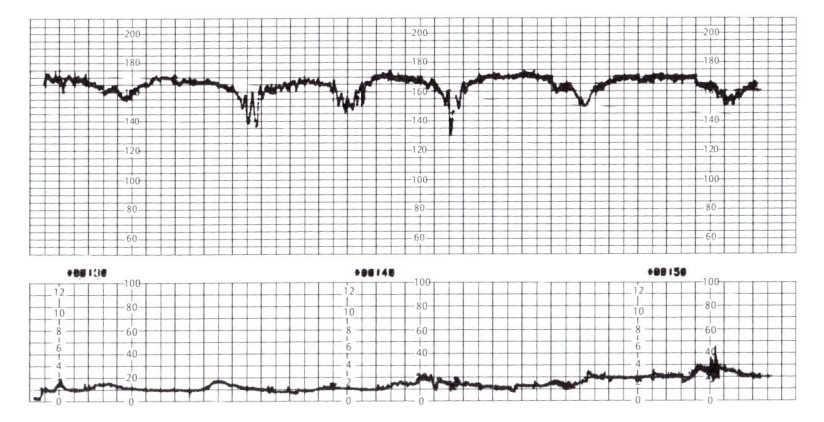

Figura 14-3. O traçado da FHR é ominoso, incitando o parto imediato.

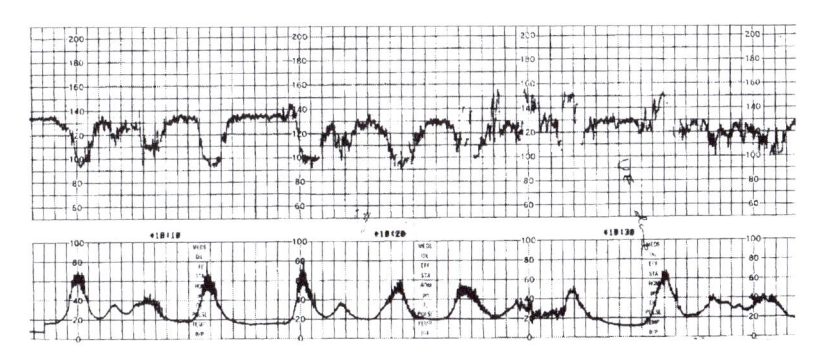

Figura 14-4. FHR no segundo estágio – tranquilizador.

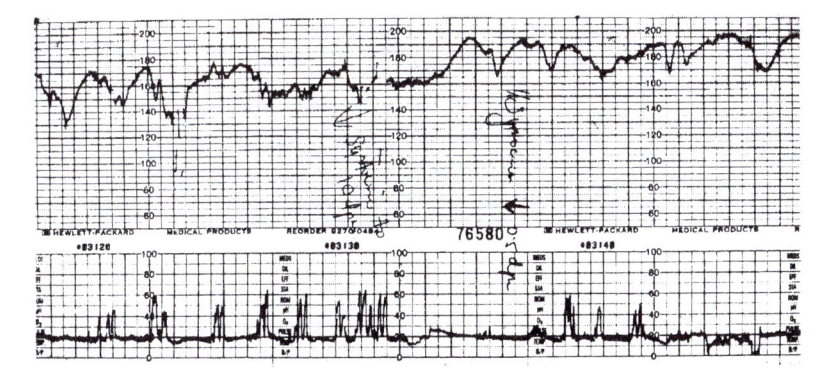

Figura 14-5. Alterações na FHR – falha de progresso do trabalho de parto.

ALTERNATIVAS À AMOSTRAGEM DE SANGUE FETAL PARA pH

A medida da concentração de lactato no sangue do escalpo está se tornando mais popular, especialmente nos países escandinavos, em virtude do tamanho pequeno de amostra de sangue necessária para análise (5 μL em vez de 35 μL para pH e BE). O índice de erro com essa medida é de 2-4%, comparado a 15-18% com a amostragem de sangue do escalpo para pH. Este exame também tem um impacto sobre o tempo necessário para a obtenção da amostra. A formação de bossa serossanguínea na cabeça fetal altera a correlação entre os valores do escalpo e os valores dos níveis circulantes. Os níveis de lactato aumentam na mãe e no feto no segundo estágio do trabalho de parto até o início dos esforços expulsivos – há um aumento nos níveis de lactato de 1 mmol/L a cada 30 minutos. Estudos demonstraram uma boa correlação entre o lactato no escalpo e no cordão umbilical quando os intervalos de amostragem são próximos. Os valores normais de lactato variam com base no aparelho usado (Lactate Pro ou Accuport). Com o Lactate Pro, um valor < 4,2 mmol/L é considerado normal, e uma nova amostragem só será necessária se as anormalidades na CTG persistirem ou piorarem; um valor de 4,2-4,8 necessita de repetição da amostragem dentro de 30 minutos; e > 4,8 é considerado anormal e uma indicação para o parto imediato.

Na prática, a FBS para pH ou lactato pode não ser realizada pela falta de habilidade ou de unidades, ou porque é tecnicamente difícil. Métodos indiretos alternativos são úteis nessa situação. Uma observação retrospectiva e a correlação entre o pH do sangue do escalpo com a presença ou ausência de aceleração no momento da FBS (Fig. 14-6) resultaram no *teste de estimulação do escalpo*.[18] Quando ocorre o pinçamento do escalpo, há um estímulo, e um pH sanguíneo abaixo de 7,20 na presença de aceleração é pouco provável.[19,20] Em contraste, na ausência de acelerações em resposta a esse estímulo, apenas 50% das amostras apresentaram valores ácidos do pH (< 7,20), enquanto que uma proporção significativa apresentou valores pré-ácidos (7,20-7,25) e outros apresentaram valores normais (Tabela 14-1).

Portanto, esse teste foi útil para identificar aqueles que não estão em risco, embora não tenha valor preditivo para o diagnóstico de acidose. Nos centros em que não existem unidades para a FBS do escalpo, esse teste seria um adjuvante útil na redução do número de cesarianas desnecessárias para "sofrimento fetal", e em centros em que essas unidades estão disponíveis para a FBS, o número de amostras coletadas pode ser reduzido. Quando há falha em obter uma amostra durante o procedimento de FBS, a observação de uma aceleração é muito tranquilizadora, e o procedimento pode ser descontinuado.

No estudo descrito, o caso que registrou uma resposta positiva com um pH ácido (Tabela 14-1) mostrou que a acidose respiratória, a qual é secundária ao acúmulo de CO_2, não é prejudicial ao feto e é revertida com o retorno da FHR à normalidade. A observação minuciosa das características da FHR resultou no nascimento de um feto com bons índices de Apgar. A diretriz mais recente do NICE também endossa a opinião de que em casos em que não é

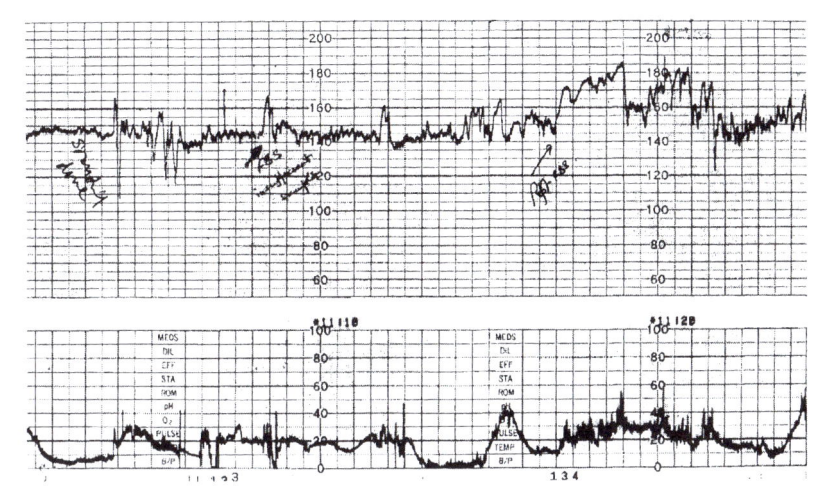

Figura 14-6. Aceleração na FBS – pH normal.

Tabela 14-1. Resultados dos Testes de Estímulo do Escalpo em Relação aos Valores do pH do Sangue de Escalpo[20]

RESPOSTA AO ESTÍMULO DO ESCALPO	Valores do pH do Sangue de Escalpo Fetal			
	< 7,20 (n = 82)	7,20-7,25 (n = 156)	> 7,25 (n = 462)	Total (n = 700)
Resposta positiva	1 (0,4%)	33 (12,7%)	226 (86,9%)	260
Resposta negativa	40 (44,4%)	45 (50,0%)	5 (5,6%)	90
Total	41 (11,7%)	78 (22,3%)	231 (66%)	350

possível realizar a FBS, mas o estímulo digital provoca uma aceleração, então a situação deve ser revisada.[1]

O Royal College of Obstetricians and Gynaecologists Study Group[21] e o NICE recomendaram que todos os hospitais que realizam a monitorização eletrônica fetal apresentem condições para realização da FBS. No entanto, o conhecimento e a experiência clínica permitem uma tomada de decisão com base no padrão da FHR sem recorrer à FBS e sem aumento na taxa de cesariana por sofrimento fetal.[22] Em muitas situações, pode ser mais indicado realizar o parto sem retardar um tempo precioso. Foi demonstrado que, nas situações de sofrimento fetal, se o intervalo entre a decisão e o parto for de 35 minutos, em comparação com uma espera de 15 minutos, irá ocorrer a duplicação do índice de internação na unidade de terapia intensiva neonatal.[23] Nem sempre é possível a realização de FBS, pois as unidades podem não estar disponíveis, ou pode ser difícil realizar a FBS pela falta de condições do colo do útero ou em razão de uma apresentação alta.[24,25] Nessas situações, as decisões baseadas na CTG e na situação clínica permanecem críticas.

PONTOS A CONSIDERAR

Embora o pH seja um exame auxiliar útil, os seguintes pontos devem ser considerados na tomada de decisão clínica.[26]

- Acelerações e variabilidade basal normal são características distintivas de saúde fetal.
- Acelerações sem variabilidade basal devem ser consideradas suspeitas.
- Períodos de variabilidade basal reduzida sem desacelerações podem representar um período de sono fetal.
- Fetos hipóxicos podem ter uma FHR basal normal de 110-160 bpm, sem acelerações e com variabilidade < 5 bpm por > 40 min (na ausência de parâmetros clínicos adversos, a observação por > 90 minutos pode ser necessária para reconhecer a anormalidade).
- Na presença de variabilidade basal < 5 bpm, até mesmo desacelerações discretas de < 15 bpm são um sinal de risco grave em um traçado não reativo.
- Descolamento, prolapso do cordão umbilical e ruptura da cicatriz uterina podem causar hipóxia aguda e devem ser suspeitas clinicamente (podem acarretar bradicardia/desacelerações prolongadas).
- Hipóxia fetal e acidose podem se desenvolver mais rapidamente com um traçado anormal quando há líquido escasso, mecônio espesso, IUGR, infecção intrauterina com pirexia e/ou trabalho de parto pré ou pós-termo.
- Em fetos pré-termo (especialmente < 34 semanas), hipóxia e acidose podem aumentar a probabilidade de síndrome de sofrimento respiratório e podem contribuir para o desenvolvimento de hemorragia cerebral, necessitando-se de intervenção precoce na presença de um traçado anormal.
- Hipóxia pode piorar com o uso imprudente de ocitocina, analgesia epidural e partos difíceis.
- Durante o trabalho de parto, a asfixia será improvável, se estiverem ausentes desacelerações, embora não possa ser completamente excluída.
- Padrões anormais podem representar efeito dos fármacos, anomalia fetal, lesão ou infecção fetal – não apenas hipóxia.

Referências

1. National Institute for Health and Care Excellence (NICE). Intrapartum care for healthy women and their babies. NICE clinical guideline 190; 3 December 2014. Online. Available: https://www.nice.org.uk/guidance/cg190/resources/intrapartum-care-forhealthy-women-and-babies-35109866447557 [Accessed: 10.08.16].
2. Chandraharan E. Fetal scalp blood sampling during labour: is it a useful diagnostic test or a historical test that no longer has a place in modern clinical obstetrics? *BJOG* 2014;121:1056-62.
3. Beard RW, Morris ED, Clayton SG. pH of fetal capillary blood as an indicator of the condition of the fetus. *J Obstet Gynaecol Br Commonw* 1967;74:812-7.
4. Beard RW, Filshie GM, Knight CA, et al. The significance of the changes in the continuous fetal heart rate in the first stage of labour. *J Obstet Gynaecol Br Commonw* 1971;78:865-81.
5. Ingemarsson E. Routine electronic fetal monitoring during labor. *Acta Obstet Gynecol Scand* 1981;99:1-29.

6. Zalor RW, Quilligan EJ. The influence of scalp sampling on the caesarean section rate for fetal distress. *Am J Obstet Gynecol* 1979;135:239-46.
7. Katz M, Mazor M, Insler V. Fetal heart rate patterns and scalp pH as predictors of fetal distress. *Isr J Med Sci* 1981;17:260-5.
8. Parer JT. In defense of FHR monitoring's specificity. *Cont Obstet Gynaecol* 1982;19:228-34.
9. Paul RH, Suidan AK, Yeh SY, et al. Clinical fetal monitoring. VII. The evaluation and significance of intrapartum baseline variability. *Am J Obstet Gynecol* 1975;123:206-10.
10. Schifrin BS, Dame L. Fetal heart rate patterns: prediction of Apgar score. *JAMA* 1972;219:1322-5.
11. Fleischer A, Schulman H, Jagani N, et al. The development of fetal acidosis in the presence of an abnormal fetal heart rate tracing. I. The average for gestation age fetus. *Am J Obstet Gynecol* 1982;144:55-60.
12. Starks GC. Correlation of meconium stained amniotic fluid, early intrapartum fetal pH and Apgar scores as predictors of perinatal outcome. *Obstet Gynecol* 1980;55:604-9.
13. Sykes GS, Molloy PM, Johnson P, et al. Do Apgar scores indicate asphyxia? *Lancet* 1982;1(8270):494-6.
14. Nordstrom L, Arulkumaran S, Chua S, et al. Continuous maternal glucose infusion during labor: effects on maternal and fetal glucose and lactate levels. *Am J Perinatol* 1995;12:357-62.
15. Huch A, Huch R, Rooth G. Guidelines for blood sampling and measurements of pH and blood gas values in obstetrics. *Eur J Obstet Gynecol Reprod Biol* 1994;54:165-75.
16. Arulkumaran S, Yang M, Chia YT, et al. Reliability of intrauterine pressure measurements. *Obstet Gynecol* 1991;78:800-2.
17. Ingemarsson I, Ingemarsson E, Solum T, et al. Influence of occiput posterior position on the fetal heart rate pattern. *Obstet Gynecol* 1980;55:301-6.
18. Clarke SL, Gimovsky ML, Miller FC. Fetal heart rate response to scalp blood sampling. *Am J Obstet Gynecol* 1983;144:706-8.
19. Clarke SL, Gimovsky ML, Miller FC. The scalp stimulation test: a clinical alternative to fetal scalp blood sampling. *Am J Obstet Gynecol* 1984;148:274-7.
20. Arulkumaran S, Ingemarsson I, Ratnam SS. Fetal heart rate response to scalp stimulation as a test for fetal wellbeing in labour. *Asia Oceania J Obstet Gynaecol* 1987;13:131–5.
21. Recommendations arising from the 26th Royal College of Obstetricians and Gynaecologists (RCOG) study group. In: Spencer JAD, editor. Intrapartum fetal surveillance. London: RCOG Press; 1993. p. 387–93.
22. Clarke SL, Paul RH. Intrapartum fetal surveillance: the role of fetal scalp blood sampling. *Am J Obstet Gynecol* 1985;153:717–20.
23. Dunphy BC, Robinson JN, Sheil OM, et al. Caesarean section for fetal distress, the interval from decision to delivery, and the relative risk of poor neonatal condition. *Br J Obstet Gynaecol* 1991;11:241–4.
24. Gillmer MDG, Combe D. Intrapartum fetal monitoring practice in the United Kingdom. *Br J Obstet Gynaecol* 1979;86:753–8.
25. Wheble AM, Gillmer MDG, Spencer JAD, et al. Changes in fetal monitoring practice in the UK: 1977–1984. *Br J Obstet Gynaecol* 1989;96:1140–7.
26. Arulkumaran S, Montan S, Ingemarsson I, et al. Traces of you – fetal trace interpretation. Ref. 4522 981 88671/862. Best, Netherlands: Philips Medical Systems; 2002.

ANÁLISE DA ONDA DO ECG FETAL

Savvas Argyridis • Sabaratnam Arulkumaran

Natimortos intraparto representam uma situação de muito sofrimento para os pais, a equipe médica e a instituição. Apesar de a CTG com FBS para medida de pH ou lactato ser usada há algumas décadas como um exame auxiliar para a vigilância fetal intraparto, a incidência de morbidade e mortalidade intraparto permaneceu relativamente inalterada no Reino Unido. Com base nessa preocupação e em virtude dos índices inalterados de natimortos, o Royal College of Obstetricians and Gynaecologists lançou, em 2015, um programa chamado "Cada bebê conta", com o objetivo de identificar as causas de natimortos a termo, especialmente no período intraparto, e também para compreender como evitar esses eventos.[1] Em 2016, o NHS da Inglaterra lançou um conjunto de cuidados para reduzir o número de natimortos, e um dos componentes é o treinamento e avaliação da vigilância fetal intraparto.[2] Esse problema não ocorre apenas no Reino Unido, mas sim no mundo todo. A introdução dos exames de imagem por ressonância magnética (MRI), que pode visualizar lesões específicas relacionadas aos tipos de hipóxia na gestação a termo, sugere que a hipóxia intraparto pode contribuir com até 10% e a hipóxia intraparto sobreposta a uma situação de risco neonatal pode contribuir com aproximadamente 15% dos bebês com paralisia cerebral.[3] Precisamos melhorar nossos métodos de vigilância e ações baseadas nesses métodos se quisermos evitar morbidade e mortalidade intraparto. Uma abordagem complementar com análise da onda do ECG fetal no trabalho de parto tem sido estudada em muitos centros, nos países escandinavos, com o objetivo reduzir a morbidade e mortalidade. Atualmente, essa abordagem tem se popularizado nas unidades obstétricas do Reino Unido. Este capítulo revisa a vigilância fetal pela análise da onda ECG-ST fetal.

ANÁLISE COMBINADA DA CTG E DA ONDA ECG

A presença de acelerações na CTG sugere integridade do sistema nervoso "somático", e uma variabilidade basal sugere integridade do sistema nervoso "autônomo". As desacelerações estão relacionadas aos mecanismos que podem causar hipóxia. Em outras palavras, a CTG avalia a integridade do sistema nervoso fetal, enquanto que as alterações do segmento ST da onda T, ou a elevação e/ou distorção do segmento ST, refletem o esforço cardíaco. Portanto, uma combinação de ambos os parâmetros fornece informações sobre o estresse hipóxico ao coração e ao cérebro.

Quando as quatro características do traçado cardiotocográfico (CTG) estão normais, a probabilidade de acidose fetal é pequena. Quando todas as características estão anormais, observa-se acidose em um pouco mais de 50% dos casos.[4] A resposta de cada feto ao insulto hipóxico pode diferir de acordo com sua reserva fisiológica. Foi observado que, para que 50% dos fetos a termo com crescimento apropriado e líquido amniótico claro se tornem acidóticos, é necessário um período de 115 minutos com desacelerações tardias repetitivas, 145 minutos com desacelerações variáveis repetitivas e 185 minutos com um "traçado plano" (ou seja, com variabilidade reduzida).[5] Isso significa que alguns fetos podem apresentar acidose em um período de tempo mais curto. Essa duração pode ser ainda menor quando há uma reserva fisiológica reduzida, como nos casos de infecção, sangramento, pós-termo, crescimento restrito e naqueles com líquido amniótico meconial espesso. Portanto, é necessário determinar a condição fetal pela avaliação complementar por amostragem de sangue do escalpo fetal (FBS) ou por outra tecnologia alternativa apropriada, quando observamos um padrão anormal da FHR. Essa avaliação complementar deve identificar as situações em que é necessária a interrupção da gestação e ajuda a evitar a intervenção cirúrgica desnecessária quando o feto está bem. No entanto, não há unidades e especialistas para a realização de FBS em muitos centros,[6,7] e seu valor é cada vez mais questionado.[8] Também se sabe que a FBS é realizada quando não é necessária e não é feita quando é necessária.[9] Além disso, a natureza intermitente das leituras de FBS dificulta a identificação do momento ideal para intervir sem comprometer o feto, sem aumentar o número de intervenções cirúrgicas. Essas questões levaram ao uso mais frequente da análise da onda ECG-ST para a vigilância fetal no trabalho do parto.

ANÁLISE DA ONDA ECG-ST FETAL

O conceito da análise da onda de eletrocardiograma (ECG) se baseia nas alterações no segmento ST do ECG fetal. Essas alterações estão relacionadas a eventos metabólicos no miocárdio fetal que ocorrem durante a hipóxia. Com base em dados experimentais e com o desenvolvimento em bioengenharia, foram feitos avanços na análise computadorizada da onda ST. O analisador STAN-ST (Neoventa, Gotenborg, Suécia) é um aparelho de CTG que fornece um traçado CTG, e quando esta é realizada com um eletrodo no escalpo fetal, um eletrodo cutâneo de referência é colocado na coxa materna, para fornecer uma análise da onda ST.

Dados experimentais de estudos com animais demonstraram um pico de catecolamina com o estresse hipóxico. Isso resulta em mobilização do glicogênio armazenado no miocárdio. Esse mecanismo de defesa importante da estimulação de receptores adrenérgicos[10] ocasiona um desvio de glicose e íons K^+ para dentro das células, o que aumenta a amplitude da onda T (razão T/QRS) (Fig. 15-1A e B). A detecção de alterações na onda ST é computadorizada, e o equipamento STAN realça as alterações significativas no segmento ST. Os eventos ST detectados podem ser (i) uma *elevação basal* da razão T/

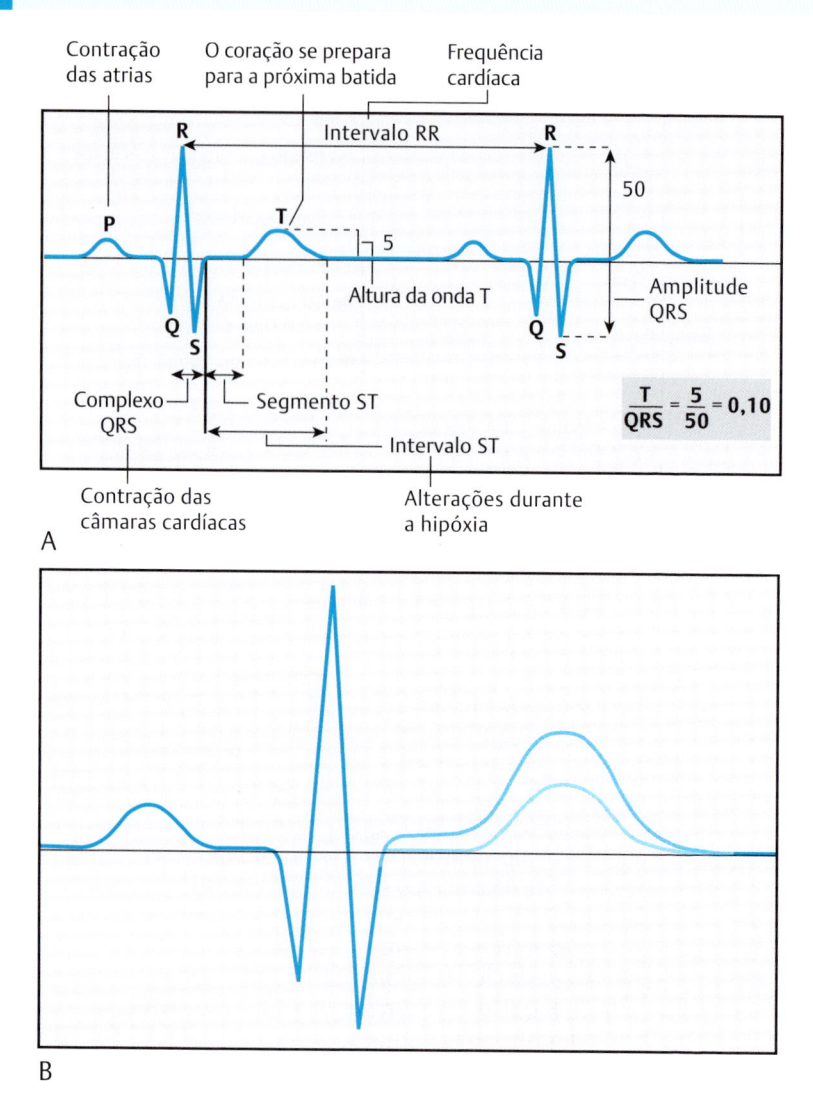

Figura 15-1. (**A**) Medida da razão T/QRS; (**B**) elevação do ST e aumento na onda T.

QRS, (ii) uma *elevação episódica* da razão T/QRS, ou (iii) um segmento *ST bifásico*. Cada feto tem um nível estável da razão T/QRS no início do trabalho de parto que pode ser identificado no registro inicial. A elevação da razão T/QRS é calculada com referência à menor razão T/QRS calculada ao longo de um período de 20 minutos nas 3 horas anteriores. Isso significa que o equipamento precisa ser usado por 20 minutos para se calcular a razão T/QRS basal antes das principais alterações na frequência cardíaca ou no ECG. Nos 20

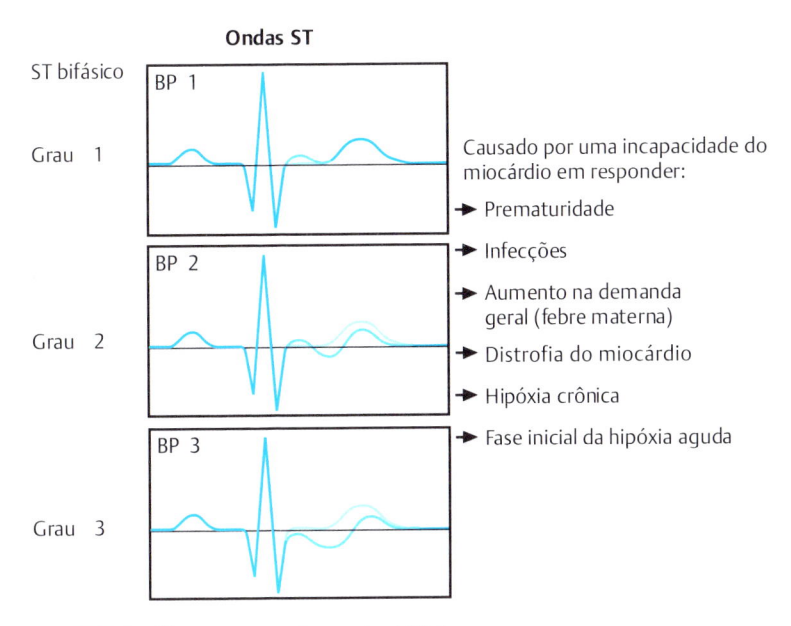

Figura 15-2. Os diferentes graus de eventos bifásicos.

minutos imediatamente após a inicialização, e quando os sinais estão baixos e descontínuos, é necessária a análise manual dos dados. Um *traçado pré-terminal* que mostre ausência total de reatividade e variabilidade, com ou sem desacelerações, e uma desaceleração prolongada, justifica o parto imediato.

Um aumento constante da razão T/QRS é chamado de *aumento basal*, e se a razão aumenta de modo significativo e reduz em um breve período de alguns minutos, é chamado de *aumento episódico*. O evento bifásico refere-se à alteração do segmento ST, em que há uma elevação inicial e, então, uma queda (**Fig. 15-2**). Se a alteração do segmento ST for acima da linha isoelétrica (a linha horizontal construída com base no nível de repouso da onda P), o evento é chamado de bifásico 1; se atravessar a linha isoelétrica, é chamado de bifásico 2; e se for abaixo da linha isoelétrica, é chamado de bifásico 3. Eventos bifásicos 2 e 3 são considerados significativos e estão associados ao fluxo elétrico que vai do endocárdio para o epicárdio. Portanto, essas alterações podem ocorrer nas seguintes situações: quando o miocárdio é fino (p. ex., fetos pré-termo) e quando há doença do miocárdio, infecção e hipóxia.[11]

O padrão da FHR, o complexo ECG com análise da razão T/QRS e as contrações uterinas são registrados na tela no mesmo traçado, como demonstrado na **Figura 15-3**.

As alterações na razão T/QRS são marcadas como eventos STAN, no traçado da CTG, quando são significativas, sendo registradas em um histórico de eventos na tela. Os primeiros estudos realizados na década de 1980 mostraram resultados promissores,[12,13] porém resultados inconsistentes de outros

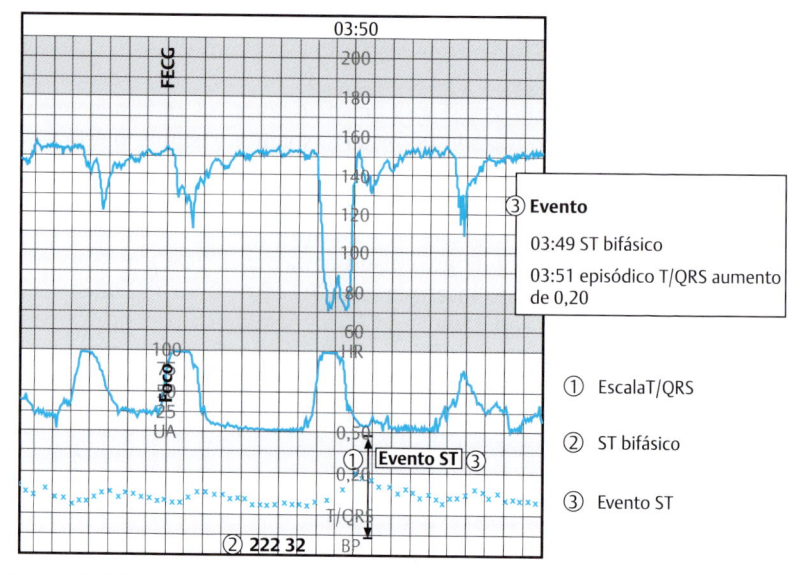

Figura 15-3. Registro da FHR, contrações e análise computadorizada do T/QRS na onda ECG representado no canal inferior do traçado.

estudos[14] destacaram a necessidade de informatização da análise ECG e do emprego de valores de aumento da razão T/QRS em relação ao nível basal, em vez de considerar valores fixos aplicáveis a todos os fetos. A análise da onda ECG é usada com a CTG (Tabela 15-1), pois os eventos na STAN ou na ST podem ocorrer em razão de estresses mecânicos no feto.

As seguintes diretrizes se aplicam ao uso da tecnologia STAN.

Essa tecnologia é aplicável para gestações com > 36 semanas. Eventos ST significativos, quando julgados junto com a CTG, indicam a necessidade de intervenção, que poderia ser o parto do feto ou a resolução das causas da

Tabela 15-1. Algoritmo de Decisão com o Uso de Análise Computadorizada da Onda ECG com Interpretação Visual da CTG

ANÁLISE ST	CTG INTERMEDIÁRIA	CTG ANORMAL	CTG PRÉ-TERMINAL
Aumento episódico da razão T/QRS	> 0,15	> 0,10	Imediato
Aumento basal da razão T/QRS	> 0,10	> 0,05	Parto
ST bifásico	Contínua por > 5 minutos ou > 2 episódios de eventos bifásicos 2 ou bifásicos 3 combinados	Contínua por > 2 minutos ou > 1 episódio de eventos bifásicos 2 ou bifásicos 3 combinados	

anormalidade da FHR, como hiperestimulação com ocitocina ou hipotensão materna. Se o evento ST ocorrer no segundo estágio ativo do trabalho de parto, o parto imediato é recomendado. Se a CTG for suspeita ou anormal no segundo estágio, e se a análise ST foi iniciada quando a CTG estava normal ou imediatamente após o traçado se tornar suspeito no primeiro estágio do trabalho de parto, pode-se esperar 60 minutos antes da intervenção.

Quando um evento STAN é identificado, é necessário observar o tipo de evento e a magnitude da alteração naquele evento (p. ex., um aumento basal da razão T/QRS de 0,06 ou um aumento episódico na razão T/QRS de 0,09). Após essa observação, é necessário interpretar a CTG como anormal ou suspeita para decidir qual ação será adotada. Se a CTG for patológica, com um aumento basal de 0,06 ou um aumento episódico > 0,10, é necessária uma intervenção.

A classificação CTG usada para a análise STAN[15] apresenta algumas diferenças em relação à classificação do NICE.[16] Uma frequência basal de 110-150 bpm é considerada normal, desacelerações variáveis precoces < 60 batimentos e duração < 60 segundos são consideradas normais, e desacelerações variáveis < 60s mas com perda > 60 batimentos são consideradas suspeitas.[15]

O caso exibido nas Figuras 15-4 a 15-6 ilustra o uso da tecnologia STAN. Uma primigesta necessitou de indução em face do progresso deficiente do trabalho de parto. Desacelerações variáveis foram observadas com a hiperestimulação por ocitocina. Quando a ocitocina foi interrompida ou reduzida, as contrações tornaram-se menos frequentes, mais curtas, e houve uma parada de progressão do trabalho de parto. O analisador ST foi usado para fornecer informação adicional contínua. Mesmo que o feto exibisse desacelerações da FHR e aumento na frequência basal, a ausência de eventos STAN (alterações significativas na ECG) asseguraria a continuação da infusão de ocitocina com o objetivo de obter um parto vaginal normal.

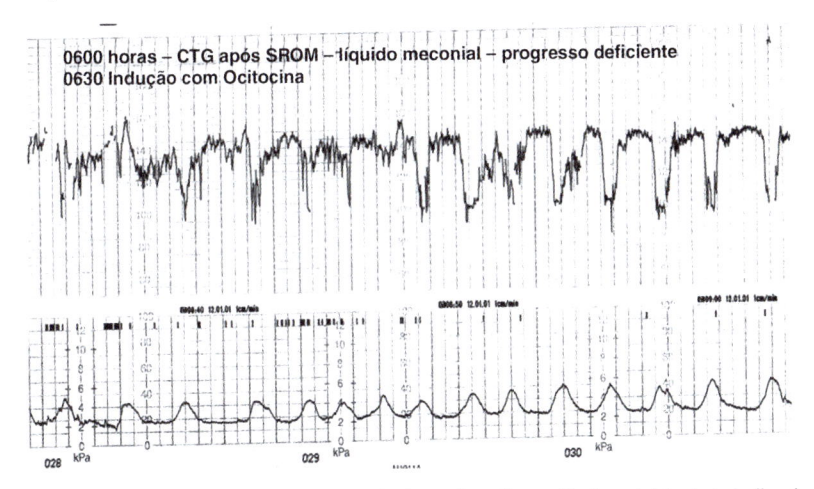

Figura 15-4. Cardiotocografia demonstrando desacelerações variáveis no início do trabalho de parto associadas à hiperestimulação com ocitocina usada para indução do trabalho de parto.

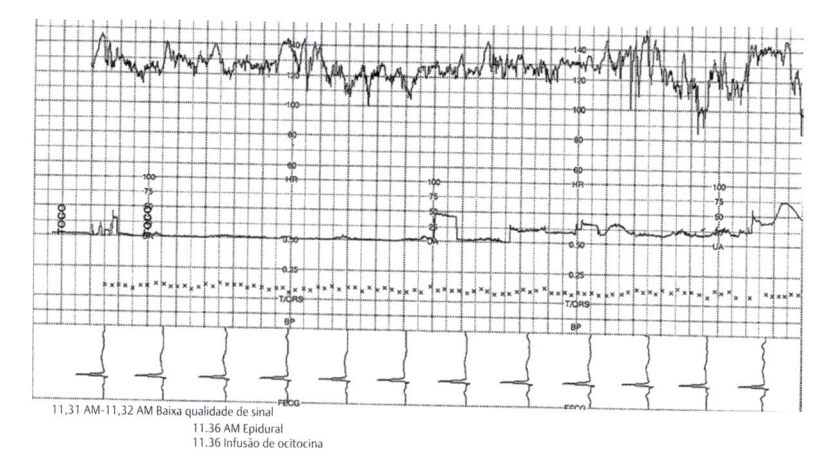

Figura 15-5. A infusão de ocitocina foi interrompida. A cardiotocografia retornou ao normal e estava reativa sem desacelerações, mas as contrações tornaram-se menos frequentes. O analisador ST foi conectado, e a infusão de ocitocina foi reiniciada.

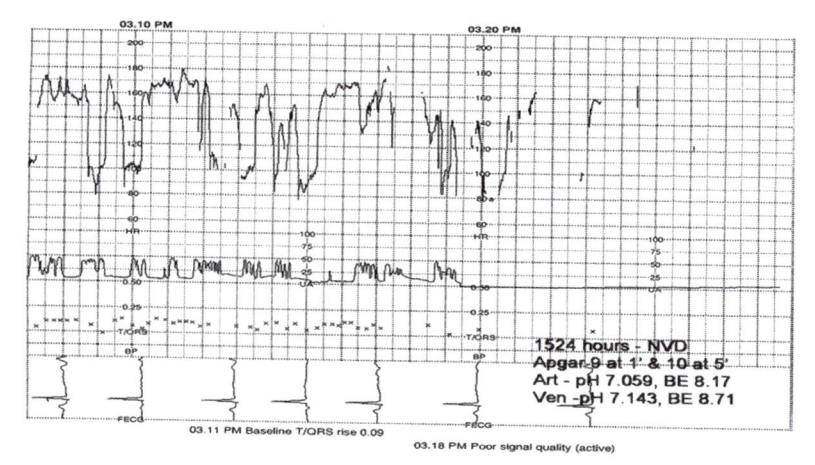

Figura 15-6. Houve um aumento gradual na frequência basal após as desacelerações, seguido por uma redução na variabilidade basal. Amostragem de sangue fetal não foi realizada pela ausência de eventos ST. Às 15 h 11, ocorreu um evento ST de aumento basal, indicando a necessidade de parto. Um parto espontâneo era iminente, e a mulher deu à luz espontaneamente às 15 h 24. O bebê apresentou um bom índice de Apgar e nenhuma evidência de acidose metabólica.

CONCLUSÃO

Apesar do entusiasmo demonstrado pelo maior número de unidades usando a onda de ECG, não parece haver uma evidência convincente de que a análise da onda ECG proporcione benefícios significativos à mãe ou ao bebê. A última revisão de Cochrane sobre esse assunto abrangeu seis ensaios controlados randomizados (RCTs), incluindo um estudo americano de grande porte, e consistiu de 26.446 mulheres.[17] A metanálise não mostrou qualquer redução no parto por cesariana, nos baixos índices de Apgar, na incidência de acidose metabólica ou nas internações em unidades especiais de tratamento neonatal. A análise da onda ECG reduziu de forma significativa as taxas de FBS e de parto vaginal instrumentado. Os resultados podem não estar associados à falha da tecnologia, mas podem estar associados aos "fatores humanos". Em um grande ensaio observacional de mais de 1.500 casos, houve 14 casos de encefalopatia hipóxica, e 12 foram devidos à violação de protocolo.[18]

Houve um caso no qual ocorreu a evolução de uma CTG normal para um traçado terminal, sem alterações ECG, e, consequentemente, as diretrizes foram modificadas para uma recomendação de intervenção imediata se a CTG apresentar desacelerações variáveis tardias repetidas ou atípicas durante 1 hora em um traçado com variabilidade ausente.[19] Essa decisão foi tomada com base na literatura existente, a qual mostra maior prevalência de acidose fetal quando há desacelerações variáveis tardias ou atípicas com variabilidade ausente na CTG.[20]

Os achados preliminares do "estudo INFANT", recentemente concluído, envolvendo 45.000 mulheres, comparou a interpretação computadorizada com a interpretação manual da CTG (artigos de conferências). O "fator humano" devido à falha em incorporar a situação clínica para o diagnóstico da situação e a falha em tomar medidas apropriadas e em tempo hábil foi o principal fator para não se alcançar um resultado melhor com a interpretação assistida por computador. Esse estudo, e o previamente mencionado sobre o resultado desfavorável com o uso da análise da onda ECG-ST, salienta a necessidade de ensino e treinamento permanentes na interpretação dos achados e na tomada de decisão adequada e em tempo hábil. Entretanto, o treinamento regular apenas por pessoal qualificado dedicado não é adequado; esse treinamento deve ser apoiado por avaliações regulares.[21] A avaliação do treinamento foi incluída no conjunto de cuidados do NHS,[2] e esperamos que esse passo audacioso melhore a situação. A necessidade desse tipo de treinamento e avaliação e como isso poderia ser alcançado são discutidos no Capítulo 17.

Referências

1. Royal College of Obstetricians and Gynaecologists (RCOG). Each baby counts: key messages from 2015. London: RCOG; 2016. Online. Available: https://www.rcog.org.uk/globalassets/documents/guidelines/research-audit/rcog-each-baby-countsreport [Accessed: 10.08.16].
2. NHS England. Saving babies' lives. A care bundle for reducing stillbirth. London: NHS; 2016. Online. Available: https://www.england.nhs.uk/wp-content/uploads/2016/03/saving-babies-lives-car-bundl [Accessed: 10.08.16].
3. Hagberg B, Hagberg G, Beckung E, et al. Changing panorama of cerebral palsy in Sweden. VIII. Prevalence and origin in the birth year period 1991–1994. *Acta Paediatr* 2001;90:271–7.

4. Beard RW, Filshie GM, Knight CA, et al. The significance of the changes in the continuous fetal heart rate in the first stage of labour. *J Obstet Gynaecol Br Commonw* 1971;78:865–81.
5. Fleischer A, Schulman H, Jagani N, et al. The development of fetal acidosis in the presence of an abnormal fetal heart rate tracing. I. The average for gestation age fetus. *Am J Obstet Gynecol* 1982;144:55–60.
6. Gillmer MDG, Combe D. Intrapartum fetal monitoring practice in the United Kingdom. *Br J Obstet Gynaecol* 1979;86:753–8.
7. Wheble AM, Gillmer MDG, Spencer JAD, et al. Changes in fetal monitoring practice in the UK: 1977–1984. *Br J Obstet Gynaecol* 1989;96:1140–7.
8. Chandraharan E. Fetal scalp blood sampling during labour: is it a useful diagnostic test or a historical test that no longer has a place in modern clinical obstetrics? *BJOG* 2014;121:1056–62.
9. Westgate J, Greene KR. How well is fetal blood sampling used in clinical practice? *Br J Obstet Gynaecol* 1999;106:774–82.
10. Rosen KG, Dagbjartsson A, Henriksson BA, et al. The relationship between circulating catecholamine and ST waveform in the fetal lamb electrocardiogram during hypoxia. *Am J Obstet Gynecol* 1984;149:190-5.
11. Amer-Wahlin I, Yli B, Arulkumaran S. Foetal ECG and STAN technology – a review. *Eur Clinics Obstet Gynaecol* 2005;1:61–73.
12. Lilja H, Arulkumaran S, Lindecrantz K, et al. Fetal ECG during labour; a presentation of a micro-processor based system. *J Biomed Eng* 1988;10:348-50.
13. Arulkumaran S, Lilja H, Lindecrantz K, et al. Fetal ECG waveform analysis should improve fetal surveillance in labour. *J Perinat Med* 1990;187:13-22.
14. MacLachlan NA, Harding K, Spencer JAD, et al. Fetal heart rate, fetal acidaemia and the T/QRS ratio of the fetal ECG in labour. *Br J Obstet Gynaecol* 1991;99:26-31.
15. Amer-Wahlin I, Hellsten C, Noren H, et al. Cardiotocography only versus ST analysis of fetal electrocardiogram for intrapartum monitoring: a Swedish randomized controlled trial. *Lancet* 2001;358(9281):534-8.
16. National Institute for Health and Care Excellence (NICE). Intrapartum care for healthy women and their babies. NICE clinical guideline 190; 3 December 2014. Online. Available: https://www.nice.org.uk/guidance/cg190/resources/intrapartum-care-forhealthy-women-and-babies-35109866447557 [Accessed: 10.08.16].
17. Neilson JP. Fetal electrocardiogram for fetal monitoring during labour. *Cochrane Database Syst Rev* 2015;12:CD000116.
18. Doria V, Papageorghiou AT, Gustaffson A, et al. Review of the first 1502 cases of ECG–ST waveform analysis during labour in a teaching hospital. *BJOG* 2007;114(10):1202-7.
19. Amer-Wahlin I, Arulkumaran S, Hagberg H, et al. Fetal electrocardiogram: ST waveform analysis in intrapartum surveillance. BJOG 2007;114(10):1191-3.
20. Williams KP, Galerneau F. Intrapartum fetal heart rate patterns in the prediction of neonatal acidemia. *Am J Obstet Gynecol* 2003;188:820-3.
21. Ugwumadu A, Steer P, Parer B, et al. Time to optimise and enforce training in interpretation of intrapartum cardiotocograph. *BJOG* 2016;123(6):866-9.

QUESTÕES MÉDICO-LEGAIS ASSOCIADAS AO USO DE CTG E ESTRATÉGIAS ATUALIZADAS PARA REDUZIR O LITÍGIO

Philip J. Steer

A MONITORIZAÇÃO ELETRÔNICA CONTÍNUA DA FREQUÊNCIA CARDÍACA FETAL E DAS CONTRAÇÕES UTERINAS DURANTE O TRABALHO DE PARTO DEVE SER USADA?

A monitorização eletrônica fetal (EFM), consistindo do registro contínuo da frequência cardíaca fetal e das contrações uterinas (cardiotocografia, CTG), foi introduzida pela primeira vez na década de 1960.

Na década de 1970, um artigo publicado no *Nursing Mirror and Midwives Journal*[1] sugeriu que "por meio de técnicas eletrônicas é agora possível com um mínimo de pessoal de se obter informações contínuas e confiáveis sobre a pressão intrauterina e frequência cardíaca fetal durante o trabalho de parto. Temos razões para acreditar que essas medidas irão diminuir consideravelmente o risco de hipóxia cerebral fetal durante o trabalho de parto". No final da década de 1970, na maioria das maternidades no Reino Unido, a monitorização por CTG era feita em, pelo menos, um terço das gestantes em trabalho de parto e, em algumas unidades, já havia se tornado universal.[2] No entanto, quando se observou que os índices nacionais de paralisia cerebral não estavam diminuindo, as dúvidas começaram a surgir, e após a publicação do ensaio clínico controlado e randomizado de Dublin, em 1985, que não demonstrou uma evidência clara do benefício, houve um aumento do questionamento sobre a eficácia da CTG.[3]

Em 1986, no *British Medical Journal*,[4] o Professor Peter Howie escreveu, referindo-se à CTG, que "seu uso foi alvo de grande controvérsia... auscultação intermitente regular pode ser suficiente em mães de baixo risco". A controvérsia aumentou quando o seguimento do ensaio de Dublin mostrou ausência de redução nas taxas de paralisia cerebral no grupo com EFM.[5] Entretanto, um estudo de caso-controle realizado por Gaffney *et al.*, sobre o cuidado intraparto e a associação com paralisia cerebral e morte perinatal, publicado em 1994, relatou um padrão anormal da frequência cardíaca fetal em 67% dos casos de trabalho de parto que terminavam em morte perinatal, e em 23% dos casos de trabalho de parto com subsequente paralisia cerebral, em comparação com apenas 10% nos controles.[6] Isso confirmou que havia uma associação entre um padrão anormal da frequência cardíaca fetal e um resultado desfavorável para o bebê, em curto e longo prazos.

Em 1995, duas metanálises determinantes foram publicadas. A primeira, por Vintzileos *et al.*,[7] com análise de nove ensaios clínicos publicados, relatou que, embora não houvesse uma redução geral na mortalidade perinatal com o uso da monitorização por CTG, houve redução de quase 60% das mortes por hipóxia. A segunda, por Thacker *et al.*,[8] com análise de 12 ensaios clínicos, relatou uma redução estatisticamente significativa de 50% na incidência de convulsões neonatais. Esses dados foram suficientes para garantir que a EFM continue sendo o padrão de cuidados para a vigilância intraparto, e em países desenvolvidos ela é considerada obrigatória nos trabalhos de parto de alto risco.[9]

A CTG ANORMAL ESTÁ ASSOCIADA AO DESENVOLVIMENTO TARDIO DE PARALISIA CEREBRAL?

O estudo realizado por Gaffney *et al.*[6] fez mais do que simplesmente analisar a proporção de resultados anormais da frequência cardíaca fetal associada aos desfechos, ele avaliou a proporção de casos em que houve uma "falha em se responder aos sinais de sofrimento fetal". Essa proporção foi de 50% nos casos de morte perinatal e de 26% nos casos de paralisia cerebral, comparada a apenas 7% nos casos com um resultado normal. Extrapolação de seus dados regionais para o Reino Unido sugeriu que, num determinado ano, a ocorrência de paralisia cerebral associada a uma falha em responder à evidência de comprometimento fetal ocorreu em 174 casos. Se apenas a metade desses casos resultasse em um litígio, o custo da falha da monitorização seria enorme em razão do valor monetário muito grande dos acordos individuais. Os resultados desse grupo se somam aos de uma publicação de 1990, que incluiu uma revisão de 64 casos, com um resultado desfavorável, com informações obtidas dos registros da Medical Protection Society.[10] O estudo mostrou que a monitorização por CTG não foi realizada, quando deveria, em 11 casos, foi tecnicamente insatisfatória em outros 6 casos (total de 27%), e o traçado da CTG estava fisicamente ausente em 19 (30%). As anormalidades na CTG não foram reconhecidas ou foram ignoradas em 14 casos (22%), e em apenas 14 casos (22%) a anormalidade foi identificada e uma intervenção adequada foi indicada. Um estudo subsequente, realizado pelos mesmos autores, de 41 casos, com informações obtidas dos registros da Association for the Victims of Medical Accidents (AVMA), concluiu que "monitorização fetal inadequada e uma supervisão insuficiente dos médicos residentes estavam implicadas na alta proporção de acidentes, alguns médicos residentes e algumas enfermeiras obstétricas não estão aptos para reconhecer traçados anormais da CTG, e a maioria recebe treinamento inadequado na monitorização por CTG".[11] A grande preocupação com as causas evitáveis de lesão fetal durante o trabalho de parto levou o governo do Reino Unido a financiar um estudo nacional, denominado *Confidential Enquiry into Stillbirths and Deaths in Infants* (CESDI). O sexto relatório anual, publicado em 1999,[12] descreveu um estudo de 567 casos com desfecho desfavorável. Uma assistência totalmente adequada foi encontrada em apenas 28% dos casos. Em 21%, a assistência foi considerada abaixo do padrão, mas o manejo apropriado não teria alterado o resultado. De forma preocupante, a assistência abaixo do padrão que possivelmente poderia ter afetado o resultado foi identificada em 28% dos casos, e em 22% o manejo adequado poderia provavelmente ter evitado o desfecho. Portanto, em metade dos casos, o resultado poderia ter sido alterado com manejo correto. Os autores do relatório comentaram que "problemas na vigilância fetal foram a causa mais comum (de problemas no trabalho de parto), com a interpretação da CTG... sendo a crítica mais frequente".[12]

CRISE MÉDICO-LEGAL

Antes da década de 1980, o litígio contra médicos, sob a alegação de erro médico, era raro. Quando me qualifiquei em 1971, minha assinatura anual da Medical Defence Union era de £5 por um ano. No entanto, esse valor começou a subir na década de 1980, e em 1987 estava maior que £300 por ano. Nos três anos seguintes, o aumento constante dos 15 anos anteriores acelerou dramaticamente, de modo que, em 1990, minha assinatura anual era de £1.400. Como consequência da desvalorização dos salários anuais, especialmente nas especialidades de alto risco como a obstetrícia, as autoridades da área de saúde, em 1990, assumiram a responsabilidade financeira para os casos de negligência atribuível a profissionais médicos e odontológicos empregados no National Health Service (NHS). Em 1995, a NHS Litigation Authority (NHSLA) foi fundada para administrar um esquema nacional de indenização para profissionais médicos e associados. Eles fundaram um sistema chamado Clinical Negligence Scheme for Trusts (CNST), que vinculava as coberturas Premium cobradas de grupos de indivíduos da área de saúde (como Consórcios Hospitalares) ao desenvolvimento de diretrizes adequadas de cuidados clínicos dentro do Consórcio. Infelizmente, ficou evidente que a boa qualidade das diretrizes não apresentou um impacto visível sobre os índices de processos judiciais médicos, e, em 2014, o sistema CNST foi abandonado a favor de seguros feitos com base na taxa histórica dos processos atribuídos a cada Consórcio individual.

A NHSLA publica sua contabilidade anual desde 1998, e esses dados mostram que, desde 1998, quando o gasto anual foi de £70 milhões, houve um aumento linear do valor gasto (**Fig. 16-1**), de modo que, no ano financeiro de 2015-16, £1.432 bilhões foram desembolsados para requerentes e seus advogados. A última contabilidade mostra que a obstetrícia é responsável por 10% de todos os processos por negligência clínica recebidos em 2015-16; essa proporção aumenta para 42% se, em vez do número, o valor dos processos for considerado (**Fig. 16-2**).[13] Acordos para processos individuais chegaram a mais de £10 milhões.[14] Em 2015-16, o valor anual dos pagamentos obstétricos para requerentes e seus advogados foi de £578 milhões, o equivalente a aproximadamente £1,6 milhões por dia (**Fig. 16-3**). Isso corresponde a mais de £800 para cobertura por negligência clínica para cada nascimento na Inglaterra, quase um quinto de todas as despesas correspondentes aos cuidados na maternidade.[15]

Publicações recentes da NHSLA confirmaram que a interpretação errônea dos traçados da CTG continua sendo o exemplo mais frequente de negligência, resultando em litígio e acordos. O estudo realizado pela NHSLA, em 2009, de 100 processos por natimortos[16] mostrou que a negligência ocorreu em 34 desses casos. De modo importante, dentre os 39 clínicos envolvidos nos 34 casos, 25 eram enfermeiras obstétricas, 8 eram médicos ou médicos especialistas residentes, e apenas 4 eram consultores (chamados nos EUA de "responsáveis", outro nome para "médicos assistentes"). Em dois casos, a identidade do clínico permaneceu desconhecida! Isso enfatiza uma situação na qual os clínicos geralmente envolvidos no manejo do trabalho de parto são os mais novos da equipe, especialmente durante as noites e nos fins de semana, quando a mortalidade perinatal é reconhecidamente mais elevada.[17,18] Isso contrasta com a maioria dos outros campos da medicina, em que o nível do médico está estreitamente associado à complexidade do caso. Essa situação representa um paradoxo, pois, à medida que o médico torna-se experiente e, portanto, presumivelmente mais competente na interpretação da CTG, ele tende a ser promovido do manejo prático dos cuidados intraparto para a administração e outras atividades clínicas. O título de destaque do relatório de 2012-13 da NHSLA foi uma conclusão fundamental do relatório demonstrou a necessidade de focar na melhoria da detecção e resposta a uma frequência cardíaca fetal em deterioração através da melhor monitorização fetal.[19]

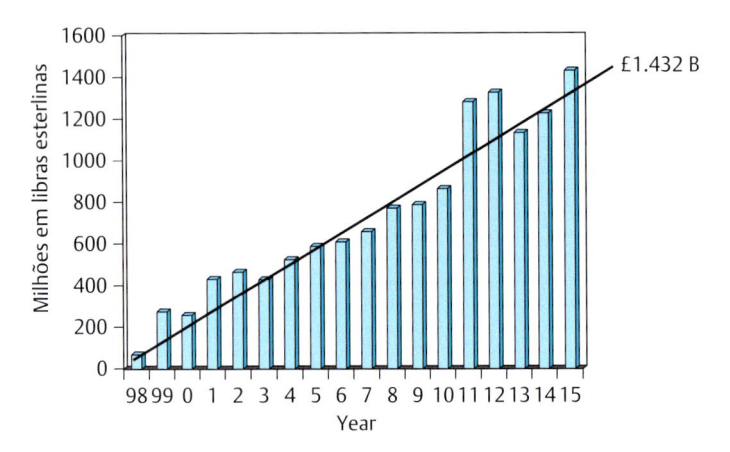

Figura 16-1. Gasto total da NHS Litigation Authority. (*Os dados foram extraídos pelo autor do capítulo dos relatórios anuais da National Health Service Litigation Authority; o website contendo esses relatórios se encontra na página http://www.nhsla.com/home.*)

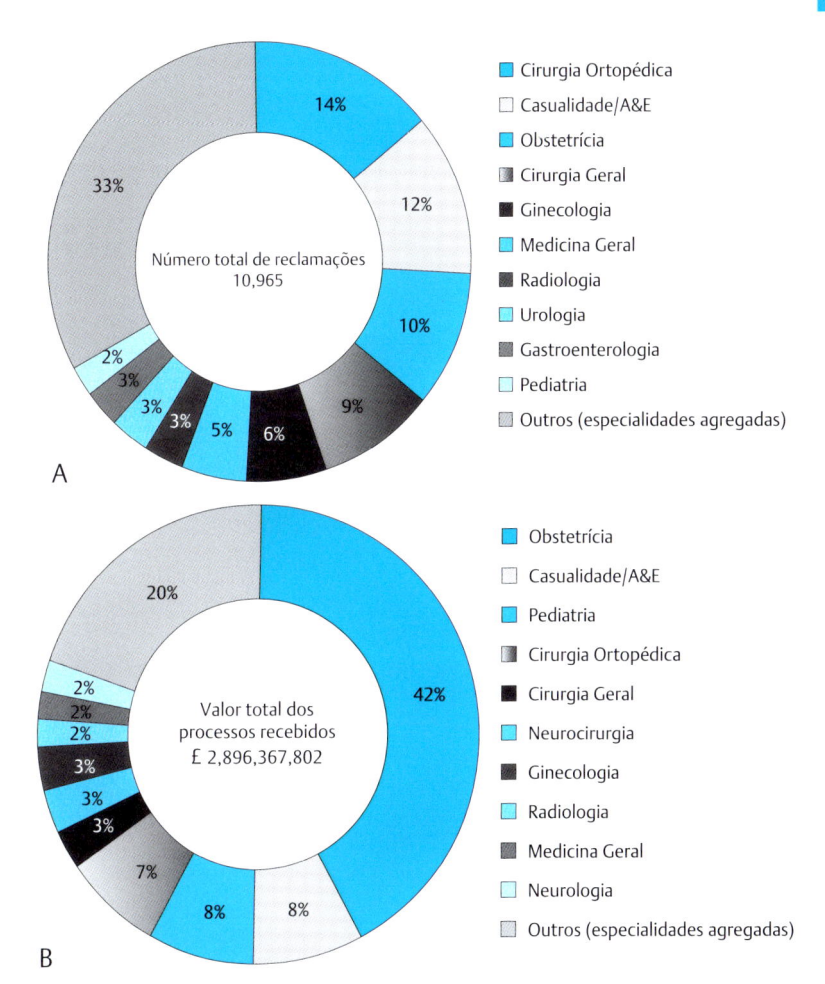

Figura 16-2. (**A**) Número de processos por negligência clínica recebidos em 2015-16 por especialidade; (**B**) valor dos processos por negligência clínica recebido em 2015-16 por especialidade. (Fonte: National Health Service Litigation Authority. Report and accounts 2015/2016. London: NHSLA; 2016:29,[13] com permissão.)

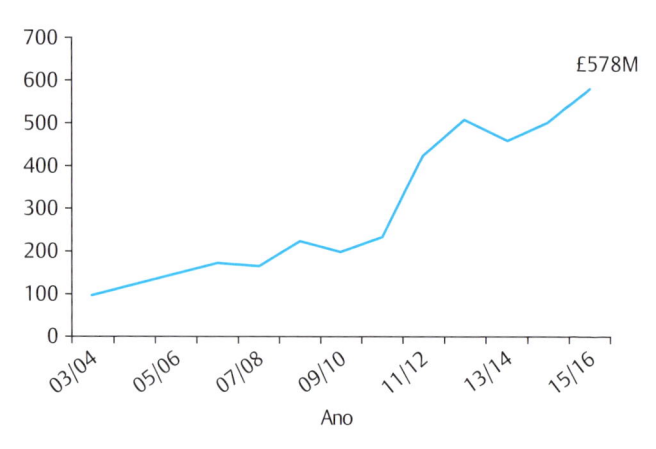

Figura 16-3. Valor anual dos pagamentos obstétricos por ano da NHSLA. *(Os dados foram extraídos pelo autor do capítulo dos relatórios anuais da National Health Service Litigation Authority; o website contendo esses relatórios se encontra na página http://www.nhsla.com/home.)*

TREINAMENTO NA INTERPRETAÇÃO DA CTG

Apesar da reconhecida importância de uma interpretação correta da CTG durante o trabalho de parto, ainda estão pouco desenvolvidas políticas para melhorar o desempenho das equipes. Um importante estudo publicado em 2001, de Young *et al.*,[20] para avaliação dos índices de Apgar baixo no Hospital North Satffs, no Reino Unido, mostrou que 74% dos casos estavam associados a cuidado subótimo. Eles tomaram a importante iniciativa de introduzir reuniões regulares de discussão de casos relacionados aos baixos índices de Apgar, envolvendo a equipe da ala de trabalho de parto, e constataram que a incidência de cuidados subótimos caiu para 23%. Entretanto, com o tempo, a proporção de cuidados subótimos aumentou novamente para 32%, momento em que eles tomaram a decisão radical de tornar o treinamento em CTG obrigatório para a equipe da ala de trabalho de parto. A taxa subsequente de cuidados subótimos caiu para 9%. Na maioria das profissões, o treinamento obrigatório para uma atividade essencial não seria visto como revolucionário; no entanto, mesmo nos países desenvolvidos, a maioria dos treinamentos em CTG é baseada em algumas palestras formais, autoaprendizagem e tutoriais específicos. No NHS, os cursos de CTG raramente são oferecidos no programa de treinamento oficial da maternidade, mas são oferecidos por ONGs como a Baby Lifeline (http://babylifelinetraining.org.uk/home/courses/ctg-masterclass/). Sistemas eletrônicos na web estão disponíveis, sendo fornecidos, por exemplo, por sistemas médicos K2 (https://training.k2ms.com/Secure/Logon.aspx?ReturnUrl=%2fdefault.aspx) e RCOG (http://www.w-lfh.org.uk/programmes/electronic-fetal-monitoring). Entretanto, esses sistemas não se baseiam nas avaliações de necessidades individuais, nem os componentes de autoavaliação são monitorados por autoridades supervisoras no NHS. Uma deficiência crucial do sistema é que, na maioria das maternidades, não há uma avaliação sistemática da equipe de atendimento da ala de parto na interpretação das CTGs. Isso contrasta com a situação na qual é feita uma avaliação sistemática das capacidades a cada 6 meses, como, por exemplo, na aviação. Se o indivíduo é reprovado na avaliação, ele é retirado do serviço e passa por um novo treinamento até alcançar o padrão apropriado (p. ex., sucesso de 100% na decolagem e aterrisagem sem erros ou incidentes). Em um estudo detalhado dos benefícios de um programa de ensino assistido por computador para monitorização fetal intraparto, a taxa de sucesso da equipe médica na interpretação das CTGs subiu de 70% antes do treinamento para 85% depois do treinamento; a interpretação 100% correta permaneceu inatingível, todavia. De modo preocupante, a taxa de sucesso das enfermeiras obstétricas foi originalmente apenas de 50%, subindo para somente 70% após o treinamento.[21]

RISCO MÉDICO-LEGAL ASSOCIADO À INFUSÃO DE OCITOCINA PARA INDUZIR O TRABALHO DE PARTO QUANDO O RESULTADO DA CTG É SUSPEITO OU ANORMAL/PATOLÓGICO

Nas décadas de 1960 e 1970, O'Driscoll, especialista em uma maternidade em Dublin, promoveu um conceito denominado por ele de "o manejo ativo do trabalho de parto",[22,23] que exigia a infusão de altas doses de ocitocina em mais de 50% das nulíparas em trabalho de parto. Subsequentemente, ele afirmou que, em sua unidade, esse procedimento estava prevenindo o aumento na taxa de partos por cesariana, sendo amplamente observado nos países desenvolvidos nos últimos 50 anos.[24] Apesar de editoriais no *British Medical Journal*[25,26] e no *British Journal of Obstetrics and Gynaecology*[27] alertando contra o uso do manejo ativo, pelo risco de hiperestimulação uterina, a política foi amplamente adotada, apesar de uma revisão de Cochrane de 14 ensaios, incluindo 8.033 mulheres, que constatou a ausência de um efeito significativo sobre a taxa de partos por cesariana e uma redução na duração do trabalho de parto de apenas 1,3 horas.[28] Sobretudo, o uso de ocitocina foi citado como um componente fundamental nas ações disciplinares e legais associadas ao cuidado intraparto. Por exemplo, Jonsson *et al.* relataram, em 2007, que o "uso imprudente de ocitocina" ocorreu em mais de dois terços dos 60 casos de assistência intraparto, resultando em ações disciplinares, e foi o motivo primário para uma ação disciplinar em um terço.[29] Em um estudo subsequente de 177 bebês com asfixia perinatal grave causada por negligência/supervisão inadequada, o uso imprudente de ocitocina foi implicado em 71% dos casos.[30] As últimas recomendações do National Institute for Health and Care Excellence, no Reino Unido,[9] declaram: "não ofereça regularmente o pacote conhecido como manejo ativo do trabalho de parto" (recomendação 1.12.10) e "para todas as mulheres no primeiro estágio com retardo confirmado do trabalho de parto: explicar que o uso de ocitocina após rompimento espontâneo ou artificial das membranas acelerará o momento do nascimento, mas não irá influenciar no modo de nascimento ou outros resultados" (recomendação 1.12.18). Eles enfatizam que, se a CTG não estiver inteiramente normal, a infusão de ocitocina deve ser interrompida imediatamente (não reduzida e não reiniciada se a CTG permanecer suspeita ou patológica). Infelizmente, minha experiência pessoal de casos de litígio atesta que essa instrução é amplamente ignorada, e isso pode resultar em acordos médico-legais de grande porte (veja, por exemplo, o caso dois na publicação *online* da NHSLA "*10 years of maternity claims*"[31]). Uma metanálise realizada em 2015 mostrou que a suspensão da infusão de ocitocina após o início estabelecido da fase ativa do trabalho de parto reduziu de forma significativa os índices de cesariana (OR 0,51, CI de 95% 0,35, 0,74) e de hiperestimulação uterina (OR 0,33, CI de 95% 0,19, 0,58),[32] portanto parece razoável limitar o máximo possível o uso de ocitocina, tanto por razões clínicas como por razões médico-legais.

PRINCÍPIOS DA PRÁTICA JURÍDICA APLICADA À MEDICINA

Para que um médico seja considerado culpado de negligência médica, dois aspectos de cada caso devem ser considerados separadamente. Primeiro, houve uma violação do dever? Todos os médicos têm um dever de cuidado com seus pacientes que requer que tratem o paciente de acordo com os padrões aceitos da época. A prática do médico satisfez aqueles padrões aceitos? Segundo, a causalidade precisa ser estabelecida. Em outras palavras, houve uma associação direta entre a falha da prática de acordo com os padrões aceitos e o resultado para a qual a indenização está sendo reivindicada? Mesmo se a prática do médico ficou bem abaixo do padrão aceito, a indenização não será paga se não houver uma associação clara entre o cuidado inaceitável e um resultado adverso.

Na lei da Inglaterra, a negligência foi inicialmente definida por referência a uma pessoa hipoteticamente sensata, um conceito primeiramente codificado na lei romana como o "*bonus paterfamilias*" (bom pai de família). Na época vitoriana, tal pessoa sensata, porém mediana, era algumas vezes chamada de "o homem comum". É importante compreender que os padrões aplicados na prática clínica são aqueles do clínico mediano apropriado para a tarefa, e não aqueles do grande especialista. Prática aceitável é comumente uma variedade de opções, e não uma única política, e essa é a razão pela qual é tão difícil escrever diretrizes gerais. Os motivos pelos quais a violação do dever deve ser julgada foram particularmente bem definidos em 1957, no caso de *Bolam versus Friern Hospital Management Committee*.[33] Esse foi o caso de um paciente com doença mental que sofreu uma fratura durante o uso de terapia eletroconvulsiva. De acordo com peritos, havia duas correntes conflitantes de opinião médica, uma que favorecia o uso de rotina de relaxantes musculares a fim de prevenir fratura, e outra que achava que o risco dos relaxantes era muito alto para o uso de rotina, de modo que deveria ser usado apenas quando houvesse indicações específicas. O juiz orientou o júri da seguinte forma:

> Um médico não é negligente se estiver agindo de acordo com a prática aceita como apropriada por um corpo responsável de médicos capacitados naquela arte específica, simplesmente porque há um outro corpo que assume uma visão contrária.

Em outras palavras, se um número razoável de médicos fizesse o que você fez em uma circunstância específica, suas ações não são negligentes.

Um caso obstétrico particularmente importante ocorreu em 1981, o caso *Whitehouse versus Jordan*.[34] Esse caso foi uma tentativa de parto de um bebê que apresentava "dano cerebral". Após um trabalho de parto prolongado, o obstetra conduziu uma tentativa de parto por fórceps, mas após seis esforços de expulsão houve parada da evolução, ele abandonou o procedimento e realizou uma cesariana. Foi alegada negligência do médico, pois havia considerado que o fórceps poderia ser usado para fazer o parto do bebê, quando na verdade o resultado mostrou que isso não era possível. Embora o tribunal de primeira instância tenha considerado o obstetra negligente, essa decisão foi revogada pelo Tribunal de Recurso, e a revogação foi confirmada pela Câmara dos Lordes (que, desde então, se tornou o Supremo Tribunal Federal do Reino Unido). Eles concluíram que "um erro de julgamento clínico feito por um médico não é a mesma coisa que negligência. O teste para o julgamento de erro em um caso como esse é o padrão de cuidados do profissional de qualificação mediana exercendo e professando ter uma habilidade específica. Por conseguinte, um erro de julgamento pode ou não ter sido negligente". O obstetra, Dr. Joe Jordan, foi considerado inocente de negligência. Isso significa que, embora um plano de ação possa ser visto como inequivocamente errado em retrospectiva (nesse caso, o bebê provavelmente teria sobrevivido intacto se a cesariana tivesse sido realizada sem uma tentativa do parto por fórceps), pode geralmente ser uma ação aceitável (e até mesmo o mais apropriado) quando realizado sem o conhecimento do eventual resultado. Não se espera que os médicos sejam capazes de prever o futuro, apenas de tomar decisões sensatas.

Outro marco legal ocorreu em 1997, com o caso de *Bolitho versus City and Hackney Health Authority*.[35] Novamente, esse não foi um caso obstétrico, mas sim um caso relacionado a um menino de dois anos de idade com um histórico de tratamento hospitalar para crupe. Após ser internado, ele apresentou dificuldade respiratória e mostrou palidez em duas ocasiões: infelizmente, os dois médicos que foram chamados falharam em responder ao chamado (embora ambos pudessem ter respondido se tivessem considerado uma prioridade). Após uma recuperação aparente, o menino sofreu uma insuficiência respiratória total e parada cardíaca, resultando em grave lesão cerebral, falecendo subsequentemente. Embora o Tribunal de Instância Inferior e o Tribunal de Recurso tenham decidido que, por causa da opinião de um corpo de profissionais responsáveis "composto por especialistas reconhecidos e verdadeiros" que testemunhou que, mesmo se tivessem respondido, eles necessariamente não teriam intubado a criança e, portanto, evitado a parada cardíaca, a Câmara dos Lordes considerou que um médico poderia ser responsabilizado por negligência "apesar de um corpo de opinião profissional sancionando sua conduta, não foi demonstrado para a satisfação dos juízes que o corpo de opinião era sensato ou responsável". Eles argumentaram que "se pudesse ser demonstrado que a opinião profissional não era capaz de contrapor uma análise lógica, o juiz estava autorizado a considerar que o corpo de opinião não era sensato ou responsável". No entanto, no caso de Bolitho, o Tribunal considerou que o corpo de opinião era de fato sensato e, portanto, não havia, nesse caso específico, evidência de negligência. Todavia, o Tribunal estabeleceu que não apenas um plano de ação deve ser corroborado por um corpo sensato de opinião médica, como também deve se apoiar em uma análise lógica. Você não pode fugir das responsabilidades de assumir condutas não racionais apenas porque outros fariam o mesmo.

O caso recente mais importante provavelmente é o de *Montgomery versus Lanarkshire Health Board (Escócia)*, 2015. SC 11.[36] Esse foi, novamente, um caso obstétrico. Nadine Montgomery era uma mulher diabética de baixa estatura, e a ultrassonografia de seu primeiro bebê apresentou uma estimativa de peso fetal acima de 4 kg. Não lhe ofereceram um parto por cesariana, e foi indicada a indução do trabalho de parto. Infelizmente, ela não foi informada sobre o risco de distocia de ombro, e, quando isso ocorreu, o bebê apresentou um quadro de asfixia grave, posteriormente desenvolvendo paralisia cerebral. Embora dois tribunais de instâncias inferiores tenham rejeitado uma queixa por negligência, aceitando que muitos obstetras também teriam encorajado o parto vaginal, o Supremo Tribunal Federal do Reino Unido defendeu um recurso em favor da requerente, afirmando que as mulheres têm o direito de ser informadas sobre quaisquer riscos, a fim de tomar uma decisão autônoma sobre como desejam dar à luz. O nível de risco a ser revelado não é julgado com base no que os médicos acham importante, mas sim na importância para a paciente. Portanto, obstetras que não informam suas pacientes sobre qualquer risco podem ser julgados negligentes. Quando há opções disponíveis, a paciente deve decidir o que prefere, e não o médico. Além disso, se a cesariana é uma opção sensata, mesmo que não seja a preferível, as mulheres têm o direito de escolher.

Um ponto de vista processual é que os tribunais que decidem sobre negligência, e os especialistas obstétricos que fornecem evidências, devem evitar fazer tais julgamentos. A evidência deve indicar se o cuidado oferecido à paciente foi de um padrão profissional apropriado e, quando o cuidado está abaixo do padrão, se no equilíbrio das probabilidades (em casos civis) a deficiência no cuidado levou ao resultado adverso. "No equilíbrio das probabilidades" significa uma probabilidade de 51% ou mais. Nos últimos anos, houve um aumento de recursos para o uso do direito penal quando o cuidado foi particularmente inferior. Nessas situações, obstetras e enfermeiras obstétricas podem ser acusados de homicídio culposo. Isso é bastante difícil de definir, mas essencialmente significa que o cuidado fornecido foi imprudente, ou tão deficiente que o resultado adverso deveria ter sido previsível (o julgamento final geralmente é feito por um júri). Exemplos podem incluir médicos que se recusam a estar presentes, apesar do óbvio dever, ou que estejam embriagados (intoxicados por álcool), sob a influência de drogas, ou por agirem com uma desconsideração grosseira pela segurança da paciente. Nesses casos, o critério para causalidade é muito mais alto, sendo o padrão criminal de "acima de qualquer dúvida".

CAMINHO A SEGUIR

A explicação anterior enfatizou o potencial valor da monitorização eletrônica fetal intraparto contínua. No entanto, tem-se revelado difícil perceber seu verdadeiro valor na prática. Os índices de paralisia cerebral associada à asfixia intraparto não mostraram um declínio significativo, enquanto que as taxas de litígio alegando negligência médica continuam a aumentar. A proporção de casos legais envolvendo uma interpretação errônea dos traçados de CTG permaneceu alta nas últimas três décadas. Parte do problema a esse respeito é a constante rotatividade de profissionais, com clínicos experientes sendo promovidos da ala de trabalho de parto, onde são regularmente substituídos por residentes menos experientes. Em uma tentativa de lidar com esse problema, vários grupos desenvolveram uma abordagem computadorizada para a interpretação da CTG. O grupo Plymouth é liderado pelo obstetra Prof. Keith Greene e pelo bioengenheiro Robert Keith; eles comunicaram seu sistema, pela primeira vez, em 1994, o qual combina o uso de redes neurais com algoritmos baseados em regras,[37-39] e em 1995 publicaram um estudo demonstrando que o sistema poderia funcionar tão bem quanto os melhores dos 17 especialistas ingleses na detecção de padrões patológicos na frequência cardíaca fetal.[40] Subsequentemente, eles organizaram um ensaio randomizado prospectivo da tecnologia,[41] o qual levou um longo tempo para ser patrocinado e realizado em virtude do número muito grande de participantes necessário para se ter qualquer expectativa de demonstrar um efeito sobre resultados significativos, como a mortalidade perinatal e a encefalopatia hipóxico-isquêmica. No caso, o ensaio (o ensaio INFANT) durou 5 anos e incluiu mais de 46.000 partos em 24 maternidades diferentes. Talvez o achado mais surpreendente tenha sido que, no grupo do estudo (o qual era de risco relativamente alto, pois incluía apenas mulheres com indicação para monitorização eletrônica fetal), houve apenas três natimortos intraparto (0,07 em cada mil) e 10 mortes neonatais (0,2 em cada mil) – um índice geral de apenas 0,27 em cada mil recém-nascidos. Isso foi muito mais baixo do que o esperado. Em comparação, um estudo publicado em março de 2016 de natimortos intraparto e mortes neonatais, realizado na Finlândia em uma população de baixo risco de 267.066 partos, relatou uma mortalidade intraparto de 2,7 em cada mil recém-nascidos e um índice de mortalidade neonatal precoce de 0,2 em cada mil,[42] um valor próximo do que foi previsto para o grupo controle no ensaio clínico INFANT. Os resultados da comparação entre o grupo de apoio à decisão e do grupo controle ainda não foram publicados, mas em uma apresentação feita para a British Maternal and Fetal Medicine Society, em abril de 2016, o pesquisador chefe Peter Brocklehurst relatou que a interpretação computadorizada não teve efeito sobre os desfechos. Entretanto, em uma subanálise de 71 casos com desfecho adverso, foi constatado que 38% deles estavam associados a um cuidado abaixo do padrão, em grande parte pela falha em reconhecer a importância de fatores de risco adicionais, como crescimento fetal restrito, líquido amniótico meconial, pirexia materna, trabalho de parto prolongado e hiperestimulação uterina com ocitocina; e atrasos em responder a uma anormalidade reconhecida na CTG. Talvez o que o estudo INFANT mais surpreendentemente mostre seja o poder protetor de fazer parte de um ensaio clínico, com toda a vigilância intensificada que isso envolve.

Outra abordagem computadorizada foi desenvolvida pelo grupo Sis-Porto, em Portugal, por Ayres-de-Campos e colegas.[43] Tal como o sistema INFANT, sua complexidade significou que foram necessários 19 anos para ser desenvolvida. Chamada de Ominview-Sis-Porto, uma análise *off-line* de seu desempenho foi comparável com aquela de três clínicos experientes, em termos de classificação do padrão da frequência cardíaca fetal[44] e predição do pH do sangue da artéria umbilical do recém-nascido.[45] Os desenvolvedores do sistema recentemente realizaram um ensaio clínico prospectivo, controlado e randomizado similar àquele do sistema INFANT, embora com números muito menores,[46] e os resultados, ainda não publicados, foram relatados no European Congress on Intrapartum Care, na cidade de Porto, em maio de 2015, e não foi demonstrada diferença nos desfechos com a interpretação computadorizada.

Parece que parte do problema com a interpretação da CTG seja a ênfase no reconhecimento do padrão, sem ênfase suficiente na interpretação das alterações da frequência cardíaca no contexto de fisiopatologia fetal. Fatores intraparto, como duração do trabalho de parto, febre materna (e, portanto, fetal), infecção, líquido amniótico meconial, e forças/traumas mecânicos, exercem um papel equivalente (e, algumas vezes, mais importante) na realização de uma avaliação correta da condição fetal e da necessidade de um parto rápido. É preciso haver uma compreensão de que a hipóxia/acidose é a principal causa em menos de 50% dos bebês que nascem em condições desfavoráveis.[47] Treinamento dos assistentes intraparto na interpretação da CTG e no manejo do trabalho de parto é intermitente, fragmentado, e ainda não há um programa de consenso e ferramentas eficazes de avaliação para determinar a competência dos médicos. Um apelo para a otimização e implementação do treinamento e a introdução da avaliação obrigatória das habilidades na interpretação dos traçados intraparto da CTG foi publicado em 2016[48] – apenas o tempo dirá se o apelo será atendido.

Referências

1. Lundstrom P. Monitoring the foetus in utero. *Nurs Mirror Midwives J* 1970;130(4):20.
2. Gillmer MDG, Combe D. Intrapartum fetal monitoring practice in the United Kingdom. *Br J Obstet Gynaecol* 1979;86(10):753-8.
3. MacDonald D, Grant A, Sheridan-Pereira M, et al. The Dublin randomized controlled trial of intrapartum fetal heart rate monitoring. *Am J Obstet Gynecol* 1985;152:524-39.
4. Howie PW. Fetal monitoring in labour. *Br Med J (Clin Res Ed)* 1986;292(6518):427-8.
5. Grant A, O'Brien N, Joy MT, et al. Cerebral palsy among children born during the Dublin randomised trial of intrapartum monitoring. *Lancet* 1989;2(8674):1233-6.
6. Gaffney G, Sellers S, Flavell V, et al. Case–control study of intrapartum care, cerebral palsy, and perinatal death. *BMJ* 1994;308:743-50.
7. Vintzileos AM, Nochimson DJ, Guzman ER, et al. Intrapartum electronic fetal heart rate monitoring versus intermittent auscultation: a meta-analysis. *Obstet Gynecol* 1995;85(1):149-55.
8. Thacker SB, Stroup DF, Peterson HB. Efficacy and safety of intrapartum electronic fetal monitoring: an update. *Obstet Gynecol* 1995;86(4 Pt 1):613-20.
9. National Institute for Health and Care Excellence (NICE). Intrapartum care for healthy women and their babies. NICE Clinical Guideline 190. 3 December 2014. Online. Available: https://www.nice.org.uk/guidance/cg190/resources/intrapartum-care-forhealthy-women-and-babies-35109866447557 [Accessed: 10.08.16].

10. Ennis M, Vincent CA. Obstetric accidents: a review of 64 cases. *BMJ* 1990;300:1365-7.
11. Vincent CA, Martin T, Ennis M. Obstetric accidents: the patient's perspective. *Br J Obstet Gynaecol* 1991;98(4):390-5.
12. Confidential inquiry into stillbirths and deaths in infancy: sixth annual report. London: Maternal and Child Health Research Consortium; 1st January to 31st December 1997. 1999.
13. National Health Service Litigation Authority (NHSLA). Report and accounts 2015/16. London: NHSLA; 2015. Online. Available: http://www.nhsla.com/ AboutUs/Documents/NHS%20LA%20Annual%20Report%20and%20Accounts%2015-16.pdf [Accessed: 22.08.16].
14. BBC News. Girl, 7, awarded £10 m in damages from King's College Hospital Trust. 2015. Online. Available: http://www bbc co uk/news/uk-england-london-30943477 [Accessed: 10.08.16].
15. Brimelow A, for BBC News. The NHS spends £700 on negligence cover for every birth. 2013. Online. Available: http://www bbc co uk/news/health-24856772 [Accessed: 10.08.16].
16. National Health Service Litigation Authority (NHSLA). Study of stillbirth claims. London: NHSLA; 2009. Online. Available: http://www.nhsla.com/Safety/ Documents/NHS%20Litigation%20Authority%20Study%20of%20Stillbirth%20 Claims.pdf [Accessed: 10.08.16].
17. Stewart JH, Andrews J, Cartlidge PH. Numbers of deaths related to intrapartum asphyxia and timing of birth in all Wales perinatal survey, 1993–5. *BMJ* 1998;316(7132):657-60.
18. Pasupathy D, Wood AM, Pell JP, et al. Time of birth and risk of neonatal death at term: retrospective cohort study. *BMJ* 2010;341:c3498.
19. National Health Service Litigation Authority (NHSLA). Report and accounts 2012/13. London: NHSLA; 2015. Online. Available: http://www.nhsla.com/ AboutUs/Documents/NHS%20LA%20Annual%20Report%20and%20Accounts%20 2012-13 [Accessed: 10.08.16].
20. Young P, Hamilton R, Hodgett S, et al. Reducing risk by improving standards of intrapartum fetal care. *J R Soc Med* 2001;94(5):226–31.
21. Beckley S, Stenhouse E, Greene K. The development and evaluation of a computer-assisted teaching programme for intrapartum fetal monitoring. *BJOG* 2000;107(9):1138-44.
22. O'Driscoll K, Stronge JM, Minogue M. Active management of labour. *BMJ* 1973;iii:135-7.
23. O'Driscoll K, Jackson RJA, Gallagher JT. Prevention of prolonged labour. *BMJ* 1969;ii(5655):447-8.
24. O'Driscoll K, Foley M, MacDonald D. Active management of labour as an alternative to cesarean section for dystocia. *Obstet Gynecol* 1984;63:485-90.
25. Thornton JG. Active management of labour. *BMJ* 1996;313(7054):378.
26. Thornton JG, Lilford RJ. Active management of labour: current knowledge and research issues [published erratum appears in BMJ 1994; 309(6956):704] [see comments]. BMJ 1994;309(6951):366-9.
27. Olah KS, Gee H. The active mismanagement of labour. *Br J Obstet Gynaecol* 1996;103:729-31.
28. Wei S, Wo BL, Qi HP, et al. Early amniotomy and early oxytocin for prevention of, or therapy for, delay in first stage spontaneous labour compared with routine care. Cochrane Database Syst Rev 2013;8:CD006794.
29. Jonsson M, Norden SL, Hanson U. Analysis of malpractice claims with a focus on oxytocin use in labour. *Acta Obstet Gynecol Scand* 2007;86(3):315-9.

30. Berglund S, Grunewald C, Pettersson H, et al. Severe asphyxia due to delivery related malpractice in Sweden 1990–2005. *BJOG* 2008;115(3):316-23.
31. National Health Service Litigation Authority (NHSLA). Ten years of maternity claims: an analysis of NHS Litigation Authority data. London: NHSLA; 2012. Online. Available: http://www.nhsla.com/Safety/Documents/Ten%20Years%20of%20Maternity%20Claims%20-%20An%20Analysis%20of%20the%20NHS%20LA%20Data%20-%20October%202012 [Accessed: 10.08.16].
32. Vlachos DE, Pergialiotis V, Papantoniou N, et al. Oxytocin discontinuation after the active phase of labor is established. *J Matern Fetal Neonatal Med* 2015;28(12):1421-7.
33. Bolam v. Friern Hospital Management Committee [1957] 2 All ER 118.
34. Whitehouse v. Jordan [1981] 1 All ER 267; [1981] 1 WLR 246; [1981] 125 Sol Jo 167.
35. Bolitho v. City and Hackney Health Authority [1997] 39 BMLR 1; [1998] 1 Lloyd's Rep Med 26.
36. Bolton H. The Montgomery ruling extends patient autonomy. BJOG 2015;122(9):1273.
37. Keith RD, Westgate J, Ifeachor EC, et al. Suitability of artificial neural networks for feature extraction from cardiotocogram during labour. *Med Biol Eng Comput* 1994;32(4 suppl):S51-7.
38. Keith RD, Greene KR. Development, evaluation and validation of an intelligent system for the management of labour. *Baillieres Clin Obstet Gynaecol* 1994;8(3):583-605.
39. Keith RD, Westgate J, Hughes GW, et al. Preliminary evaluation of an intelligent system for the management of labour. *J Perinat Med* 1994;22:345–50.
40. Keith RDF, Beckley S, Garibaldi JM, et al. A multicentre comparative study of 17 experts and an intelligent computer system for managing labour using the cardiotocogram. *Br J Obstet Gynaecol* 1995;102(9):688-700.
41. Brocklehurst P, The INFANT Collaborative Group. A study of an intelligent system to support decision making in the management of labour using the cardiotocograph – the INFANT study protocol. *BMC Pregnancy Childbirth* 2016;16:10. http://dx.doi.org/10.1186/s12884-015-0780-0.
42. Karalis E, Gissler M, Tapper AM, et al. Effect of hospital size and on-call arrangements on intrapartum and early neonatal mortality among low-risk newborns in Finland. *Eur J Obstet Gynecol Reprod Biol* 2016;198:116-9.
43. Ayres-de-Campos D, Sousa P, Costa A, et al. Omniview-SisPorto 3.5 – a central fetal monitoring station with online alerts based on computerized cardiotocogram + ST event analysis. *J Perinat Med* 2008;36(3):260-4.
44. Costa MA, Ayres-de-Campos D, Machado AP, et al. Comparison of a computer system evaluation of intrapartum cardiotocographic events and a consensus of clinicians. *J Perinat Med* 2010;38(2):191-5.
45. Costa A, Santos C, Ayres-de-Campos D, et al. Access to computerised analysis of intrapartum cardiotocographs improves clinicians' prediction of newborn umbilical artery blood pH. *BJOG* 2010;117(10):1288-93.
46. Ayres-de-Campos D, Ugwumadu A, Banfield P, et al. A randomised clinical trial of intrapartum fetal monitoring with computer analysis and alerts versus previously available monitoring. *BMC Pregnancy Childbirth* 2010;10:71.
47. Lissauer TJ, Steer PJ. The relation between the need for intubation at birth, abnormal cardiotocograms in labour and cord artery blood gas and pH values. *Br J Obstet Gynaecol* 1986;93:1060-6.
48. Ugwumadu A, Steer PJ, Parer B, et al. Time to optimise and enforce training in interpretation of intrapartum cardiotocograph. *BJOG* 2016;123(6):866-9. http://dx.doi.org/10.1111/1471-0528.13846.

AVALIAÇÃO DA COMPETÊNCIA NA INTERPRETAÇÃO DA CTG ANTES DA PRÁTICA

Edwin Chandraharan

CAPÍTULO 17

A interpretação da cardiotocografia (CTG) requer habilidades de "reconhecimento de padrões". Estudos científicos têm demonstrado que o reconhecimento desses padrões é difícil, com uma grande variabilidade inter e intraobservador. Erros na interpretação da CTG podem resultar em complicações maternas e fetais, pois a "sobreclassificação" pode levar a intervenções cirúrgicas intraparto desnecessárias (cesarianas de emergência, partos vaginais instrumentados e amostragem de sangue de escalpo fetal) com complicações associadas. Por outro lado, a subclassificação (ou seja, a não detecção de alterações sugestivas de hipóxia fetal intraparto no traçado da CTG) pode levar a desfechos perinatais desfavoráveis, como encefalopatia hipóxico-isquêmica (HIE) e suas sequelas de longo prazo, bem como natimortos intraparto e mortes neonatais precoces. A investigação confidencial feita para esclarecer as causas de natimortalidade mostrou que a qualidade abaixo do padrão de cuidados assistenciais, especialmente a interpretação errônea da CTG, contribui com aproximadamente 50% dos natimortos intraparto.[1] O artigo de 2006, do Chief Medical Officer, sobre "*500 oportunidades perdidas*" também destacou os riscos associados à interpretação errônea da CTG.[2] Além disso, o artigo da NHS Litigation Authority (NHSLA), "*Study of stillbirth claims*", publicado em 2009, enfatizou que erros na interpretação da CTG estavam associados a 34% de todas as reclamações legais envolvendo natimortos.[3] O artigo do NHSLA, "*Ten years of maternity claims*", destacou a interpretação errônea da CTG como o principal fator nas reclamações envolvendo paralisia cerebral e natimortos.[4]

Os exames clínicos que se baseiam no reconhecimento de padrões (p. ex., mamografia) geralmente envolvem alguma forma de avaliação das habilidades e competência dos profissionais com o objetivo de reduzir os erros de interpretação. Infelizmente, testes de competência abrangentes e obrigatórios para avaliação das habilidades na interpretação da CTG não têm sido aplicados, apesar de dificuldades reconhecidas, que incluem um índice de falso-positivo de 60%.[5,6] A maternidade do St. George's Hospital, em Londres, foi pioneira no desenvolvimento e na introdução do primeiro teste de competência obrigatório para enfermeiras obstétricas e obstetras na interpretação da CTG no Reino Unido, com critérios mínimos (nota mínima de 85%) desde

2005. Esse processo estava incluído em um programa abrangente de "política para alcançar competência na monitorização fetal intraparto", ajudando e dando suporte aos profissionais que não alcançam a nota mínima necessária e garantindo, ao mesmo tempo, a segurança das pacientes. Essa política inclui requisitos obrigatórios de atualizações anuais em CTG, bem como o comparecimento semanal às reuniões de CTG para a contínua atualização do conhecimento e das habilidades e fornecimento de orientação para aqueles que não passam no teste.

O teste de CTG do St. George's Hospital inclui perguntas sobre o "reconhecimento de padrões", bem como seções de "compreensão da fisiopatologia fetal" e "reconhecimento da situação" (ver adiante). Esse tipo de avaliação abrangente foi feita porque a falha em avaliar o quadro clínico mais amplo (p. ex., presença de líquido amniótico meconial, corioamnionite clínica ou evolução lenta do trabalho de parto com uso imprudente de infusão de ocitocina) pode levar a resultados fetais desfavoráveis, independente dos padrões observados no traçado da CTG.[6] Esse teste também foi implementado em outros hospitais.

Este capítulo tem como objetivo fornecer exemplos de resultados intraparto após a aplicação de um intenso treinamento em CTG com base na fisiologia, com teste de competência obrigatório.

FILOSOFIA

O cuidado intraparto deve ser seguro, gratificante e proporcionar uma experiência positiva para as mulheres, os bebês e suas famílias. As complicações evitáveis, incluindo as intervenções cirúrgicas desnecessárias durante o trabalho de parto e a ocorrência de lesão hipóxica intraparto, devem ser completamente eliminadas. Parteiras e obstetras são profissionais da saúde que têm como objetivo fornecer o melhor cuidado para suas pacientes em todos os momentos. Resultados desfavoráveis secundários à interpretação errônea da CTG são predominantemente causados por falhas do sistema, em virtude de diretrizes nacionais[7] que promovem o reconhecimento de padrões sem considerar a resposta fetal ao estresse hipóxico ou mecânico, o currículo da ala de trabalho de parto, que não incorpora o conhecimento da fisiologia na interpretação da CTG, o uso de "adesivos de CTG" com valores de corte arbitrários para a frequência cardíaca fetal basal durante o trabalho de parto, sem considerar a elevação da frequência cardíaca basal de cada feto, secundária ao estresse hipóxico, e a ausência de um mecanismo nacional consistente para a avaliação obrigatória da competência da enfermeira obstétrica e de obstetras antes de iniciarem as atividades na interpretação CTG na ala de trabalho de parto.

O teste da CTG do St. George's Hospital foi baseado na filosofia de que a assistência intraparto deve ser feita por profissionais competentes, que tenham passado por treinamento que garanta a assistência adequada e segura. Portanto, o teste de CTG deve ser visto positivamente, pois é feito para garantir que todos os profissionais *passem* no teste, demonstrando suas competências. O objetivo do teste de CTG é capacitar os profissionais com conhecimento e habilidades para evitar erros na interpretação da CTG. Todos os profissionais devem receber um treinamento intenso em fisiologia fetal, resposta fetal ao estresse hipóxico intraparto, tipos de hipóxia intraparto e no quadro clínico mais amplo antes de realizar o teste.

As questões sobre o *reconhecimento dos padrões* são feitas para auxiliar a aplicação racional das diretrizes nacionais na prática clínica, pois as diretrizes são baseadas no reconhecimento de determinados padrões, que correspondem às categorias da classificação dos traçados de CTG[7] (apresentam uma variação significativa entre os diversos grupos, como ACOG, NICE e FIGO).

Durante o treinamento intensivo em CTG com base na fisiologia, é enfatizado aos profissionais que, embora os valores de corte arbitrários recomendados pelas diretrizes[7] (p. ex., desacelerações variáveis atípicas observadas em 50% das contrações uterinas em um período de 30 minutos) sejam úteis para a classificação dos traçados de CTG em diferentes categorias, é preciso considerar a reserva fetal (p. ex., um feto com crescimento intrauterino restrito pode não tolerar 30 minutos de estresse hipóxico intenso secundário à compressão do cordão umbilical), o tipo de hipóxia intraparto, a resposta fetal ao estresse prolongado e o quadro clínico mais amplo (presença de mecônio, evidência de corioamnionite clínica e o progresso do trabalho de parto) antes de tomar decisões de manejo. Isso porque foi demonstrado que apenas o reconhecimento do padrão da CTG é ineficaz para a predição de paralisia cerebral ou desfechos neonatais.[8,9] Além disso, o aumento na incidência de partos por cesariana nos últimos 30 anos não foi associado a qualquer redução demonstrável de paralisia cerebral.[10]

As questões sobre fisiopatologia *fetal* visam testar a compreensão dos clínicos sobre fisiologia fetal e os mecanismos barorreceptor e quimiorreceptor subjacentes às desacelerações[11] observados no traçado de CTG e a função do sistema nervoso central. Esse conhecimento é essencial para se compreender o fato de que um feto pode estar bem (ou seja, frequência basal estável e variabilidade tranquilizadora), mesmo se o traçado de CTG for patológico, e, de modo contrário, um feto pode estar comprometido mesmo quando o traçado de CTG for classificado como normal (p. ex., corioamnionite clínica, com aumento na frequência cardíaca fetal basal de 110 bpm para 155 bpm). Além disso, as questões sobre os tipos de hipóxia intraparto permitem a exclusão de insultos preexistentes (p. ex., padrão hipóxico crônico ou perda do ciclo), bem como a instituição de intervenções baseadas na urgência (p. ex., padrão hipóxico subagudo).

As questões sobre o re*conhecimento da situação* procuram avaliar o "quadro clínico mais amplo", incluindo as alterações da CTG induzidas pela ocitocina, a presença de mecônio e outros fatores de risco intraparto para lesão hipóxica fetal (p. ex., cetoacidose diabética, ruptura uterina), bem como a monitorização errônea da frequência cardíaca materna durante o trabalho de parto.[12] Os clínicos são informados que o traçado de CTG é apenas *um* dos aspectos principais do cuidado intraparto e deve ser interpretado apenas no contexto do quadro clínico mais amplo. Isso inclui evitar o registro da frequência cardíaca materna como se fosse o da frequência cardíaca fetal.[13] O dano cerebral pode ocorrer por outros mecanismos, como inflamação e por lesões não hipóxicas, se o trabalho de parto não for interrompido, apesar das alterações discretas da CTG. O feto com crescimento intrauterino restrito pode apresentar redução das reservas fisiológicas, diminuindo a resistência ao estresse hipóxico, quando comparado a um feto a termo de crescimento apropriado, e a magnitude das alterações observadas no traçado de CTG também pode ser muito menor.

TREINAMENTO INTENSIVO EM CTG COM BASE NA FISIOLOGIA APRIMORA O CONHECIMENTO?

Estudos recentes sugeriram que o treinamento em CTG com base na compreensão da fisiologia fetal ajuda a melhorar o conhecimento e a tomada de decisão de enfermeiras obstétricas e obstetras.[14] Um recente estudo incluindo dados de pré-testes e pós-testes de 810 enfermeiras obstétricas e obstetras de 15 centros no Reino Unido, realizados antes e depois de um treinamento intensivo com base na fisiologia, relatou uma melhora significativa no conhecimento após o treinamento (**Fig. 17-1**).[15] O achado mais notável do estudo foi que menos da metade dos profissionais responderam corretamente as perguntas básicas sobre as diretrizes do NICE durante o pré-teste, demonstrando a dificuldade em reconhecer os padrões promovidos pelas diretrizes nacionais, resultando em variabilidade interobservador e intraobservador na interpretação da CTG.

TESTE DE CTG OBRIGATÓRIO AJUDA A MELHORAR OS DESFECHOS PERINATAIS?

Os dados da maternidade do St. George's Hospital mostraram uma redução de quase 50% nos índices de cesariana de emergência e uma redução similar nos partos vaginais instrumentados após a introdução de um treinamento intensivo em CTG baseado na fisiologia, do uso de ECG fetal (STAN) e do teste de competência obrigatório (**Fig. 17-2**). O índice atual de parto por cesariana

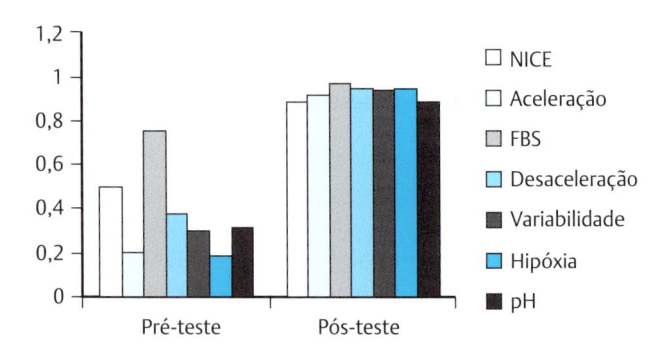

Figura 17-1. Melhoria do conhecimento após o treinamento com base na fisiologia.

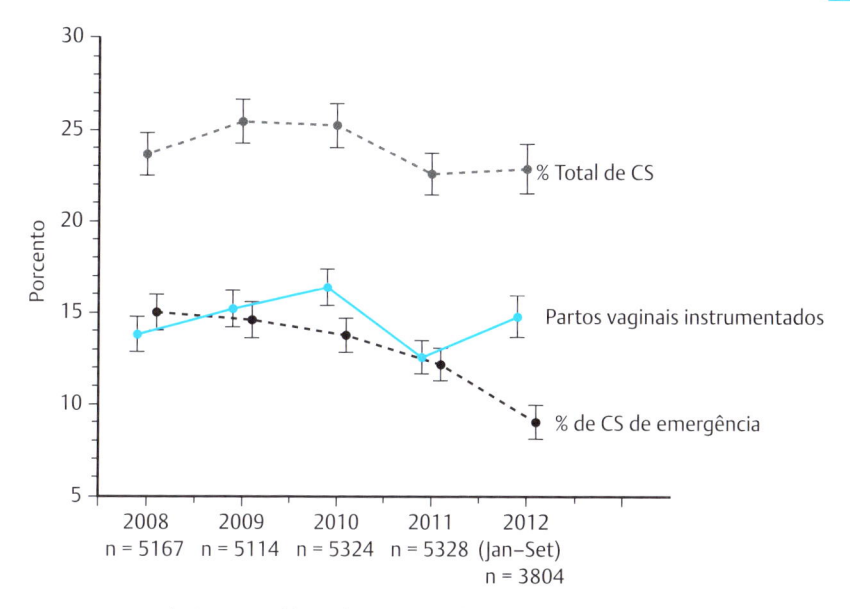

Figura 17-2. Redução na incidência de cesarianas de emergência após a introdução do teste de competência obrigatório em 2009. (Barras mostram o intervalo de confiança de 95%.)

de emergência (7,8%) é, aproximadamente, a metade do índice de cesariana de outros hospitais universitários em Londres, com casos de complexidade similar. Esses dados sugerem que a maior compreensão da CTG e da fisiopatologia fetal, combinada com testes de competência, possibilita que os clínicos evitem intervenções cirúrgicas desnecessárias durante o trabalho de parto e instituam a ressuscitação intrauterina para melhorar as condições uterinas, reduzindo o estresse mecânico e hipóxico. Além disso, o índice de encefalopatia hipóxico-isquêmica (HIE) grave é menos da metade dos índices relatados nacionalmente no Reino Unido (**Fig. 17-3**). Isso indica que essas intervenções intraparto, incluindo o teste obrigatório, permitem que enfermeiras obstétricas e obstetras diferenciem um feto exposto ao estresse hipóxico intraparto com resposta compensatória eficaz de um feto que esgotou os mecanismos de compensação e não é capaz de desenvolver uma resposta eficaz.

TESTE DE CTG: DESENVOLVIMENTO ATUAL

Diversas maternidades no Reino Unido implementaram o teste de CTG do St. George's Hospital. Além disso, um sistema virtual nacional de treinamento em CTG (um empreendimento conjunto entre o RCOG, o Royal College of Midwives [RCM] e o National Health Service) está desenvolvendo um pacote de treinamento com teste de competência baseado na fisiologia fetal, o qual estará disponível gratuitamente para todas as enfermeiras obstétricas e obstetras que trabalham no National Health Service. Existe um crescente reconhecimento da

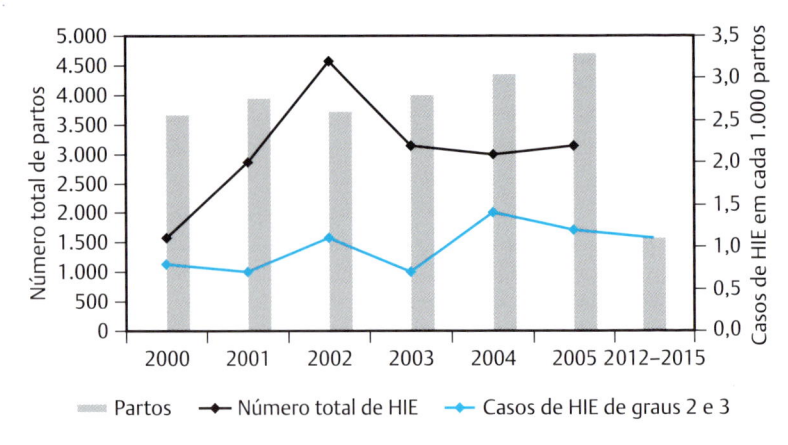

Figura 17-3. Redução na incidência de HIE graus 2 e 3 (2000 a 2015).

necessidade de um treinamento intensivo e de avaliação da competência de enfermeiras obstétricas e obstetras, da mesma forma que se exige um teste de direção para eliminar perigos evitáveis durante o trabalho de parto devidos a uma interpretação errônea da CTG.

CONCLUSÃO

O índice de resultados falso-positivos da CTG é muito alto para hipóxia intraparto, pois está baseado no reconhecimento de padrões que apresentam erros devidos a uma grande variabilidade interobservador e intraobservador. Um teste de competência obrigatório é essencial para reduzir as lesões hipóxicas intraparto, bem como as intervenções cirúrgicas desnecessárias. Estudos observacionais sugerem que as intervenções intraparto e os resultados perinatais são positivamente influenciados por essa abordagem. No entanto, somente a aplicação do teste obrigatório pode não ser efetiva para melhorar os resultados perinatais, sendo necessária a combinação de treinamento intensivo em CTG com base na fisiologia, disponibilização de testes sensíveis de bem-estar fetal, como a ECG fetal, e educação continuada garantida para os profissionais em suas práticas clínicas diárias. Liderança e trabalho em equipe de um grupo de enfermeiras obstétricas e obstetras, com um especial interesse em monitorização fetal intraparto, e apoio da alta direção, para alocação apropriada de recursos, são igualmente importantes.

Referências

1. Confidential Enquiry into Stillbirths and Deaths of Infants (CESDI). 4th annual report. London: Maternal and Child Health Research Consortium; 1997.
2. Department of Health. On the state of public health: annual report of the Chief Medical Officer. London: Department of Health; 2007. Online. Available: http://webarchive.nationalarchives.gov.uk/20130107105354/http://www.dh.gov.

uk/en/Publicationsandstatistics/Publications/AnnualReports/DH_076817 [Accessed: 10.08.16].
3. National Health Service Litigation Authority (NHSLA). Study of stillbirth claims. London: NHSLA; 2009. Online. Available: http://www.nhsla.com/Safety/Documents/NHS%20Litigation%20Authority%20Study%20of%20Stillbirth%20 Claims [Accessed: 10.08.16].
4. National Health Service Litigation Authority (NHSLA). Ten years of maternity claims: an analysis of NHS Litigation Authority data. London: NHSLA; 2012. Online. Available: http://www.nhsla.com/Safety/Documents/Ten%20Years%20 of%20Maternity%20Claims%20-%20An%20Analysis%20of%20the%20NHS%20 LA%20Data%20-%20October%202012.pdf [Accessed: 10.08.16].
5. Beard RW, Filshie GM, Knight CA, et al. The significance of the changes in the continuous fetal heart rate in the first stage of labour. *J Obstet Gynecol Br Commonw* 1971;78:865-81.
6. Chandraharan E, Arulkumaran S. Prevention of birth asphyxia: responding appropriately to cardiotocograph (CTG) traces. *Best Pract Res Clin Obstet Gynaecol* 2007;21(4):609-24.
7. National Institute for Health and Care Excellence (NICE). Intrapartum care for healthy women and their babies. NICE clinical guideline 190; 3 December 2014. Online. Available: https://www.nice.org.uk/guidance/cg190/resources/intrapartum-care-forhealthy-women-and-babies-35109866447557 [Accessed: 10.08.16].
8. Nelson KB, Dambrosia JM, Ting TY, et al. Uncertain value of electronic fetal heart rate monitoring in predicting cerebral palsy. *N Engl J Med* 1996;334(10):613-8.
9. Curzan P, Bekir JS, McLintock DG, et al. Reliability of cardiotocography in predicting baby's condition at birth. *Br Med J (Clin Res Ed)* 1984;289(6455):1345-7.
10. Clarke S, Hankins G. Temporal and demographic trends in cerebral palsy – fact and fiction. *Am J Obstet Gynecol* 2003;188(3):628e33.
11. Dickinson O, Lowe V, Chandraharan E. Characterisation of types of fetal heart rate decelerations during the last 30 minutes prior to vaginal delivery. *Int J Gynecol Obstet* 2012;119(Suppl 3):S733.
12. Medical and Healthcare Products Regulatory Agency. Fetal monitor/monitor cardiotocograph (CTG) – adverse outcomes still reported. Medical devices alert MDA/2010/054; 2010. Online. Available: https://assets.publishing.service.gov.uk/media/5485ac34e5274a428d00028f/con085077.pdf [Accessed: 10.08.16].
13. Nurani R, Chandraharan E, Lowe V, et al. Misidentification of maternal heart rate as fetal on cardiotocography during the second stage of labor: the role of the fetal electrocardiograph. *Acta Obstet Gynecol Scand* 2012;91(12):1428-32.
14. Chandraharan E, Preti M, Lowe V, et al. In: Effectiveness of 'George's intrapartum monitoring strategy' (fetal ECG (STAN), physiology-based training on cardiotocograph (CTG) and mandatory competency testing) on operative delivery and perinatal outcomes at a teaching hospital in London: a 5 year experience. COGI Conference, Vienna; 2013.
15. Gracia-Perez-Bonfils A, Chandraharan E. Impact of a physiology-based "predictive" CTG training on the knowledge of types of intrapartum fetal hypoxia amongst midwives and obstetricians. J Perinat Med 2015;43(s1). Online. Available: https://www.degruyter.com/downloadpdf/j/jpme.2015.43.issue-s1/jpm-2015-2002/jpm-2015-2002.xml [Accessed: 22.08.16].

ÍNDICE REMISSIVO

Entradas acompanhadas por um *f* ou *t* em *itálico* indicam figuras e tabelas, respectivamente.

A

Aceleração(ões), 30, 81
　persistentes, 45
Acidose
　fetal, 187, 206
　　causas ocultas e irreversíveis de, 87
　　causas reversíveis de, 86
　metabólica, 160, 205
　respiratória, 205
Algoritmo e ferramenta de avaliação de risco, 92*f*
Altura desde o fundo uterino até a sínfise (AU), 10, 10*f*
Amostragem
　de sangue do escalpo fetal, 204
　de sangue fetal, 206
　　alternativas, 214
　　quando não realizar a, 211
Amplitude da linha de base
　classificação da, 33*f*
　normal, 32*f*
Análise
　combinada da CTG e da onda ECG, 218
　da onda
　　ECG fetal, 218
　　ECG-ST fetal, 219
Anemia
　aguda (hipovolêmica), 162
　crônica (normovolêmica), 162
　e monitorização fetal, 163
　fetal, 109, 162
　　causas de, 162*t*
Anestesia, 110
　epidural, 178
Anormalidade(s)
　cromossômica, 109
　cerebrais
　　adquiridas, 105
　　congênitas, 108
Antibióticos, 178
Apresentação
　de face, 174
　pélvica, 172
Arritmia(s)
　cardíacas, 104
　fetal, 54

Artefato
  chamado de "linha espiculada"
    (*picket fence*), 42
  de efeito "serrilhado", 44*f*
  na variabilidade, 42*f*, 43*f*
Asfixia perinatal, 197
Atenolol, 178
Atividade
  fetal, 84
  uterina
    excessiva, 86
    "hipertônica", 146
Aumento
  basal, 221
  do risco fetal, 155
  episódico, 221
Ausculta
  cardíaca fetal, 1, 2, 11
    instrumentos, 22
  da frequência cardíaca
    fetal, 21, 24
  inteligente, 117
Avaliação
  da competência na interpretação
    da CTG, 241
  da saúde fetal, 11
    biofísica, 94, 101
  das contrações uterinas, 137
  de internação, 12
  de volume de líquido
    amniótico, 97, 124
  fetal, 91
    em ambulatório com
      instalações limitadas, 102
    na admissão por ausculta, 117
Azatioprina, 178

B

Barorreceptores, 58
Batimento cardíaco fetal, 22
  localizando, 22*f*
Bloqueio cardíaco, 104

Bradicardia, 80, 184
  basal, 49
  contração
    hipertônica e, 147*f*
    sustentada e, 147*f*
  fetal, 52
  materna, 52
  prolongada, 176*f*, 180
    após uma convulsão
      eclâmptica, 190*f*
    procedimento para, 190*t*
  sinusal, 50, 51*f*

C

Cardiotocografia (CTG), 11
  anteparto (NST), 96, 97
  cinetoscópica, 19*f*
  classificação de, 73q
  de admissão, 118
  de bebê em óbito, 15*f*
  de um natimorto, 18*f*
  intraparto, 28
  pré-parto, 28
Cardiotocógrafo, 137
  cinetoscópico, 17
Catecolaminas, 58
Cateter
  Gaeltec com transdutor
    na ponta, 139*f*
  intrauterino *in situ*, 138*f*
Cesariana prévia, 175
Ciclos de variabilidade
  alta e baixa, 40
Ciclosporina, 178
Circunferência
  abdominal, 92
  da cabeça, 92
Complicações respiratórias ou
  circulatórias maternas, 87
Compressão
  cava-aorta, 87
  do cordão umbilical, 173

Comprimento do fêmur, 92
Considerações médico-legais, 153
Contração(ões), 85
  efetivas, 137
  hipertônica e bradicardia, 147*f*
  monitorização
    após a versão cefálica
      externa, 144
    em casos de suspeita de
      descolamento
      de placenta, 144
    na indução do trabalho
      de parto com o uso de
      prostaglandinas, 144
  sustentada e bradicardia, 147*f*
Coração fetal, controle do, 59*f*
Corioamnionite clínica, 158, 159
Crescimento fetal, 91
  intrauterino restrito, 173
    hipóxico (IUGR), 91
Crise médico-legal, 229
CTG (cardiotocografia), 11
  anteparto (NST), 96, 97
  cinetoscópica, 19*f*
  de admissão, 118
  de bebê em óbito, 15*f*
  de um natimorto, 18*f*
  intraparto, 28
  pré-parto, 28
Cycling, 40

D

Deiscência da cicatriz, 143*f*
Descolamento
  da placenta, 12
Desaceleração(ões), 30, 82
  bifásica, 69
  com variabilidade
    reduzida, 82
  convulsão eclâmptica, 178*f*
  discretas, 56
  formato
    em U, 83
    em V, 82
  mecanismo fisiopatológico das, 61
  precoce(s), 32, 61, 82
    aumento da contração, 62*f*
    exemplo de, 63*f*
    fim da contração, 63*f*
    início da contração, 62*f*
    patológica, 64*f*
    pico da contração, 62*f*
    redução da contração, 63*f*
  prolongada, 83, 184
    no primeiro estágio do trabalho
      de parto, 182
  rasa, 66*f*
  tardia(s), 32, 34*f*, 64, 83
    após pico de contração, 65*f*
    final da contração, 66*f*
    início da contração, 65*f*
  variáveis, 32, 66, 82
    aspectos de, 70*f*
    contração
      aumentando, 68*f*
    contração
      diminuindo, 68*f*
    final da contração, 68*f*
    início da contração, 67*f*
    repetidas, 37*f*
Descida da apresentação, 140
Descolamento de placenta, 144
Detecção do fundo
  para medição da AU, 9*f*
Dilatação do colo do útero, 140
Diretriz(es)
  atualizada do NICE, 76
  da FIGO, 79
Dopplerfluxometria, 100
  de artéria umbilical, 125
Doptones manuais, 6

E

Eclâmpsia, 177
Efeitos medicamentosos, 111

EFM (monitorização eletrônica fetal), 28, 227
Eletrodo de escalpo, 14
Ensaios
　controlados randomizados sobre testes de admissão, 124
　sobre cardiotocografia de admissão, 118
Escalpo, mau contato do eletrodo de, 42
Estetoscópio
　de De Lee, 23
　de Pinard, 22
　fetal, 14
　　de Depaul, 3*f*
　　de Hohl, 3*f*
Estimulação elétrica nervosa transcutânea (TENS), 45
Exame
　abdominal, 9, 11
　físico, 9
　vaginal, 11

F

Feto
　pequeno para a idade gestacional, 92
　terminal, 190, 191*f*
FHR (frequência cardíaca fetal), 11, 28, 29, 45, 48, 58, 80, 95, 137
　basal baixa, 51
　basal normal, 48, 80
FIGO, diretrizes da, 79
Fonocardiografia, 4
Frequência
　cardíaca fetal (FHR), 11, 28, 29, 45, 48, 58, 80, 95, 137
　　basal baixa, 51
　　basal normal, 48, 80
　cardíaca materna (MHR), 198
　　contínua, 17, 19*f*
　　no trabalho de parto, 199
　de pulso, 12

G

Gestação
　gemelar, 171
　prolongada, 112
Gráfico "conte até dez", de Cardiff, 94

H

Hipertensão
　grave, 177
　tratada
　　com betabloqueador, 177*f*
Hipotensão materna súbita, 87
Hipóxia, 14, 102
　aguda, 211
　causas ocultas e irreversíveis de, 87
　causas reversíveis de, 86
　crônica, 211
　desenvolvimento gradual de, 206
　subaguda, 207
História da ausculta do som cardíaco fetal, 21

I

Identificação
　do feto em risco, 91
Índice de líquido amniótico, 124
Indução do trabalho de parto com o uso de prostaglandinas, 144
Infecção(ões), 111, 158
　e monitorização fetal, 159
　por Listeria, 112
Influências
　elétricas estranhas, 45
Instrumentação
　competente do parto, 13
　para ausculta fetal, 22
Interpretação
　cardiotocográfica, 171, 184

K

Kergaradec, Jacques Alexandre de, 2f

L

Lactato, 204
Linha espiculada (picket fence), 42
Líquido amniótico, 97
 índice de, 124

M

Manobras modificadas de Leopold, 22
Mau contato do eletrodo de escalpo, 42
Mecônio, 155
 e monitorização fetal, 156
Medicação, 178
Medicina baseada em evidência, 73
Medida da altura uterina, 92
Monitor
 Doppler manual de frequência cardíaca fetal, 24
 fetal "completo", 14f
 intraparto,
  especificações de um, 5q
Monitorização
 contínua das
  contrações uterinas, 137
 das contrações
  após a versão
   cefálica externa, 144
  em casos de suspeita de descolamento
   de placenta, 144
  na indução do trabalho
   de parto com o uso de prostaglandinas, 144
 eletrônica
  anteparto da frequência cardíaca fetal, 96
  fetal (EFM), 28, 227
   intraparto, 79

Morbidade fetal, 116
Mortalidade
 fetal, 116
 perinatal na gravidez múltipla, 171
Movimentos
 agônicos, 156
 fetais, 94

N

Nascimento, 8
NICE, diretriz atualizada do, 76
Nódulo
 atrioventricular (AV), 58
 sinoatrial (SA), 58

O

Óbito de um feto a termo, 14
Ocitócicos, 13
Ocitocina, 146, 233
 e alterações na frequência cardíaca fetal, 146
 uso e o abuso de, 153
Oligoidrâmnio, 14

P

Pacientes
 de alto risco, 25
 de baixo risco, 25
Padrão
 de frequência cardíaca fetal, 73
 pré-terminal, 207
 sinusoidal, 73, 83, 163
  atípico, 163
  típico, 163
Palpação abdominal, 12, 22
Paralisia cerebral, 228
Período
 de sofrimento, 207
 estresse-sofrimento, 206
 intraparto, 25
 pré-natal, 24
 sofrimento-morte, 207
Peso estimado do feto, 10

Petidina, 40
pH capilar do escalpo fetal, 204
Pirexia materna, 159
Prednisolona, 178
Pressão
 arterial, 12
 intrauterina, 137
Princípios da prática jurídica
 aplicada à medicina, 233
Prolapso do cordão umbilical, 13
Prostaglandinas, 144
Pseudo-sofrimento, 45

Q

Quimiorreceptores, 58

R

Recém-nascidos a termo com
 prejuízo neurológico, 125
Reconhecimento
 da situação, 243
 dos padrões, 243
Regra dos, 3, 6, 9 e 12 minutos, 181
Reserva fisiológica fetal, 73
Risco fetal, aumento do, 155
Risco médico-legal associado à
 infusão de ocitocina para induzir
 o trabalho de parto, 233
Ruptura
 de cicatriz uterina, 188
  traçado relativamente
   normal, 176f
  traçado sem características
   graves, 175f
 pré-parto das membranas, 11

S

Sangramento
 e monitorização fetal, 166
 materno, 165
Septicemia materna grave, 160
Sinal Doppler, 4
Síndrome
 da aspiração
  de mecônio (MAS), 73, 156
 da resposta inflamatória fetal, 158
 de hiperestimulação, 146
Sistema nervoso autonômico, 59
Sofrimento fetal, 33, 34, 73

T

Taquicardia, 29, 51, 80
 basal, 49
  moderada, 50f
Técnica de ausculta do
 coração fetal, 21
Teste(s)
 anormal de admissão
  sem contrações, 118f
 de admissão, 124
  duração, 135
 de CTG
  desenvolvimento atual, 245
  obrigatório, 244
 de estresse com contração
  (CTSs), 28
 sem estresse (NSTs), 28, 96
Trabalho de parto, 8, 137
 com uma cesariana prévia, 142
 em apresentação pélvica, 142
 primeiro estágio, 182
 segundo estágio, 180
Traçado
 classificação do, 85
 com desacelerações variáveis
  repetitivas, 36
 grosseiramente
  patológico, 56f
 muito reativo, 46f
 pré-terminal, 221
 preocupante, 196f, 197
 problemas associados
  à interpretação de, 54
 reativo, 34f, 35
  com desaceleração isolada, 36f
  com seção em branco, 35f
Transdutor tocográfico, 16f
Transmissão por telemetria da
 cardiotocografia, 6

Treinamento
   intensivo, 244
   na interpretação da CTG, 232

U
Urina fetal, 97

V
Valor basal
   falso, 51
      incorreto por causa de contagem dupla, 51
Variabilidade, 81
   aumentada (padrão saltatório), 81
   basal, 30
      reduzida, 38
   da linha de base, 38
      e desacelerações, 66
      falsa por razões técnicas, 41
      modulação autônoma, 60*f*
      petidina e, 40
      variação batimento a batimento, 60*f*
   normal, 81
   reduzida, 81
Velocidade do papel, 37
Versão cefálica externa, 144
Vigilância fetal pré-natal, 90